Praktische Orthopädie · Band 25
Arthrose

Praktische Orthopädie

Herausgegeben von Georg Holfelder

Georg Thieme Verlag Stuttgart · New York

Praktische Orthopädie

Band 25

Arthrose

Jochen Eulert
Joachim Eichler

---

34. Fortbildungstagung
des Berufsverbandes
der Ärzte für Orthopädie e. V.

Würzburg
vom 13. bis 16. November 1993

168 Abbildungen, 18 Tabellen

1995
Georg Thieme Verlag Stuttgart · New York

Die Deutsche Bibliothek - CIP-Einheitsaufnahme

Berufsverband der Ärzte für Orthopädie:
... Fortbildungstagung des Berufsverbandes der Ärzte für Orthopädie e.V. - Stuttgart ; New York : Thieme.
Früher Schriftenreihe
NE: HST
34. Arthrose. - 1995
Arthrose : Würzburg, vom 13. bis 16. November 1993 ; 18 Tabellen / Jochen Eulert ; Joachim Eichler. - Stuttgart ; New York : Thieme, 1995
(... Fortbildungstagung des Berufsverbandes der Ärzte für Orthopädie e.V. ; 34)
(Praktische Orthopädie ; Bd. 25)
NE: Eulert, Jochen; Eichler, Joachim; 2. GT

Wichtiger Hinweis:

Wie jede Wissenschaft ist die Medizin ständigen Entwicklungen unterworfen. Forschung und klinische Erfahrung erweitern unsere Erkenntnisse, insbesondere was Behandlung und medikamentöse Therapie anbelangt. Soweit in diesem Werk eine Dosierung oder eine Applikation erwähnt wird, darf der Leser zwar darauf vertrauen, daß Autoren, Herausgeber und Verlag große Sorgfalt darauf verwandt haben, daß diese Angabe dem Wissensstand bei Fertigstellung des Werkes entspricht.

Für Angaben über Dosierungsanweisungen und Applikationsformen kann vom Verlag jedoch keine Gewähr übernommen werden. Jeder Benutzer ist angehalten, durch sorgfältige Prüfung der Beipackzettel der verwendeten Präparate und gegebenenfalls nach Konsultation eines Spezialisten festzustellen, ob die dort gegebene Empfehlung für Dosierungen oder die Beachtung von Kontraindikationen gegenüber der Angabe in diesem Buch abweicht. Eine solche Prüfung ist besonders wichtig bei selten verwendeten Präparaten oder solchen, die neu auf den Markt gebracht worden sind. Jede Dosierung oder Applikation erfolgt auf eigene Gefahr des Benutzers. Autoren und Verlag appellieren an jeden Benutzer, ihm etwa auffallende Ungenauigkeiten dem Verlag mitzuteilen.

Printed in Germany

Gesamtherstellung: Stork Druckerei GmbH, 76646 Bruchsal
ISSN 0941-7664
ISBN 3-13-100461-4

Anschriften

Albersmeyer, R., Dr. med.
Orthopädische Praxis
Rietstraße 14
78050 Villingen-Schwenningen

Barz, F. B., Dr. med.
Orthopädische Praxis
O.-Schlemmer-Straße 15
22115 Hamburg

Baumgartner, R., Prof. Dr. med.
Chefarzt
Klinik und Poliklinik für
Technische Orthopädie und Rehabilitation
Robert-Koch-Straße 30
48149 Münster

Bernau, A., Dr. med.
Orthopädische Praxis
Ulrichstraße 1
72072 Tübingen

Best, St., Dr. med.
Chefarzt
Orthopädisch-Rheumatologische Abteilung
der Theresienklinik
Herbert-Hellmann-Allee 13
79189 Bad Krozingen

Bischoff, H. P., Dr. med.
Chefarzt
Argentalklinik
88316 Isny-Neutrauchburg

Eichler, J., Prof. Dr. med.
Direktor
Orthopädische Klinik
Mosbacher Straße 10
65187 Wiesbaden

Eltze, J., Dr. med.
Orthopädische Praxis
Maternusplatz 10
50996 Köln

Eulert, J., Prof. Dr. med.
Direktor
Orthopädische Universitäts-Klinik
König-Ludwig-Haus
Brettreichstraße 11
97074 Würzburg

Ferdini, R., Dr. med.
Chefarzt
Orthopädische Klinik
Johann-Etienne-Krankenhaus
Am Hasenberg 46
41462 Neuss

Fischer, J., Dr. med.
Luisenplatz 1
64283 Darmstadt

Geißlinger, G., Dr. Dr. med.
Institut für Pharmakologie und Toxikologie
der Universität Erlangen-Nürnberg
Universitätsstraße 22
91054 Erlangen

Glückert, K., Prof. Dr. med.
Orthopädische Universitäts-Klinik im
Waldkrankenhaus St. Marien
Rathsberger Straße 57
91054 Erlangen

Grifka, J.
Orthopädische Universitätsklinik
St. Josef-Hospital
Gudrunstraße 56
44791 Bochum

Helbig, B., Dr. med.
Orthopädische Praxis
Walkerdamm 4-6
24103 Kiel

Herrmann, J., Dr. med.
Orthopädische Universitätsklinik im
Waldkrankenhaus St. Marien
Rathsberger Straße 57
91054 Erlangen

Krause, W., Prof. Dr. med.
Direktor der Orthopädischen Klinik i. R.
Oberdörnbachshof
36145 Hofbieber

Legal, H., Prof. Dr. med.
Chefarzt
Orthopädische Klinik
Schloß Werneck
Balthasar-Neumann-Platz 1
97440 Werneck

Löhr, J., Dr. med.
Oberarzt
Orthopädische Universitäts-Klinik
König-Ludwig-Haus
Brettreichstraße 11
97074 Würzburg

Molsberger, A., Dr. med.
Orthopädische Praxis
Kasernenstraße 16
40213 Düsseldorf

Neff, G., Prof. Dr. med.
Leitender Arzt
Abteilung Technische Orthopädie
Orthopädische Klinik und Poliklinik der
FU Berlin
Oskar-Helene-Heim
Clayallee 229
14195 Berlin

Noack, W., Prof. Dr. med.
Chefarzt
Evangelisches Waldkrankenhaus Spandau
Orthopädische Abteilung
Stadtrandstraße 555
13589 Berlin

Rauterberg, K., Prof. Dr. med.
Chefarzt
Sigmund-Weil-Klinik
Fachklinik für Orthopädie
Kraichgaustraße 17
76669 Bad Schönborn

Schröter, F., Dr. med.
Orthopädische Praxis
Landgraf-Karl-Straße 21
34131 Kassel

Sterz, U.
Leitende Krankengymnastin
Antoniushaus Hochheim
Südring 65E
65795 Hattersheim

Thomann, K.-D., Dr. med.
Orthopädische Praxis
Hammarskjöldring 141
60439 Frankfurt a. M.

Weseloh, G., Prof. Dr. med.
Orthopädische Universitäts-Klinik im
Waldkrankenhaus St. Marien
Rathsberger Straße 57
91054 Erlangen

Wessinghage, D., Prof. Dr. med.
Chefarzt
Orthopädische Klinik des
BRK-Rheumazentrums
93077 Bad Abbach

Organisation und Durchführung der Tagung:

Georg Holfelder, Frankfurt/M.
Therese Gierloff, Frankfurt/M.

Wissenschaftliche Leitung:

Jochen Eulert
Joachim Eichler

Vorwort

Patienten mit degenerativen Gelenkerkrankungen stellen wahrscheinlich sowohl für den klinisch tätigen als auch für den niedergelassenen Orthopäden das größte Patientenkollektiv dar.

Es war daher wichtig, das Thema der „Arthrose" einmal in einer Fortbildungsveranstaltung zusammengefaßt aufzuarbeiten, wobei entsprechend der Bedeutung für den praktischen Alltag das Schwergewicht auf die Therapie gelegt wurde.

Anläßlich der in Würzburg abgehaltenen 34. Fortbildungstagung des Berufsverbandes der Ärzte für Orthopädie wurden von kompetenten Experten allgemeine Therapieprinzipien der Arthrose wie auch die Behandlung einzelner arthrotischer Gelenke umfassend und detailliert dargestellt. Dabei konnte herausgearbeitet werden, daß nicht nur bei den operativen Maßnahmen - hier ist insbesondere der künstliche Gelenkersatz zu nennen - großartige Fortschritte zu verzeichnen sind, sondern daß sowohl in der Prophylaxe als auch durch konservative Behandlung viele Möglichkeiten eines Therapieerfolges bestehen.

Die anläßlich der Tagung gehaltenen Vorträge wurden von den Referenten für diese Publikation überarbeitet. Die Herausgeber danken allen Autoren für ihre wertvollen Beiträge und dem Verlag für die vorzügliche Zusammenarbeit.

Prof. Dr. J. Eulert
Würzburg

Prof. Dr. J. Eichler
Wiesbaden

Dr. G. Holfelder
Frankfurt/M.

Inhaltsverzeichnis

Arthrose – ein orthopädisches Krankheitsbild und seine Geschichte

D. Wessinghage

Aus der klassischen Geschichte her rührt wohl das frühe Interesse an den Gelenken des Menschen, an ihren Schmerzen und ihren Wunden, erworben vor allem durch Streit und Krieg. Sie prägten den Menschen zum Krüppel, fürderhin fristend sein Leben durch Almosen aus des Reichen Hand (Abb. **1**). Der Erkennung, vor allem auch ihrer Heilung galt die Achtsamkeit der frühen Ärzte, sei es durch das Colchicum (Abb. **2**) - zunächst äußerlich netzend die Haut mit kühlendem Verband (Abb. **3**), half es bis in unsere Tage den Geplagten - sei es durch Wissen und Erfahrung der alten Orthopäden im warmen Bad, mit gewaltsamer Streckung, sei es durch die den Göttern vorbehaltene Formung neuer Gelenke:

> Pelops - Stammvater der Pelopiden, Namensgeber des Peloponnes - wurde von König Tantalus, seinem Vater und Sohn des Zeus, geschlachtet und den Göttern zum Mahle vorgesetzt. Jedoch nur Demeter - Bringerin der Fruchtbarkeit - aß von des Pelops Schulter. Die Götter, erkennend den Sohnesmord, verschmähten das gräßliche Mahl und straften den Tantalus, der, bis zum Munde im Wasser stehend, dürstend das stets weichende Naß nicht trinken durfte. Klotho

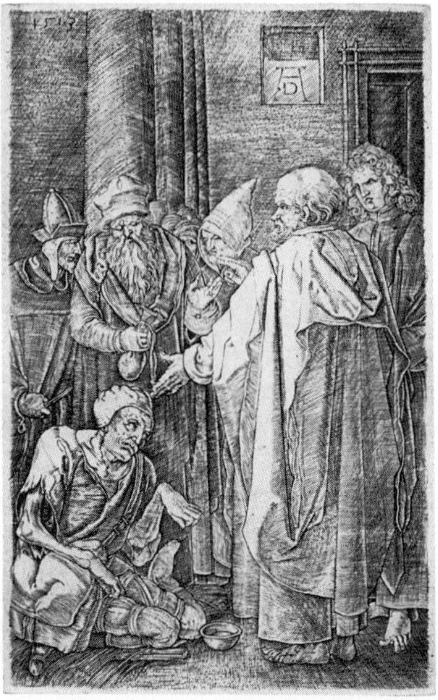

Abb. **1** Albrecht Dürer (1513): Bettler in „Petrus und Johannes vor dem Tempel“

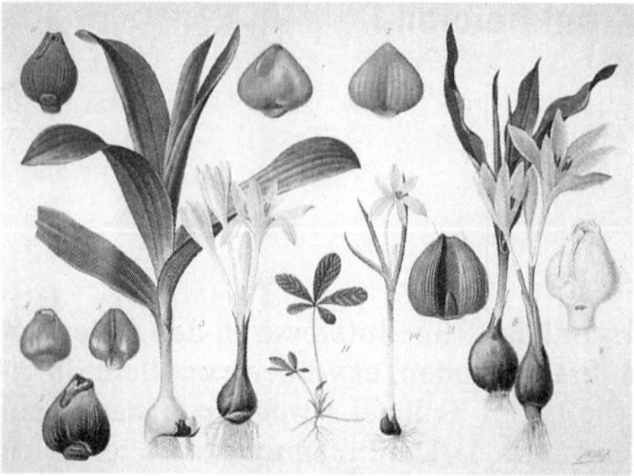

Abb. **2** Armand Delpeuch (Histoire des maladies la goutte et le rhumatisme, 1900, Bibl. Fac. Med., Paris: In Leca, A.-P.: Histoire illustrée de la rhumatologie, Les Éditions R. Dacosta, Paris, 1984)

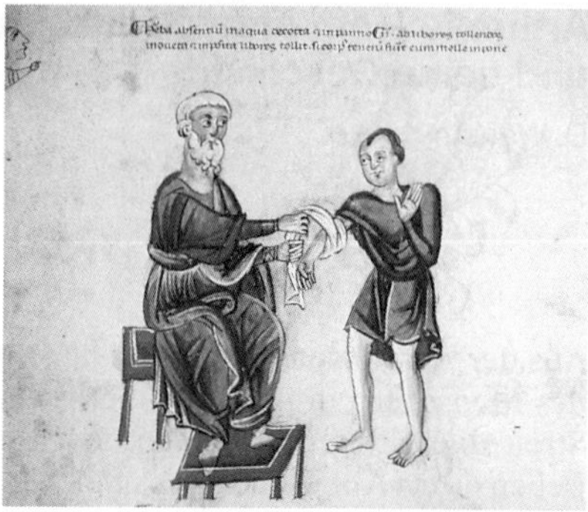

Abb. **3** Aus dem Codex Vindobonensis 93: Das Colchicum – die heilige Knolle – zerrieben und gemischt mit Ziegenfett und Öl nimmt wunderbar den Schmerz des Gelenks (ad articulorum dolorem). (Faksimileausgabe u. Zotter, H.: Antike Medizin, 2. Aufl. Akad. Druck- u. Verlagsanstalt, Graz 1986)

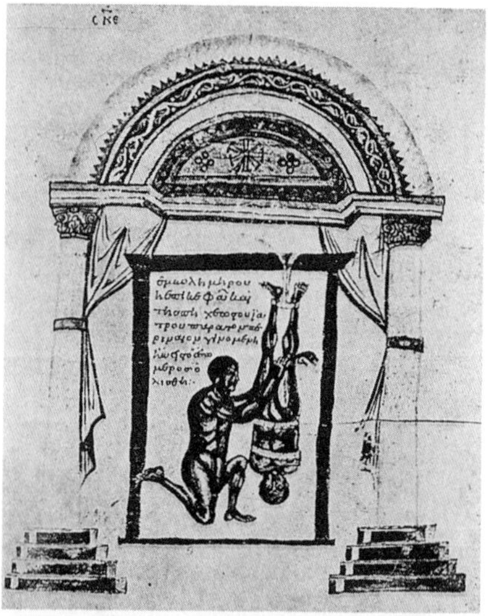

Abb. **4** Aus der hippokrateischen Abhandlung „von den Gelenken" des Arztes der empirischen Schule Apollonius von Kitium: Repositionsmethode nach Hippokrates (Apollonius von Kitium: Illustrierter Kommentar zu der hippokrateischen Schrift, *ΠΕΡΙ ΑΡΩΡΟΝ*)

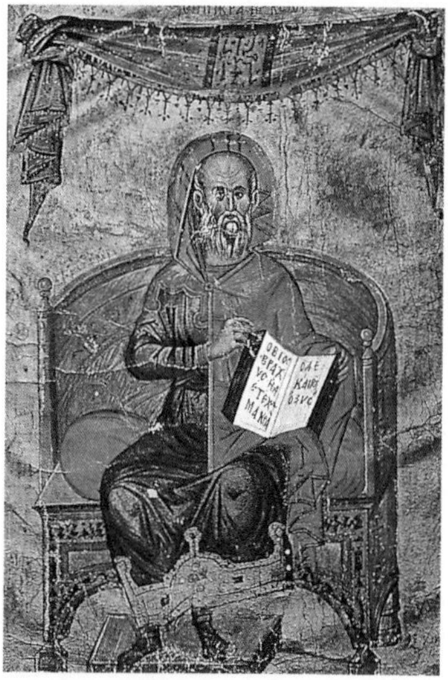

Abb. **5** Hippokrates von Kos (46-375 a. Chr. n.)

jedoch, die Parze, ließ den zerstückelten Leib des Knaben in neuer Schönheit erstehen und ersetzte die verzehrte Schulter durch ein Ebenbild, geformt aus Elfenbein.

Hippokrates von Kos (Abb. **4**) beschrieb den Schaden des Gelenks, neben dem traumatischen, den des Kindes, den spontanen – wie es hieß: durch einen Zufall erworbenen –, die Luxation, doch auch die Entzündung. Vor zweieinhalb Jahrtausenden beschreibt er in seinem „De articulis" genannten Buch, eindrücklich samt einprägsamen Bildern den Schaden und auch als Therapie das Reponieren (Abb. **5**). Das Hüftleiden – so sagt Hippokrates – entsteht durch Hitze der Gelenke, mit Austrocknung aller Flüssigkeit – wie bei der Arthrose. Die Folge ist die Steife des Gelenks, mit Stillstand der Bewegung. Der Kranke aber muß bewegen und alles sei zu tun, damit der Knorpel nicht zusammenwachse und dies die Lahmheit fördert.

Aulus Cornelius Celsus (Abb. **6**) – heilkundiger Enzyklopädist, jedoch nicht Arzt – erwähnt in seinen „Libri octo" das Leiden der Hüfte, den Schmerz an Knie, wie auch an Händen, so an Füßen und deren Therapie.

Bis fast in unsere Tage reichte der Terminus „Arthritis" aus, die Symptomatik der Gelenkerkrankungen durch Schmerz, wie Schwellung und Verfärbung, die Temperatur nach Celsus und die Functio laesa zu beschreiben (Abb. **7**).

Über das Mittelalter und seiner wohlbekannten „Ärztin" Hildegard von Bingen (1098 - 1179) sind die Arthritis (Abb. **8**), das Rheuma und das Podagra und ihre Therapie gar oft beschrieben bis zu Bombastus Theophrastus von Hohenheim (1493 - 1541), der neben Celsus der Berühmteste: er war als Para„celsus" (Abb. **9**), verbunden der Humoralpathologie, und seine Schule ging davon aus, daß im gesunden Körper sich die vier Säfte: Blut und Schleim, die schwarze wie auch die gelbe Galle im Gleichgewicht befinden (Abb. **10**). Ursache des Schmerzes der Gicht: des Podagra und Chiragra, des Coxagra, des Gonagra wie Omagra – Ursache sei der Fluß – sprachlich von „rheo" stammend, das sich wandelte zum Wort „Rheuma" – der Fluß, der strömt vom Hirn bis ins Gelenk und dort wird zur Arthritis. Dieses Wort „Arthritis" wird zugeschrieben

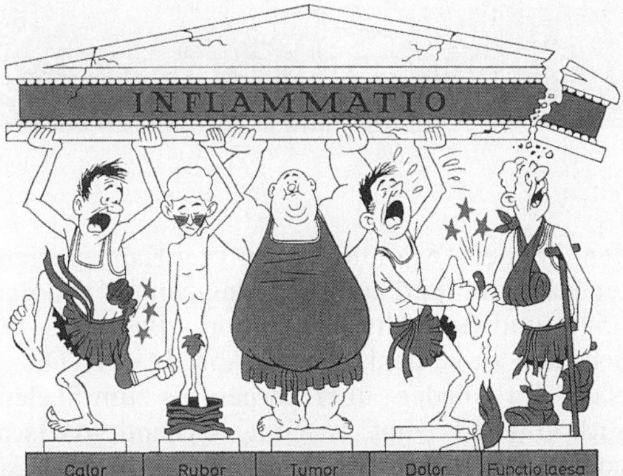

Abb. **6** Die klassischen erweiterten Zeichen der Entzündung nach Celsus

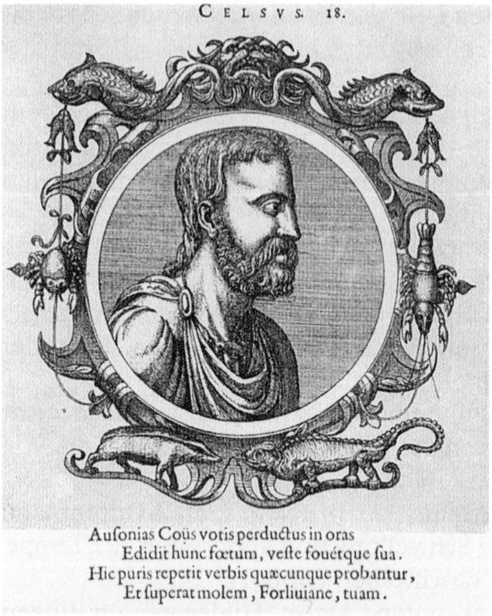

Abb. **7** Aulus Cornelius Celsus (ca. 25 a.-50 p. Chr. n.) beschreibt im 3. seiner 8 medizinischen Bücher des von ihm „Artes“ genannten Hauptwerkes erstmals die klassischen Entzündungssymptome: calor-rubor-tumor-dolor, später ergänzt durch das die Bewegungsorgane betreffende Symptom: functio laesa

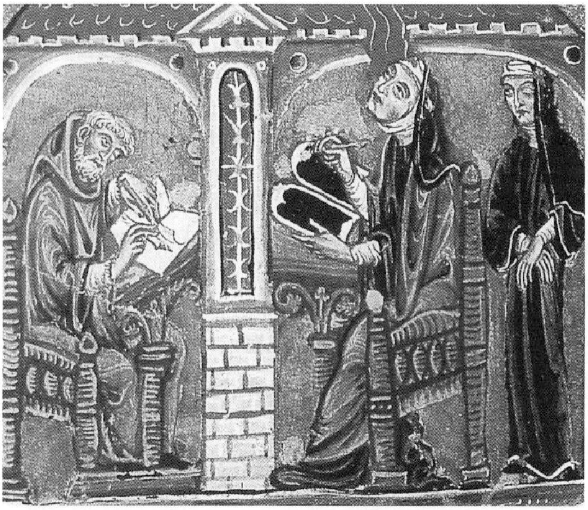

Abb. **8** Hildegard von Bingen (1098-1179) war das Rheuma und das Podagra und deren Therapie wohlbekannt

dem Aretaeus (81 - 138 p. Chr. n.) aus Kappadocien (Abb. **11**). Die Verbreitung der Wörter „Rheuma“ und auch „Rheumatismus“ soll den Franzosen Ambroise Paré (1510-1590) und Guillaume de Baillou - Ballonius - (1538 - 1616) durch ihre berühmten Schriften zu verdanken sein (Abb. **12 - 14**). Die „Gicht“ hingegen, althochdeutscher Name für Glieder-, über Körper- bis zum Seelenschmerz, für Gliederlähmung, wie auch Gliederkrampf, benennt, reichend von Ischias zur Coxalgie, die „Schlemmer- oder Reiche-Leute-Gicht“ und die „Proleten-Gicht“, die Gicht der armen Leute: benennt also die deformierende Arthritis (nach Höfler 1899).

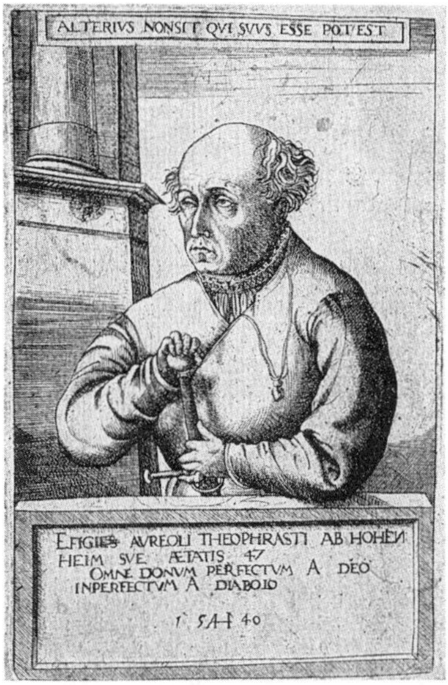

Abb. **9** Der Para„Celsus": Bombastus Theophrastus von Hohenheim (1493-1541)

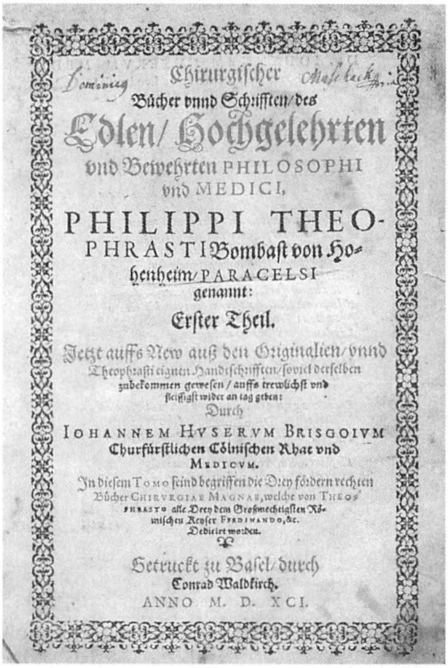

Chirurgischer
Bücher vnnd Schrifften/ des
Edlen/ Hochgelehrten
vnd Bewehrten PHILOSOPHI
vnd MEDICI,
PHILIPPI THEO-
PHRASTI Bombast von Ho-
henheim/ PARACELSI
genannt:
Erster Theil.
Jetzt auffs New auß den Originalien/ vnnd
Theophrasti eignen Handtschrifften/ soviel derselben
zubekommen gewesen/ auffs trewlichst vnd
fleissigst wider an tag geben:
Durch
IOHANNEM HVSERVM BRISGOIVM
Churfürstlichen Cölnischen Rhat vnd
MEDICVM.
In diesem TOMO seind begriffen die Drey fördern rechten
Bücher CHIRVRGIAE MAGNAE, welche von THEO-
PHRASTO alle Drey dem Großmechtigsten Rö-
mischen Keyser FERDINANDO, &c.
Dediciert worden.
Getruckt zu Basel/ durch
Conrad Waldkirch.
ANNO M. D. XCI.

Abb. **10** Die Chirurgischen Bücher und Schriften Paracelsi (gedruckt 1591 bei Conrad Waldkirch zu Basel)

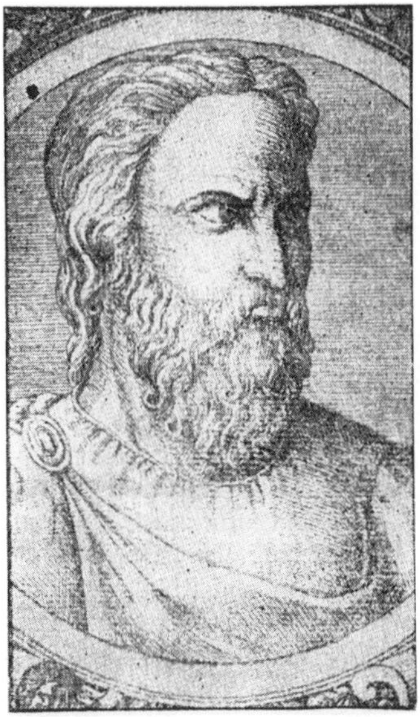

Abb. **11** Aretaeus aus Kappadocien (81-138 p. Chr. n.), wohl der Schöpfer des Begriffs „Arthritis"

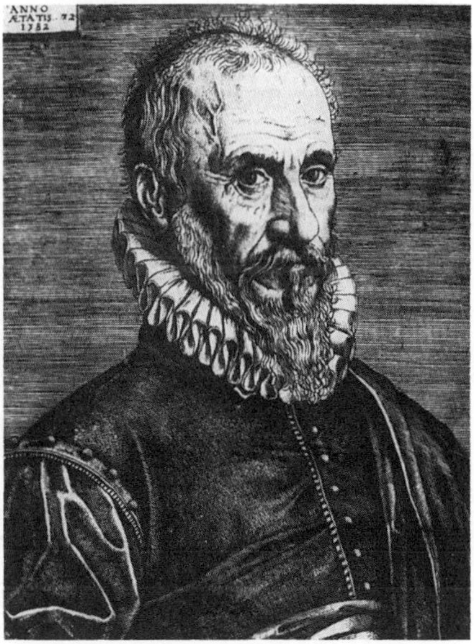

Abb. **12** Ambroise Paré (1510-1590)

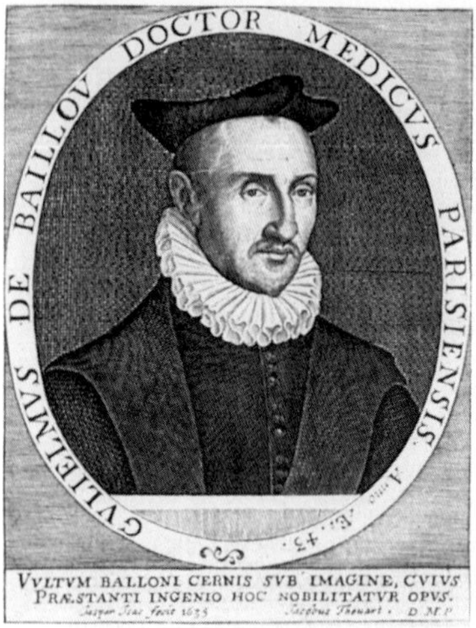

Abb. **13** Guillaume de Baillou (1538-1616)

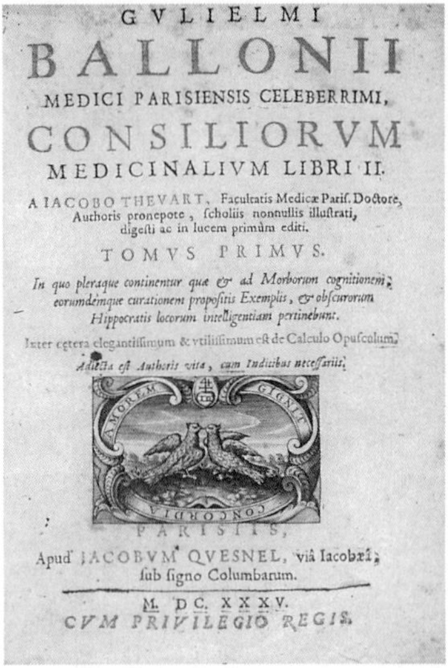
GVLIELMI
BALLONII
MEDICI PARISIENSIS CELEBERRIMI,
CONSILIORVM
MEDICINALIVM LIBRI II.
A IACOBO THEVART, Facultatis Medicæ Parif. Doctore, Authoris pronepote, fcholiis nonnullis illuftrati, digefti ac in lucem primùm editi.
TOMVS PRIMVS.
In quo pleraque continentur quæ & ad Morborum cognitionem, eorumdémque curationem propofitis Exemplis, & obfcurorum Hippocratis locorum intelligentiam pertinebunt.
Inter cætera elegantiffimum & vtiliffimum eft de Calculo Opufculum.
Addita eft Authoris vita, cum Indicibus neceffariis.
PARISIIS,
Apud IACOBVM QVESNEL, viâ Iacobæâ, fub figno Columbarum.
M. DC. XXXV.
CVM PRIVILEGIO REGIS.

Abb. **14** Das mehrbändige medizinische Standardwerk der Medizin des Ballonius – enthaltend die Beschreibung der Krankheiten Rheumatismus, Arthritis, Podagra – wird 1635 von seinem Neffen Jacob Thevart herausgegeben

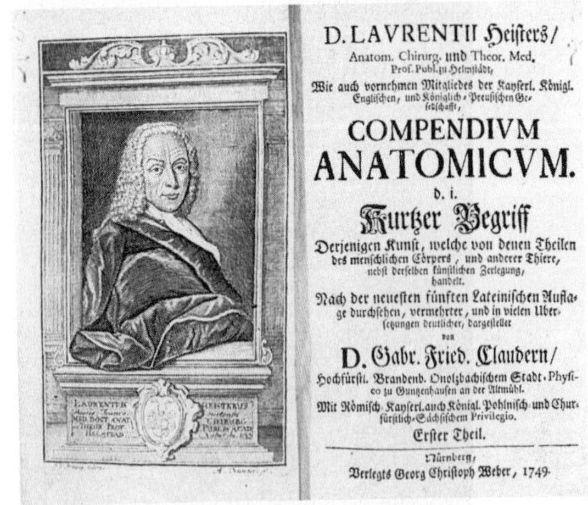
D. LAVRENTII Heifters/
Anatom. Chirurg. und Theor. Med. Prof. Publ. zu Helmftädt,
Wie auch vornehmen Mitgliedes der Kayferl. Königl. Englifchen, und Königlich-Preußifchen Gefellfchafft,
COMPENDIVM
ANATOMICVM.
d. i.
Kurtzer Begriff
Derjenigen Kunft, welche von denen Theilen des menfchlichen Cörpers, und anderer Thiere, nebft derfelben künftlichen Zerlegung, handelt.
Nach der neueften fünften Lateinifchen Auflage durchfehen, vermehrter, und in vielen Uberfetzungen deutlicher, dargeftellet
von
D. Gabr. Fried. Claudern/
Hochfürftl. Brandenb. Onolzbachifchem Stadt-Phyfico zu Gunzenhaufen an der Altmühl.
Mit Römifch-Kayferl. auch Königl. Pohlnifch- und Chur-fürftlich-Sächfifchem Privilegio.
Erfter Theil.
Nürnberg,
Verlegts Georg Chriftoph Weber, 1749.

Abb. **15** Lorenz Heister (1683-1758) sorgte für die Etablierung der Chirurgie als akademisches Lehrfach. Seine Bücher waren in alle Kultursprachen übersetzt und auch in den überseeischen Besitzungen der europäischen Staaten verbreitet.

Abb. **16** Heisters Beschreibung der Kniegelenksaussackung in die Kniekehle wurde in einer seiner Dissertationen 1744 veröffentlicht: etwa 150 Jahre vor der Beschreibung William Morrant Bakers (1839-96). Folgerichtig müßte die Arthrozele von „Baker's cyst" in „Heistersche Cyste" umbenannt werden.

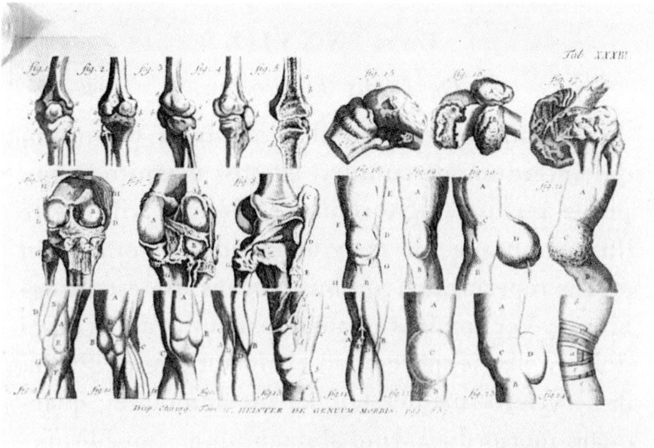

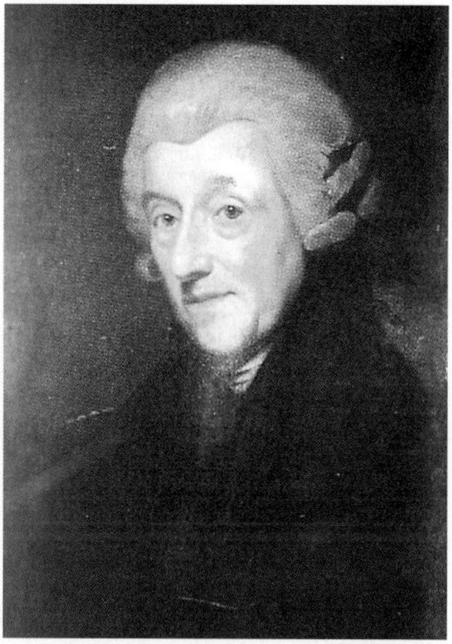

Abb. **17** Beschreiber zahlreicher Krankheitsbilder ist William Heberden (1710-1801)

Nicht immer ließ sich trennen die Entzündung des Gelenks von ihrem Altersschaden, der „Deformierung". Doch einzelne Beschreibungen wie Hüft- und Lendenweh, Coxalgie und auch Malum coxae senile ließen, wie uns Bilder zeigen, die Zeichen einer Degeneration erkennen. An Beschreibern seien hier erwähnt, zum einen Lorenz Heister (1683 - 1758) aus Altdorf, der Universität der freien Reichsstadt Nürnberg, später Helmstadt (=Helmstedt) – Erstbeschreiber der dorsalen Arthrozele des Kniegelenks, mehr als 150 Jahre vor William Morrant Baker (1839 - 1896) (Abb. **15 u. 16**) und William Heberden (1710 - 1801) aus London, der neben „De nodis digitorum", den Knötchen der Endgelenke an den Fingern, auch deren – wie treffend wir es heute nennen – Arthrose beschrieb (Abb. **17 u. 18**), die nie besser als durch Jean Martin Charcot

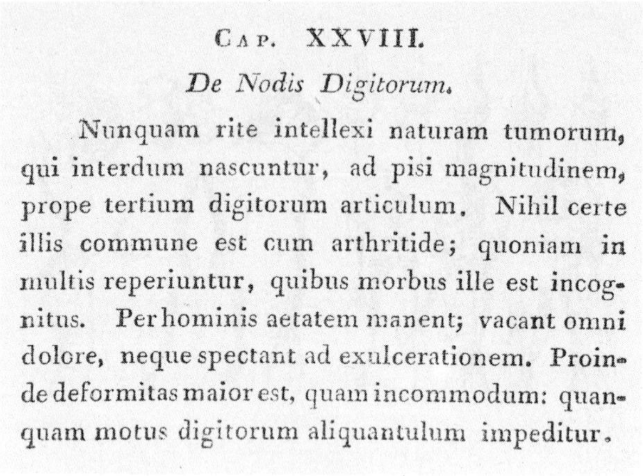

CAP. XXVIII.

De Nodis Digitorum.

Nunquam rite intellexi naturam tumorum, qui interdum nascuntur, ad pisi magnitudinem, prope tertium digitorum articulum. Nihil certe illis commune est cum arthritide; quoniam in multis reperiuntur, quibus morbus ille est incognitus. Per hominis aetatem manent; vacant omni dolore, neque spectant ad exulcerationem. Proinde deformitas maior est, quam incommodum: quanquam motus digitorum aliquantulum impeditur.

Abb. **18** In der Rheumatologie bleibt Heberden durch die nach ihm benannten Fingerendgelenkknötchen und der später synonym gebrauchten Bezeichnung der sog. Heberden-Arthrose der Endgelenke bekannt

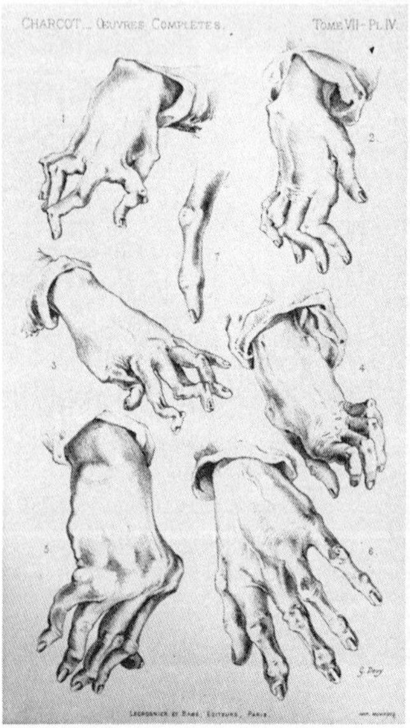

Abb. **19** Jean-Martin Charcot (1825-1893) mit den aus seinem Buch stammenden zahlreichen degenerativ-arthrotischen und entzündlich-rheumatischen Veränderungen im Bereich der Hand

(1825 - 1893) auch bildlich uns vermittelt wurde (Abb. **19**). Auch unter den Bildern eines Robert Adams (1791 - 1875) von 1873 fanden sich unter der damals in England üblichen Bezeichnung einer „rheumatic gout" oder „chronic rheumatic arthritis", ebenso Verschleißerscheinungen an den Gelenken der unteren Extremität (Abb. **20**).

Schließlich war es aber Rudolf Ludwig Karl Virchow (1821 - 1902), der 1860 sein Abnormitätenkabinett um die genaue Beschreibung eines neuen Krankheitsbildes, aufbauend auf sektionsbedingter anatomischer Erfahrung, bereicherte: durch die deformierende Arthritis: „Arthritis deformans", auch als Entwicklung über akute wie chronische Synovitis hinaus (Abb. **21 u. 22**). Bei Ausgrabungen zeigte er, daß dieses

Abb. **20** Robert Adams (1793 - 1875) zeigt in seinem Atlas bereits 1873 die für die Arthrose typischen Veränderungen an den großen Gelenken

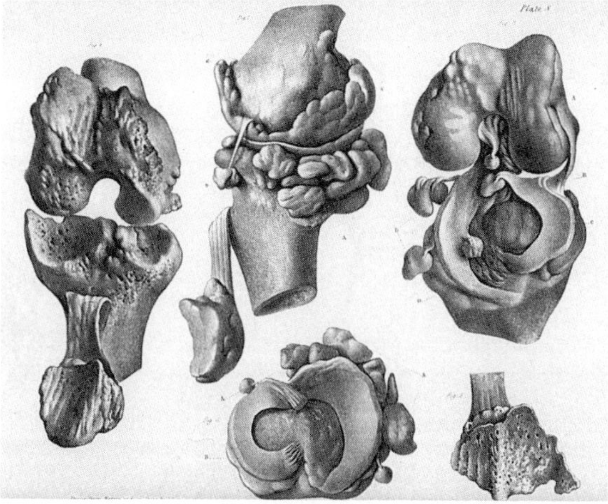

Abb. **21** Das Abnormitätenkabinett Rudolf Virchows (1821 -1902) mit zahlreichen Skelettveränderungen

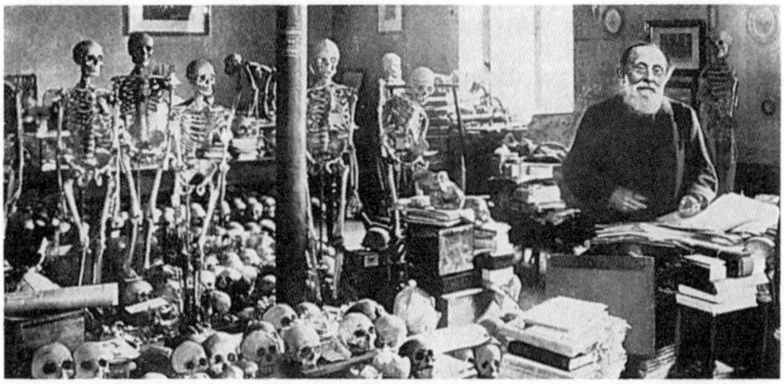

Krankheitsbild seit Hunderten von Jahren bereits bestand. Bald schon - 1865 - wurde vom orthopädisch geprägten Chirurgen Richard von Volkmann (1830 - 1889), im „Handbuch der allgemeinen und speciellen Chirurgie" Virchows Bezeichnung übernommen (Abb. **23**). Er beschrieb „Arthritis deformans" als eine Krankheit des hohen Alters mit ossifizierender Hyperplasie der Knorpel des Gelenks und subchondraler Atrophie der Epiphysen. Entzündliche Erscheinungen sind - wie er sagt - meist sekundär, so daß durch schwartige Verdickungen von Kapseln und von Bändern und über Wucherungen der Knochenränder die deformierende Gelenksentzündung sich entwickelt. Auch August Schreiber (1853 - 1924) (Abb. **24**), zunächst am Deutschen Hospital in London und dann in Augsburg, erwähnt die Krankheit 1883 in seinem „Atlas der Gelenkkrankheiten"; Max Schüller (1843 - 1907) 1893 - Befürworter der Synovektomie -, Wilhelm Müller (1855 - 1937), der in Aachen 1894 frühzeitig die Synovektomie beim

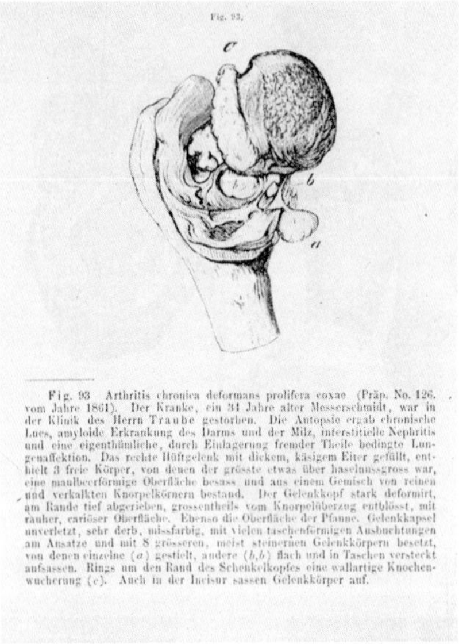

Abb. **22** Virchow beschreibt das neue Krankheitsbild der „Arthritis deformans" im 1863 erschienenen Buch „Die krankhaften Geschwülste"

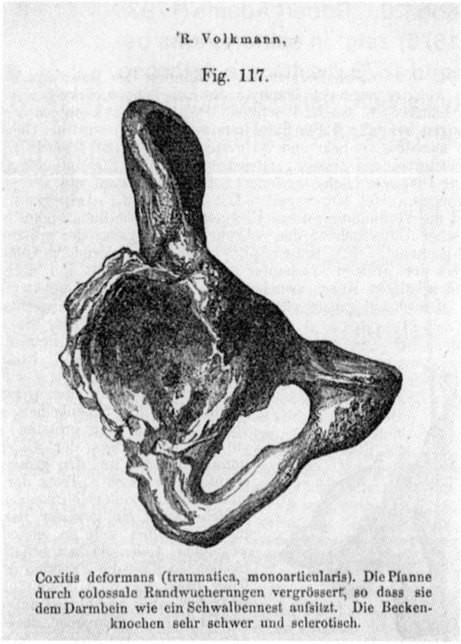

Abb. **23** Richard von Volkmann – Leander (1830 - 1889) übernahm den die heutige Arthrose kennzeichnenden Begriff bereits vor 1865, auch entsprechend der Lokalisation als Coxitis deformans

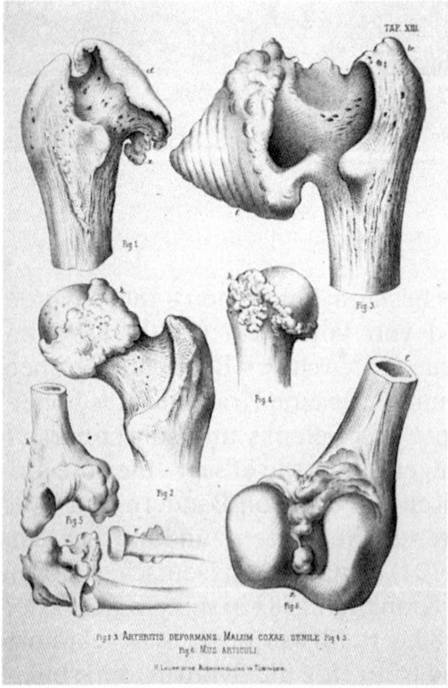

Abb. **24** Auch der Augsburger August Schreiber zeigt in seinem Atlas von 1883 das Krankheitsbild der Arthrose unter dem Namen Arthritis deformans

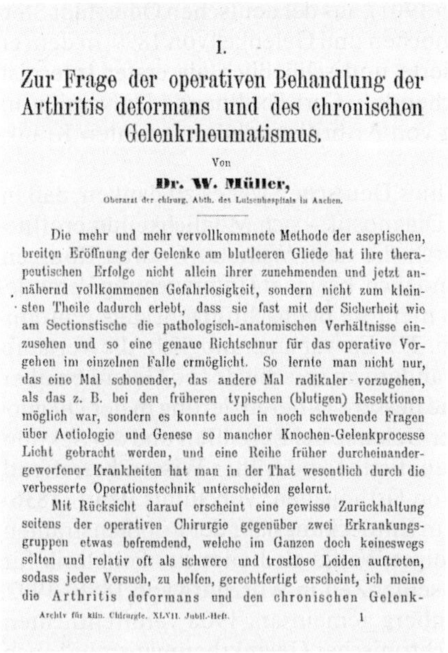

I.

Zur Frage der operativen Behandlung der Arthritis deformans und des chronischen Gelenkrheumatismus.

Von

Dr. W. Müller,

Oberarzt der chirurg. Abth. des Luisenhospitals in Aachen.

Die mehr und mehr vervollkommnete Methode der aseptischen, breiten Eröffnung der Gelenke am blutleeren Gliede hat ihre therapeutischen Erfolge nicht allein ihrer zunehmenden und jetzt annähernd vollkommenen Gefahrlosigkeit, sondern nicht zum kleinsten Theile dadurch erlebt, dass sie fast mit der Sicherheit wie am Sectionstische die pathologisch-anatomischen Verhältnisse einzusehen und so eine genaue Richtschnur für das operative Vorgehen im einzelnen Falle ermöglicht. So lernte man nicht nur, das eine Mal schonender, das andere Mal radikaler vorzugehen, als das z. B. bei den früheren typischen (blutigen) Resektionen möglich war, sondern es konnte auch in noch schwebende Fragen über Aetiologie und Genese so mancher Knochen-Gelenkprocesse Licht gebracht werden, und eine Reihe früher durcheinandergeworfener Krankheiten hat man in der That wesentlich durch die verbesserte Operationstechnik unterscheiden gelernt.

Mit Rücksicht darauf erscheint eine gewisse Zurückhaltung seitens der operativen Chirurgie gegenüber zwei Erkrankungsgruppen etwas befremdend, welche im Ganzen doch keineswegs selten und relativ oft als schwere und trostlose Leiden auftreten, sodass jeder Versuch, zu helfen, gerechtfertigt erscheint, ich meine die Arthritis deformans und den chronischen Gelenk-

Archiv für klin. Chirurgie. XLVII. Jubil.-Heft. 1

Abb. **25** Der operativen Therapie degenerativer und entzündlicher Gelenkerkrankungen nahm sich W. Müller an

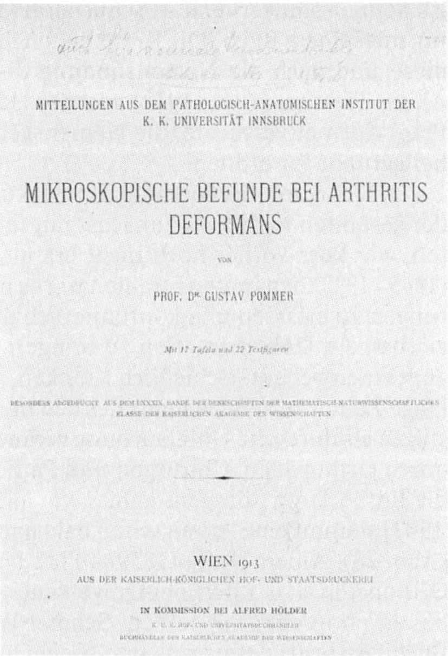

MITTEILUNGEN AUS DEM PATHOLOGISCH-ANATOMISCHEN INSTITUT DER K. K. UNIVERSITÄT INNSBRUCK

MIKROSKOPISCHE BEFUNDE BEI ARTHRITIS DEFORMANS

VON

PROF. DR. GUSTAV POMMER

Mit 17 Tafeln und 22 Textfiguren

BESONDERS ABGEDRUCKT AUS DEM LXXXIX. BANDE DER DENKSCHRIFTEN DER MATHEMATISCH-NATURWISSENSCHAFTLICHEN KLASSE DER KAISERLICHEN AKADEMIE DER WISSENSCHAFTEN

WIEN 1913

AUS DER KAISERLICH-KÖNIGLICHEN HOF- UND STAATSDRUCKEREI

IN KOMMISSION BEI ALFRED HÖLDER

K. U. K. HOF- UND UNIVERSITÄTSBUCHHÄNDLER

BUCHHÄNDLER DER KAISERLICHEN AKADEMIE DER WISSENSCHAFTEN

Abb. **26** Von Gustav Pommer (1855 - 1937) aus Innsbruck stammt wohl die erste Monographie über die Histologie bei diesem Krankheitsbild

Abb. **27** Vor fast 100 Jahren entdeckte Wilhelm Conrad Röntgen (1845 - 1923) die nach ihm benannten Strahlen, die zunächst die Diagnostik in der Medizin revolutionierten (Abt. f. Geschichte der Medizin und des Krankenwesens der Med. Fakultät an der RWTH Aachen)

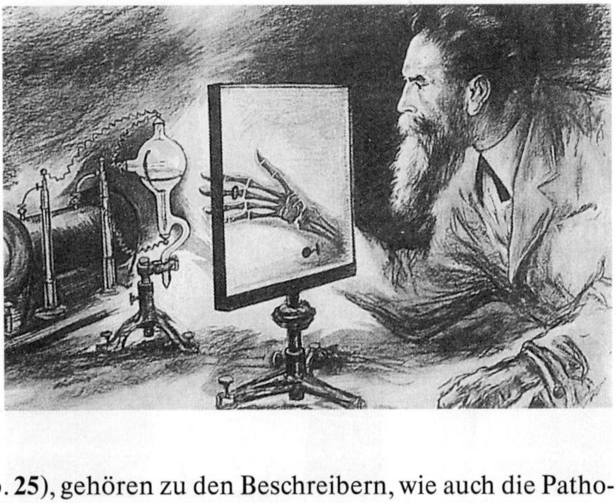

Rheumatismus vornahm (Abb. **25**), gehören zu den Beschreibern, wie auch die Pathologen Anton Weichselbaum (1845 - 1920) und Gustav Pommer (1851 - 1935), einer der frühen Histologen der Gelenke und ihrer Schäden (Abb. **26**).

Zu nennen sind ferner Karl Schuchardt (1856 - 1901), aus der deutschen Oderstadt Stettin, mit seinem Buch „Die Krankheiten der Knochen und Gelenke" von 1899, in dem er diese und auch die Namensfindung diskutierte und schließlich als erster Internist Alfred Přibram (1841 - 1912) von der Deutschen k.k. Carl-Ferdinands-Universität in Prag. Auch er versuchte, die Namensgebung von Arthritis und der gesamten Krankheitsgruppe zu ordnen.

Der revolutionierenden Entdeckung eines Deutschen war es zu danken, daß in der gesamten Medizin - zunächst nur in der Diagnostik - sich Möglichkeiten eröffneten, wie kurz vorher noch nicht erahnt. Durch die nach Wilhelm Conrad Röntgen (1845 - 1923) benannten Strahlen war es nun möglich, bei jeder Untersuchung Veränderungen zu erfassen und kontinuierlich durch mehrere Beobachtungen, stets reproduzierbar, zur Dokumentation zu bringen (Abb. **27**). Es war auch möglich, die Verläufe zum einen bei unterschiedlich Kranken, zum andern an verschiedenen Gelenken über lange Zeiten zu vergleichen. Dies ließ nun eine bessere Differenzierung in der Diagnostik zu als durch die Untersuchung veränderter Gelenke bei Eingriffen und der Sektion durch Orthopäden, Chirurgen und Pathologen. Erstes und frühes Wissen betreffend die Entdeckung Röntgens kamen vor allem von Orthopäden: Von Julius Wolff (1836 - 1902) stammt eine Arbeit schon bald nach dem Entdeckungsjahr der Röntgenstrahlen (Abb. **28**). Albert Hoffa (1859 - 1908), Nachfolger Wolffs als Leiter der Poliklinik für Orthopädie an der Berliner Universität, nach seiner Zeit in Würzburg von 1886 - 1902, beschrieb in dem mit seinem Schüler Wollenberg gemeinsam 1908 veröffentlichten Buch „Arthritis deformans und sogenannter chronischer Gelenkrheumatismus" auch Möglichkeiten der Differenzierung durch Röntgendiagnostik am Gelenk (Abb. **29**). Sie führten zu neuen Theorien betreffend die Entwicklung des Gelenkes und seiner Schäden, auch in bezug auf deren Ätiologie. Albert Wollenberg (geb. 1876) hatte den Beweis der Theorie der rein mechanisch bedingten Abnutzung der Enden der Gelenke noch nicht gefunden. Hingegen fördern, wie er sagt, die echten Traumata, wie auch ein-

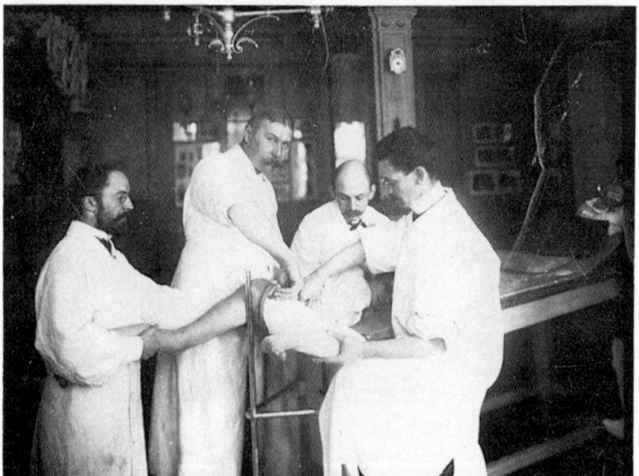

Abb. **28** Bereits ein Jahr nach der Entdeckung Röntgens beschreibt der bahnbrechende Berliner Orthopäde Julius Wolff (1832 - 1902) – Begründer des „Transformationsgesetz der Knochen" von 1892 – die Möglichkeiten ihres Einsatzes (hier auf einem Foto – li. i. Bild – aus dem Besitz J. Lindemanns mit Paul Lindemann – 2. von li. – und Georg Joachimsthal – re. –)

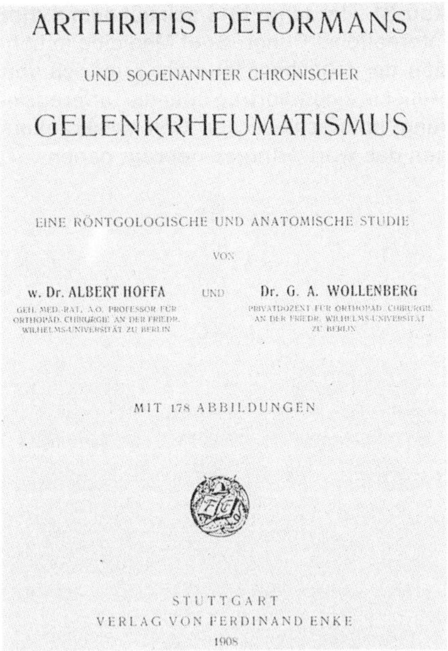
ARTHRITIS DEFORMANS

UND SOGENANNTER CHRONISCHER

GELENKRHEUMATISMUS

EINE RÖNTGOLOGISCHE UND ANATOMISCHE STUDIE

VON

w. Dr. ALBERT HOFFA
GEH. MED.-RAT, A.O. PROFESSOR FÜR ORTHOPÄD. CHIRURGIE AN DER FRIEDR. WILHELMS-UNIVERSITÄT ZU BERLIN

UND

Dr. G. A. WOLLENBERG
PRIVATDOZENT FÜR ORTHOPÄD. CHIRURGIE AN DER FRIEDR. WILHELMS-UNIVERSITÄT ZU BERLIN

MIT 178 ABBILDUNGEN

STUTTGART
VERLAG VON FERDINAND ENKE
1908

Abb. **29** Die Monographie Albert Hoffas und Gustav A. Wollenbergs von 1908. Sie differenzierten bereits degenerative von entzündlichen Erkrankungen

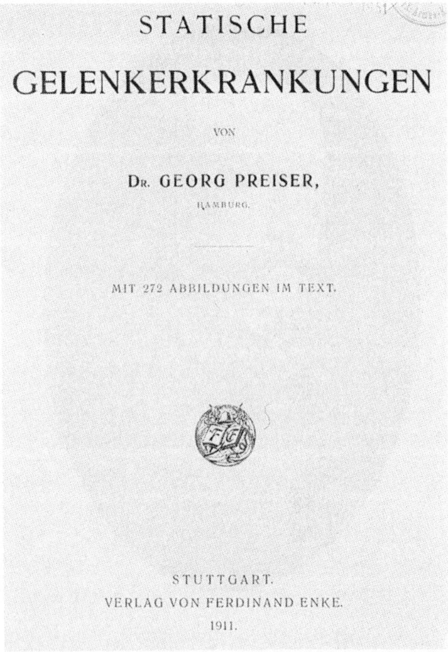
STATISCHE

GELENKERKRANKUNGEN

VON

Dr. GEORG PREISER,
HAMBURG.

MIT 272 ABBILDUNGEN IM TEXT.

STUTTGART.
VERLAG VON FERDINAND ENKE.
1911.

Abb. **30** Georg Preiser (1877-1913) stellte 1911 die Statik der Bewegungsorgane, ihre Veränderungen und deren Folgen entsprechend ihrer Bedeutung in der Pathogenese der Arthrose in den Vordergrund

malige und leichte Traumen: so Kontusion und Distorsion die Bildung der Arthritis deformans. Als die primäre Ursache jedoch erscheint ihm der vaskulär- auch alterungsbedingte Ernährungsschaden des Gelenks für die Entstehung der deformierenden Arthritis.

Ein anderer Orthopäde, Georg Preiser (1877 - 1913), diskutiert im Jahre 1911 in seinem Buche über „Statische Gelenkerkrankungen" als Ursache der Arthritis deformans vorwiegend die pathologische Inkongruenz der Flächen der Gelenke und auch die pathogene Wirkung von Veränderungen der Statik auf die Gelenke (Abb. **30**). Die nicht identische Begründung von der Genese der Arthritis deformans dieser beiden Orthopäden führte zu Diskussionen in ihren Veröffentlichungen. Es kam zu keinem Ausgleich, zumal Preiser bereits 1913 36jährig starb. Ihm und seiner Theorie als Vorgänger von Friedrich Pauwels (1885 - 1980) gilt unsere Würdigung.

Obwohl auch Hoffa und Wollenberg 1908, laut Titel ihres Buches, zwischen „Arthritis deformans" und „chronischem Gelenkrheuma" differenzierten, gilt heute der Münchner Internist Friedrich von Müller (1858 - 1941), zahlreichen unter uns durch viele Auflagen des „Müller-Seifert" wohl bekannt, als Schöpfer des Begriffes

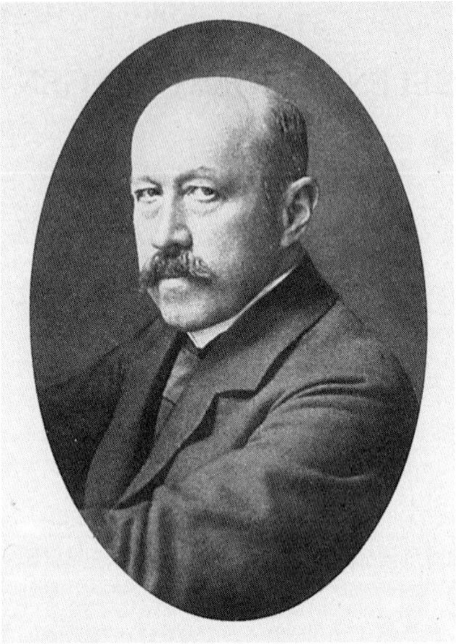

Abb. **31** Im Jahre 1913 soll auf dem XVIIth International Congress of Medicine in London der Münchner Internist Friedrich von Müller in einem Vortrag über die Differenzierung unterschiedlicher Gelenkerkrankungen das Wort Arthrose geprägt haben

„Arthrosis deformans" (Abb. **31 u. 32**). Anläßlich des „XVII. International Congress of Medicine" in London 1913 wurde er durch

> „Sir William Osler aufgefordert, in der inneren Sektion des Kongresses ein Referat über das dunkle Gebiet der chronischen Gelenkkrankheiten vorzutragen. Störend war, daß die diagnostische Bezeichnung im Deutschen, Englischen und Französischen ganz verschieden war."

Von Müller hielt seinen Vortrag trotz einer großen Zahl von Teilnehmern an dem in der Albert-Hall stattfindenden Kongreß:

> „Vor einem relativ kleinen Zuhörerkreis und es schloß sich eine ziemlich nichtssagende Debatte daran an".

Er differenzierte zwischen der eigentlichen Arthritis - von der akuten übergehend in eine chronische und bakterielle, toxische, auch durch arthrotrope Gifte wie Harnsäure bedingte - und einer nichtentzündlichen degenerativ verursachten Arthropathia deformans. Bei dieser kommt es zu Reaktionen, zu mit Hyperplasie verbundener Regeneration, vor allem im Bereich des Knorpels. Verursacht wird sie durch Veränderungen der Gefäße in der Synovialmembran. Zwischen den Krankheitsbildern: Arthropathia deformans (entsprechend der Arthritis deformans im Sinne Virchows und von Volkmanns) und: Arthritis als Endzustand von chronischen entzündlich bedingten Erkrankungen besteht fließend ein Übergang.

Wollenberg vertrat die Meinung, und zwar bereits zu Zeiten, als es noch nicht eindeutig eine Trennung zwischen beiden Krankheitsbildern gab, daß neben akut- und chronisch-traumatischer Genese und vorwiegend auslösenden Faktoren, auch eine Beteiligung der Synovialmembrangefäße bestehe. Die Meinung Wollenbergs und auch von Müllers sind entsprechend, wobei sie auch nicht unserer Vorstellung von der

Abb. **32** Im veröffentlichten Vortrag von Müllers haben wir das Wort *Arthrosis* nicht gefunden, sondern nur den Begriff *Arthropathia deformans*

Im Gegensatz zu den entzündlichen Gelenkaffektionen stehen diejenigen von *degenerativem Charakter*, welche von Virchow[1] und Volkmann als Arthritis deformans bezeichnet wurden und jetzt wohl besser *Arthropathia deformans* genannt werden. Schon Virchow hat in seinen massgebenden Schriften darauf hingewiesen, dass diese Krankheit vom Knorpel ihren Ausgang nimmt, und dass eine Auffaserung und Degeneration des Knorpels die primäre Läsion darstellt, im Gegensatz zu den rein entzündlichen Prozessen, bei denen die Synovialis in erster Linie ergriffen ist.

Diese Angaben Virchows sind von allen Nachuntersuchern bestätigt worden, so von Hoffa und Wollenberg, von Nichols und Richardson, von

[1] Wenn Virchow diese Krankheit 'Arthritis' nennt, und sie durch die Endigung 'itis' als entzündlich charakterisiert, so rührt dies davon her, dass Virchow in seiner Zellularpathologie auch viele *degenerative* Zellveränderungen unter den Begriff der Entzündung subsumierte und als *parenchymatöse* Entzündung bezeichnete.

VI M m

Abb. **33** Das Wort Arthrose fanden wir jedoch erst im Band 33 der „Fortschritte auf dem Gebiet der Röntgenstrahlen“: nach einem im April 1925 in Bad Nauheim gehaltenen Vortrag, anläßlich der 16. Tagung der Deutschen Röntgen-Gesellschaft

nicht den Wert einer solchen zum mindesten für das allgemeine Verständnis wichtigen Einteilung nach pathogenetischen Gesichtspunkten.

Wenngleich mir die Benennung der einzelnen Krankheiten das wenigst Bedeutungsvolle bei den hier zu erörternden Fragen zu sein scheint, halte ich es, lediglich um Mißverständnissen vorzubeugen, doch für wichtig, statt der Bezeichnung Arthritis deformans, die heute, wie erwähnt, von einer großen Zahl von Anatomen, Klinikern und Röntgenologen als ein Sammelname für viele ihrer Pathogenese nach verschiedenartigsten Krankheiten gebraucht wird, andere Benennungen zu wählen. Friedrich Müller hat mit Recht darauf hingewiesen, daß die Endung „itis“ folgerichtig auf nichtentzündliche Gelenkerkrankungen nicht angewandt werden darf, und dafür den Namen Arthropathie vorgeschlagen. Dementsprechend soll daher die erste Gruppe der nichtentzündlichen Gelenkerkrankungen nicht als Arthritis, sondern als Arthropathie oder, was vielleicht kürzer ist, nach dem Beispiel der Arteriosklerose oder Atheromatose, als Arthrose bezeichnet werden. Welcher dieser beiden Namen sich einbürgert, dürfte von geringerem Belang sein. Dagegen ist es wohl richtig, weil die Erkrankung häufig nicht nur die Gelenke, sondern auch die Knochen außerhalb der Gelenke betrifft, von einer Osteoarthropathie oder Osteoarthrose zu sprechen. Ich erinnere nur an die deformierenden Wirbelerkrankungen, die bisher als Spondylitis deformans bezeichnet wurden, besser aber wohl Spondylosis deformans benannt werden, bei welchen lediglich Zwischenwirbelscheiben und Wirbel erkrankt, die Gelenke aber meist gar nicht betroffen sind. Von diesen Osteoarthropathien oder Osteoarthrosen sind dann eben die Arthritiden als entzündliche Erkrankungen zu trennen, und es ist dieses Trennungsprinzip nach dem Wesen der Erkrankung sofort durch die Bezeichnung gekennzeichnet.

Entwicklung der Systemerkrankung der „chronischen Polyarthritis“ widerspricht, wenngleich hier immunologische Faktoren im Vordergrunde stehen. Die Gefäßtheorie von Wollenbergs Arthritis deformans scheint also über die Arthritis von Müllers bis zu unserer Auffassung von heute über die Entwicklung der cP, bei der ja die Primärbeteiligung von den Gefäßen eine gewisse Rolle spielt, sich weiterhin entwickelt zu haben.

Was aber die Bezeichnung der unterschiedlichen Erkrankungen betrifft, so nennt von Müller nur die Entwicklung der Entzündung am Gelenk eine Arthritis, die nichtentzündlichen Prozesse, die zur degenerativen Gelenkerkrankung führen, werden von ihm „mit dem von Virchow geschaffenen Namen der Arthropathie“ belegt.

Für den kritischen Leser ergibt sich, daß diese Theorien Wollenbergs und von Müllers, betreffend die Trennung entzündlicher und auch degenerativer Arthropathien, nicht so weit auseinanderliegen. Auch wir, heute mehr mechanistisch eingestellt, müssen der Preiser-Theorie der pathologischen Inkongruenz und einer pathologisch veränderten Statik primär den Vorzug geben. Trotzdem besteht hier Anlaß zur Kritik bei einer Einbeziehung z. B. der Fingergelenksarthrosen ohne besondere statische Beeinflussung.

Auch heute noch sind vaskuläre Veränderungen als Ursache zu diskutieren. Sie spielt über die reaktive Synovitis bei Paul Ottes „aktivierter Arthrose“ bis zur Systemerkrankung „chronische Polyarthritis“ eine wesentliche Rolle. Vor allem die letztere entwickelt sich durch einen immunologisch bedingten Schaden der Gefäße.

Nun zum Begriff „Arthrosis“. Er birgt in sich schon die Verpflichtung, sich der Entstehung und dem zeitlichen Gebrauch des Terminus zu widmen. Die Wortschöpfung wird von Müller zugeschrieben. Doch fanden wir bisher zunächst noch nicht, nach London 1913, das Wort Arthrose, sondern nur „Arthropathia deformans“. Dies zwang zur Suche, systematisch beginnend jeweils beim 1. Band der Periodika, wie „Virchows“ und auch „Langenbecks Archiv“ ab 1861, „Zentralblatt für Chirurgie“, „Zeitschrift für orthopädische Chirurgie“ und viele andere, auch wurde u.a. die Bibliographie von August Blencke nicht ausgespart.

Die Suche war enttäuschend, denn wir fanden schließlich zum ersten Mal die Termini Arthrose und Osteoarthrose im Jahre 1925. Der Internist Herbert Aßmann (geb. 1882) aus Danzig, später Königsberg, diskutiert die Namen anläßlich eines Vortrags, gehalten auf der „16. Tagung der Deutschen Röntgengesellschaft“, April 1925 in Bad Nauheim (Abb. **33 u. 34**). Erschienen ist er in der Zeitschrift „Fortschritte auf dem Gebiet der Röntgenstrahlen“, Bd. 33 von 1926. Der Titel von Aßmanns Arbeit lautet „Klinische Einteilung der chronischen Gelenkerkrankungen“. Beispielgebend für die Bezeichnung waren die wohl seinerzeit auch neuen Wörter „Arterioskler*ose*“ und „Atheromat*ose*“, auch wurde beispielgebend die Differenzierung der Begriffe „Nephr*itis*“ und „Nephr*ose*“ diskutiert.

Auch 1926 wird in einer Arbeit mit dem Titel „Über die Arthritis deformans“ des Pathologen J. Heine, ein Mitarbeiter Schmorls, über das Wort „Arthrosis“ gestritten.

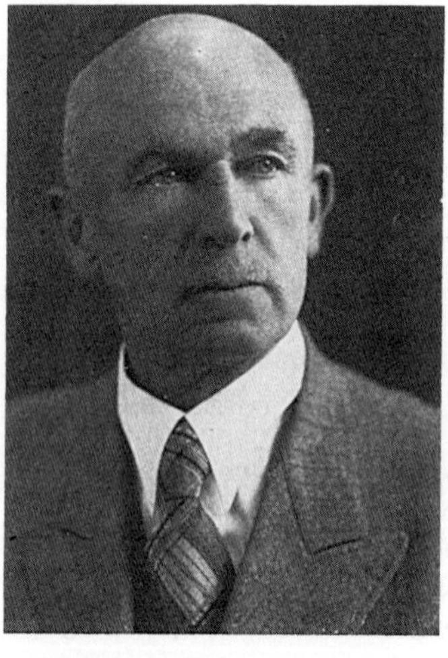

Abb. **34** H. Aßmann, Internist aus Königsberg, hielt diesen Vortrag mit dem Titel „Klinische Einteilung der chronischen Gelenkerkrankungen“

Und ins Französische, wie 1934 durch Lyon, anschließend durch F. Coste (1896 - 1973) und J.E. Forestier (1890 - 1978) fand Eingang der Begriff „Arthrosis" und folgerichtig ebenfalls die „Spondylosis deformans".

Bis 1941 M. Hackenbroch (1894 - 1979) uns definierte die Arthrose:

> „Uns ist heute die Arthrosis deformans eine Erkrankung, die eng mit der Funktion des Gelenks verbunden ist, und zwar so, daß die Gelenkfunktion die Entwicklung der Arthrose wesentlich beeinflußt, das ist heute eine allgemein vorherrschende Anschauung, die jedem selbstverständlich erscheint: Arthrose hängt mit Alter und Tätigkeit des Gelenks zusammen, sie ist eine Erscheinung des Verbrauches, des Verschleißes, damit ist für die eigentliche Arthrose gegeben der schleichende, unmerkliche Anfang, ihr langsames Fortschreiten, das Auf und Ab ihres jeweiligen Zustandes und ihre Gipfelung in einen Zustand mehr oder weniger vollständigen Ruins des Gelenks mit äußerster Einschränkung der Funktion."

Mit dem Ergebnis unserer Wortfindungssuche nicht zufrieden - man denke: 1925 Ersterwähnung - wurde nun begonnen, zusätzlich alle Bücher in eigener Bibliothek zu sichten. Hier das Ergebnis, gezeichnet durch den Karikaturisten einer Tageszeitung aus Frankfurt, dem Zeichner Musil (Abb. **35**).

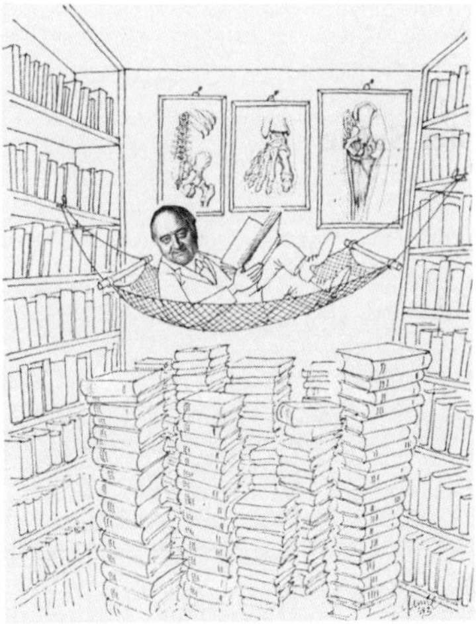

Abb. **35** Der Kampf des Autors gegen seine Bibliothek: auf der Suche nach der *Arthrose* (nach Musil, dem Karikaturisten der Frankfurter Rundschau)

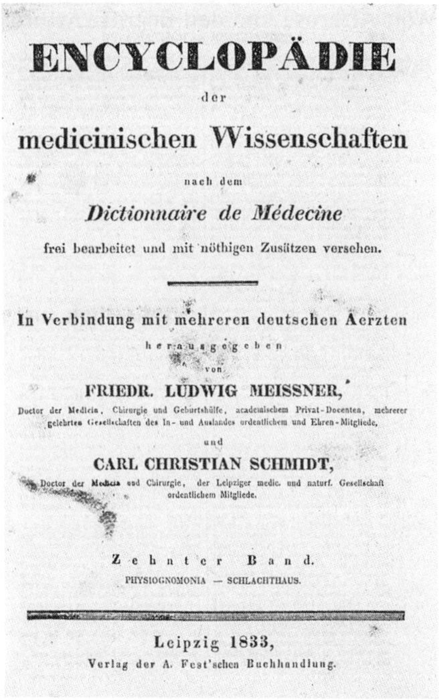

ENCYCLOPÄDIE
der
medicinischen Wissenschaften
nach dem
Dictionnaire de Médecine
frei bearbeitet und mit nöthigen Zusätzen versehen.

In Verbindung mit mehreren deutschen Aerzten
herausgegeben
von
FRIEDR. LUDWIG MEISSNER,
Doctor der Medicin, Chirurgie und Geburtshülfe, academischem Privat-Docenten, mehrerer gelehrten Gesellschaften des In- und Auslandes ordentlichem und Ehren-Mitgliede,
und
CARL CHRISTIAN SCHMIDT,
Doctor der Medicin und Chirurgie, der Leipziger medic. und naturf. Gesellschaft ordentlichem Mitgliede.

Zehnter Band.
PHYSIOGNOMONIA — SCHLACHTHAUS.

Leipzig 1833,
Verlag der A. Fest'schen Buchhandlung.

Abb. **36** Schließlich wurde *die Arthrose* gefunden: in einer „Enzyclopädie der medicinischen Wissenschaft" aus dem Jahre 1833

Gefunden schließlich wurde die „Arthrosia“, in einer der Enzyklopädien – von 1833 – mit einem Hinweis auf den Beschreiber John Mason Good aus London, geboren 1764, gestorben 1827, entnommen der von ihm verfaßten Schrift „A physiological system of nosology; with a corrected and simplified nomenclature“ von 1817 (Abb. **36 u. 37**).

RHEUMATISMUS, von dem griechischen Worte ῥευμα, was wiederum von ῥέω, ich fliesse, kommt; fr. *Rhumatisme*; engl. *Rheumatism*. [Nach *Mason Good* Arthrosia acuta et chronica. Mit Gicht und der Gelenkwassersucht vereint das Genus XII. in Ord. II. Phlogotica, Class. III. Haematica ausmachend.]

Abb. **37** Nach Mason Good (1764–1827) aus London gibt es als eine Form oder eine Differenzierung des Rheumatismus auch die *Arthrosia acuta et chronica*

Ab 1817 – 1925 gilt es nun aufzudecken das Geheimnis, auch das Dunkel um das Wort Arthrose und den Begriff „Arthrosis deformans“:

Viel Glück uns allen bei der Suche

Praxisrelevante Grundlagen

Arthrose

Morphologische, biochemische und immunologische Forschungsergebnisse
Hinweise für aktuelle und zukünftige Therapieansätze in der täglichen Praxis.

K. Glückert

Der hyaline Gelenkknorpel gewährleistet Widerstand gegen Kompressions- und Scherkräfte, Elastizität, gleichmäßige Verteilung von Last und eine nahezu reibungsfreie Artikulation während der Bewegung. Diese einzigartigen biomechanischen Eigenschaften sind durch die Struktur und Organisation der extrazellulären Matrix bedingt, die durch eine einzige Zellpopulation, die Chondrozyten, gebildet und aufrechterhalten wird. Die Matrix ist ein molekulares Netzwerk, das eine sehr große Zahl unterschiedlichster Makromoleküle enthält, die sich während des Lebens entsprechend unterschiedlicher funktioneller Anforderungen verändern. Zum besseren Verständnis der bisher bekannten Veränderungen bei der Arthrose seien einige ausgewählte Merkmale des normalen Knorpels vorangestellt.

Morphologische Aspekte

Die Matrix beim Erwachsenen ist vergleichsweise azellulär, nur 2% des Gewebevolumens werden durch Chondrozyten eingenommen. Diese kleine Anzahl von Zellen produziert ein immens großes Matrixvolumen, das zu etwa 65 - 80% aus Wasser, 10 - 30% aus Kollagenen und 5 - 10% aus Proteoglykanen besteht. Dazu kommen eine Reihe nichtkollagener Matrixproteine und kleine Mengen von Lipiden.

Der Knorpel ist strukturell von der Oberfläche zur Tiefe anisotrop organisiert, Ausdruck der einwirkenden Scher- und Druckkräfte. Verschiedene Regionen können infolge ihrer strukturellen Differenzen morphologisch, elektronenoptisch und durch histochemische und immunhistochemische Verfahren unterschieden werden. Histomorphologisch läßt sich bereits eine zonale Gliederung in eine oberflächliche, mittlere und tiefe Schicht erkennen, der sich dann der kalzifizierte Knorpel mit Übergang zum subchondralen Knochen anschließt.

Die Chondrozyten in verschiedenen Schichten haben sowohl histologisch als auch elektronenoptisch charakteristische Formen. In der oberflächlichen sowie der tangentialen Zone sind die Zellen flach-spindelig. Hier ist das Gewebe maximal den äußeren Kräften ausgesetzt. Die Zelldichte ist hier am höchsten. Die Kollagenfibrillen in dieser Zone sind sehr viel dünner als in den anderen Arealen, dichter und häufiger parallel zur Oberfläche angeordnet. Die mittlere oder intermediäre Zone enthält mehr rundliche Zellen, die von einer extensiven Matrix umgeben sind. In der tiefen oder radiären Zone ist das Zellvolumen am niedrigsten. Die Zelldichte beträgt nur noch etwa 1/2 bis 1/3 der Dichte in der Oberflächenschicht ab. Die Zellen sind oft in Haufen gruppiert und ähneln sehr den hypertrophen Chondrozyten der Wachstumsfuge. Alle Chondrozyten sind von einer 2μ dünnen perizellulären Matrix umgeben, die elektronenoptisch feines fibrilläres Material enthält. Der Chondrozyt mit seiner perizellulären Matrix wird als Chondron bezeichnet.

Im Anschluß an die tiefe Schicht findet sich die kalzifizierte Zone, die als Resultat der enchondralen Ossifikation, wie sie auch in der Wachstumsplatte stattfindet, formiert wird. Während dort kalzifizierter Knorpel normalerweise resorbiert und durch reifen Knochen ersetzt wird, persistiert er hier und wirkt später als mechanische Pufferzone zwischen dem nichtkalzifierten Gelenkknorpel und dem subchondralen Knochen.

Biochemische Merkmale

Die Matrix enthält 65 - 80% Wasser, der Gehalt ist in der oberflächlichen Zone am höchsten und nimmt mit zunehmender Tiefe von 75 - 80% auf 65 - 70% ab. Kollagen (überwiegend Typ II) nimmt etwa 15 - 25% des Naßgewichts (50% des Trockengewichts) ein, außer in der oberflächlichen Zone, wo es fast das gesamte Trockengewicht ausmacht. Die Konzentration nimmt mit zunehmender Entfernung von der Gelenkoberfläche ab. Der Gehalt an Proteoglykanen (hauptsächlich Aggrecan) beträgt etwa 10% des Naßgewichts (25% des Trockengewichts). Die übrigen Bestandteile der Matrix sind andere Kollagene (V, VI, IX, XI) (10%), Link-Protein und andere Matrixproteine (Tab. **1**).

Tabelle **1** Makromoleküle der Knorpelmatrix

Kollagene	*Proteoglykane*	*Andere Matrixproteine*
Typ II	Aggrecan	Link-Protein
Typ V	Biglycan	148-kD-Protein
Typ VI	Decorin	100-115-kD-Protein
Typ IX	Fibromodulin	36-kD-Protein
Typ X		Anchorin C II
Typ XI	*Hyaluronsäure*	Fibronectin
C-Propeptid II		Chondronectin
24-kD-Protein		58-kD-Protein
		55-kD-Protein
		Tenascin
		21-kD-Protein
		18-kD-Protein
		Thrombospondin

Kollagene – ein 3-dimensionales Netzwerk (Abb. **38**)

Etwa 90% des Kollagens besteht aus Kollagen Typ II, zusammengesetzt aus 300 nm langen Tropokollagenmolekülen, von denen jedes eine Tripelhelix von 3 identischen α-Ketten enthält. Diese Moleküle sind als Fibrillen organisiert. Im Erwachsenenknorpel haben Fibrillen der mittleren und tiefen Zone größere Durchmesser (75 nm) als die der oberflächlichen Zone (30 nm).

Von allen Kollagenen wird nur Typ II als hochmolekularer Vorläufer (Typ-II-Prokollagen) synthetisiert. Typ-II-Prokollagen enthält als nichthelikale Domänen Amino-(N)- und Carboxyl-(C)-Propeptide. Diese Propeptide sind erforderlich für das richtige Alignement der Prokollagenmoleküle während der Fibrillenbildung. Sie werden später duch Proteinasen entfernt. Das C-Propeptid bleibt nach der Spaltung vorübergehend in der Matrix und in Assoziation mit der Fibrille. Es ist ein calciumbindendes Protein, früher als Chondrocalcin bezeichnet.

Typ-IX-Kollagen ist kovalent an Typ-II-Fibrillen gebunden, periodisch entlang der Fibrille verteilt (67 nm) und besitzt eine globuläre N-terminale Domäne, die als Bindungsstelle für Glykosaminoglykane wirken kann. Typ-IX-Kollagen ist auch gleichzeitig ein Proteoglykan, da es eine einzelne Chondroitinsulfatkette enthält. Typ-XI-Kollagen liegt innerhalb der Kollagenfibrille, die Funktion ist nicht bekannt. Typ-V-Kollagen ist bislang nur immunologisch identifiziert worden. Typ-VI-Kollagen kommt im gesamten Knorpel vor, ist aber hauptsächlich im Bereich der perizellulären Matrix konzentriert, wo es ein filamentäres Netzwerk formt. Typ-X-Kollagen ist normalerweise nicht in gesundem Knorpel vorhanden und wird nur durch hypertrophe Chondrozyten der Wachstumsfuge unmittelbar vor der Kalzifikation synthetisiert und sezerniert und steht in Verbindung mit Typ-II-Kollagenfibrillen. Es ist ein spezifischer Para-

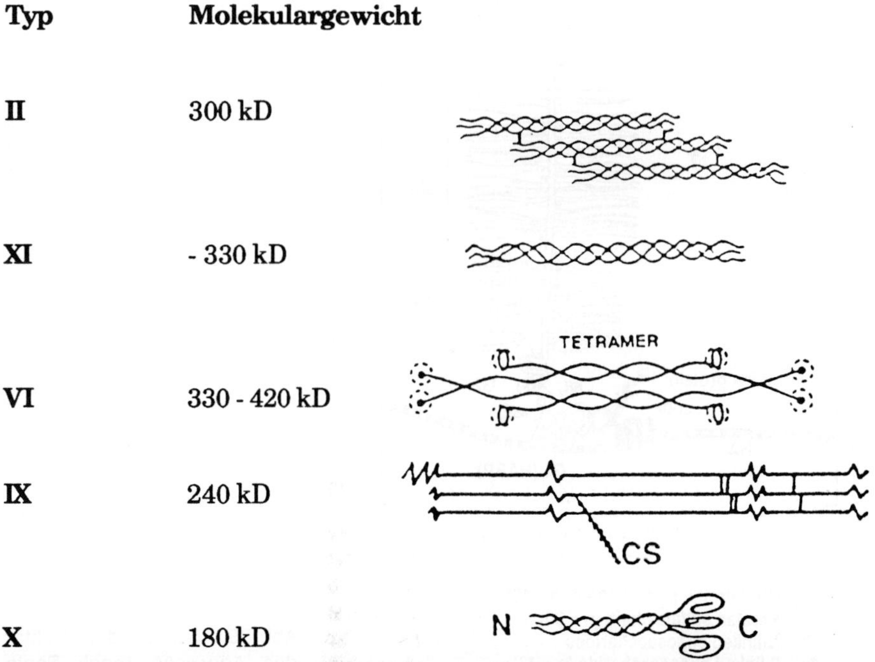

Abb. **38** Kollagene des Gelenkknorpels (nach von der Mark und Mitarb., 1990)

meter für die Differenzierung und Alterung der Chondrozyten. In jüngster Zeit konnten hypertrophe Chondorzyten und ihr Produkt Typ-X-Kollagen auch in arthrotischem Knorpel nachgewiesen werden.

Proteoglykane – Quell und Füllmaterial

Proteoglykane sind eingebettet in das kollagene Netzwerk, haben eine hohe Wasserbindungsfähigkeit, sind reversibel deformierbar und verleihen dem Knorpel Elastizität und die Fähigkeit, Druckkräften zu widerstehen. Diese Moleküle sind in verschiedenen Gelenkregionen in unterschiedlicher Verteilung nachweisbar. Die Veränderungen, denen sie altersabhängig unterworfen sind, und die unterschiedlichen Strukturen lassen vermuten, daß sie spezialisierte Funktionen innerhalb des Knorpels haben.

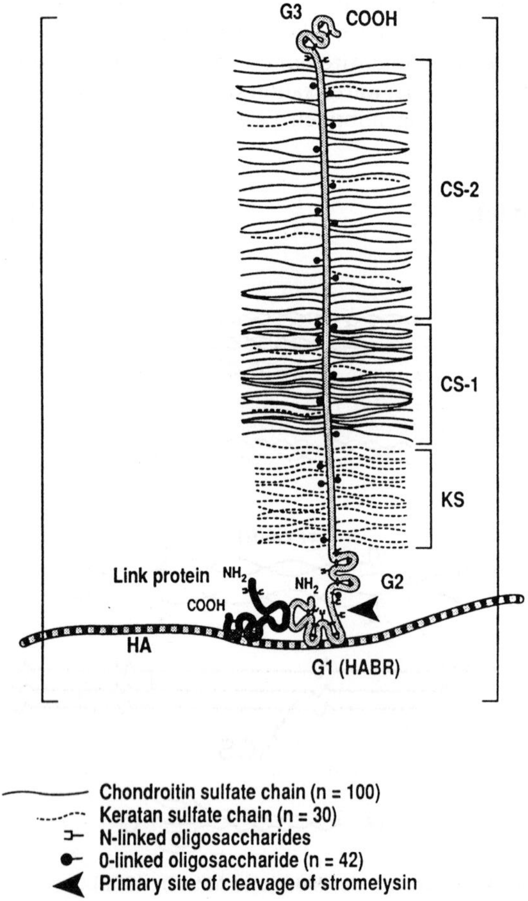

Abb. **39** Schema der Struktur des Aggrecan (nach Poole, 1993)

Diese Gruppe von heterogenen makromolekularen Glykokonjugaten (MG 0,1 - 3,5 x 10^6) und enthalten grundsätzlich ein Proteincore, das mehrere kovalent gebundene Glykosaminoglykanseitenketten (GAG) trägt. Das primäre Proteoglykan (90%) der Matrix ist ein Makromolekül (Aggrecan), das mit Hyaluronsäure Aggregate bildet. Aggrecan (Abb. **39**) besteht aus einem Coreprotein (210 kDa), an das etwa 100 Chondroitinsulfatketten, 20 - 50 Keratansulfatketten, O-gebundene und wenige N-gebundene Oligosaccharide kovalent fixiert sind. Das Coreprotein enthält 3 verschiedene globuläre Domänen (G1 - G3). Die meisten GAG-Ketten sind zwischen der G2- und G3-Region gebunden. Die größte Region (CS-reiche Region) belegt mehr als die Hälfte dieses Coreproteins und enthält fast alle Chondroitinsulfatketten und die Hälfte der Keratansulfatketten. Die 2. Region (KS-reiche Region) findet sich zwischen der CS-reichen und der G2-Domäne. Über die Funktion de G2-Region ist wenig bekannt. die G3-Region zeigt Homologien zu lectinbindenden Zonen sowie zu EGF (epidermal growth factor) und steht möglicherweise in Zusammenhang mit der Verankerung der Proteoglykane in der Matrix. Die G1-Domäne ist mit Hyaluronsäure nichtkovalent verbunden und wird deswegen auch als Hyaluronsäurebindungsregion bezeichnet. Ein Bindungsprotein (Link-Protein, 39 kD) reagiert sowohl mit der G1-Region als auch der Hyaluronsäure und stabilisiert diese Verbindung. Bis zu 200 Aggrecanmoleküle können extrazellulär auf diese Weise an ein Hyaluronsäuremolekül (1 - 3 x 10^6) binden und ein Aggregat (MG 5 x 10^7 bis 5 x 10^8) bilden. Die Konzentration von Aggrecan nimmt mit zunehmender Schichttiefe zu und ist in der territorialen Region der tiefen Zone sehr hoch. Der Wassergehalt nimmt ab. Da die Disaccharide der Glykosaminoglykanketten Carboxyl- und Sulfatgruppen enthalten, hat Aggrecan eine sehr hohe Dichte negativer Ladungen und kann deshalb bis zur 50fachen Menge seines Gewichts an Wasser binden. Dadurch entsteht eine dichte Hydrathülle. In Lösung vergrößert sich das Molekül auf das 50fache seines Volumens im Trockenzustand. Im Gewebe ist die Ausdehnung des Moleküls durch das kollagene Netz auf etwa 20% limitiert, es ist komprimiert, damit nur teilweise hydriert und übt einen Quelldruck im Kollagennetz aus. Diese Eigenschaft verleiht dem Knorpel Kompressionssteifigkeit und die Fähigkeit, Deformationen zu widerstehen und Last zu verteilen.

Unter Belastung wird Wasser aus dem Gewebe gepreßt und die Proteoglykane werden mehr komprimiert. Werden die Druckkräfte reduziert, strömt Wasser zurück, bis der Quelldruck wieder im Gleichgewicht mit dem Widerstand des kollagenen Netzes steht.

Proteoglykane werden intrazellulär, Hyaluronsäure wird an der Plasmamembran synthetisiert und dann in den extrazellulären Raum sezerniert. Hier werden die Proteoglykane modifiziert, sie „reifen“, und bekommen erst dann die Fähigkeit, mit Hyaluronsäure die großen Aggregate zu bilden. Aggrecan verändert sich altersabhängig in Größe und Gehalt an Keratansulfat im Verhältnis zu Chondroitinsulfat und Protein (Abb. **40**). Diese Veränderungen repräsentieren Änderungen in der Synthese, aber auch Veränderungen im extrazellulären Abbau des Coreproteins durch Proteinasen.

In der Matrix finden sich weitere kleinere Proteoglykane Biglykan (PGS1 oder DSPG1), Dekorin (PGS2 oder DSPG2) und Fibromodulin. Dekorin (besitzt eine Dermatansulfatkette) und Biglykan (2 DS-Ketten) findet man oft in enger Nachbarschaft und in der höchsten Konzentration an der Gelenkoberfläche und in der geringsten Konzentration in der tiefen Zone. Dekorin ist sehr eng mit Kollagenfibrillen assoziert. Die Bindung des Proteincores (36, 38 kD) von Decorin an entstehende Typ-II-Kollagen fibrillen begrenzt deren Durchmesser. Die genaue Lokalisation von Biglykan ist nicht bekannt. Diese Moleküle verleihen den Kollagenfibrillen möglicherweise erhöhte Zugfestigkeit. Fibromodulin (59 kD) moduliert wahrscheinlich die Fibrillenformation und bindet sowohl an Kollagen Typ I als auch II. Darüber hinaus sind bislang noch eine Reihe von nichtkollagenen Proteinen der Matrix nachgewiesen, deren Funktionen zum größten Teil noch nicht bekannt sind. In Abb. **41** sind die Matrixmoleküle schematisch dargestellt.

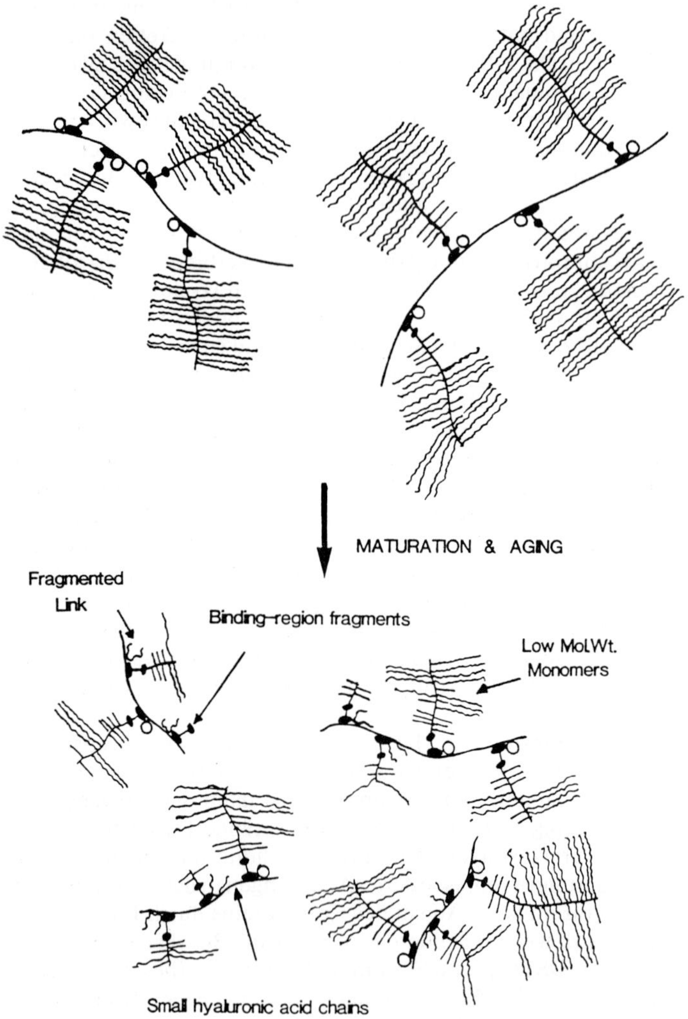

Abb. **40** Altersabhängige Veränderungen der Struktur der Proteoglykane (nach Hardingham u. Bayliss 1990)

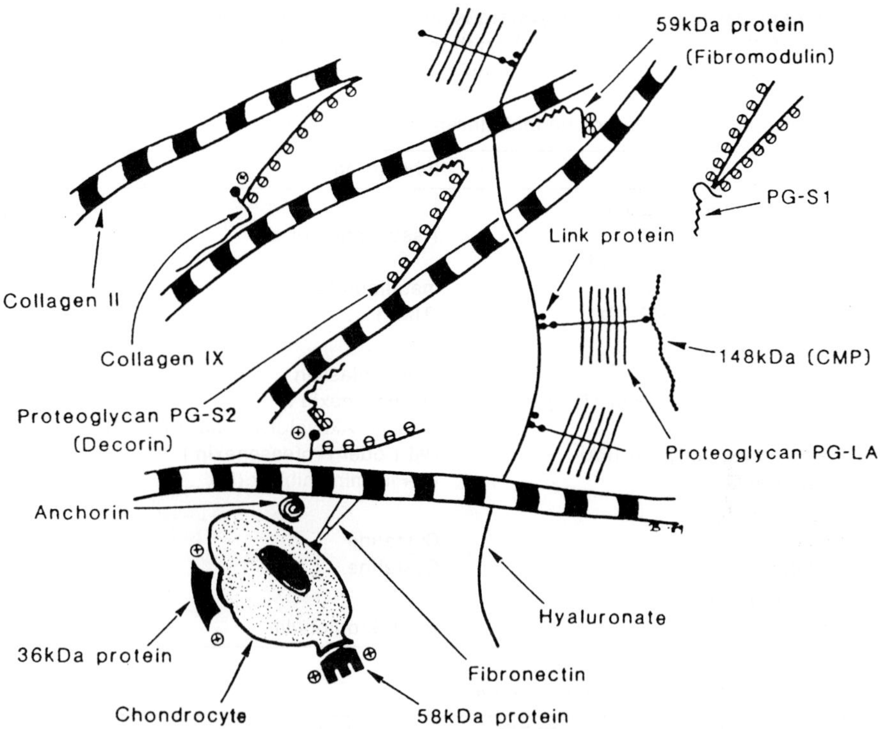

Abb. **41** Schema der Matrixmoleküle (nach Heinegard u. Oldberg 1989)

In der Matrix existiert weiterhin eine große Anzahl von Enzymen, die für den physiologischen Abbau (Degradation) verantwortlich sind (Tab. **2**), wobei den sogenannten neutralen Metallproteinasen eine sehr wichtige Rolle in bezug auf die Degradation von Kollagen als auch Proteoglykan zukommt. Diese Enzyme sind unter Normalbedingungen an einen natürlichen Inhibitor (tissue inhibitor of metalloproteinases – TIMP) gebunden. Die Grundlagenforschung hat sich in den letzten Jahren vermehrt diesen Inhibitoren der Proteinasen zugewandt und es sind eine Reihe von synthetischen Inhibitoren entwickelt und auch getestet worden.

Der Chondrozyt ist der ausschließliche Produzent dieser Vielfalt von Makromolekülen. Die Mechanismen der Zelldifferenzierung, wann welche Zelle welche Matrixbausteine zu bilden hat und aufgrund welcher (Zell-)Signale sich die Moleküle zur spezifischen Struktur der Matrix verbinden, sind weitgehend unbekannt. Auch zur Umsetzung von mechanischen Signalen auf die Zellen, die dann entweder mit vermehrter oder reduzierter Syntheseaktivität reagieren können, existieren überwiegend Hypothesen. Der Forschungsbereich der Mikrobiomechanik auf zellulärer und molekularbiologischer Ebene entwickelt sich seit kurzem.

Dieses komplexe System wird letztendlich auch durch Zytokine und Hormone reguliert (Tab. **3**, Abb. **42**), die die Synthese der Grundbausteine und den Abbau im extrazellulären Raum fördern oder auch hemmen. Eine bedeutende Rolle scheint

Interleukin 1 zu spielen. In das System ist auch die Synovialmembran mit ihren zahlreichen Zellelementen mit einzubeziehen, die Zytokine bilden, untereinander in Wechselwirkung treten und Einfluß auf die Chondrozyten nehmen.

Tabelle **2** Enzyme und natürliche Inhibitoren

Enzyme	Inhibitoren
Neutrale Metallproteinasen:	
– Kollagenase (MMP-1)	Tissue inhibitor of
– Gelatinasen (MMP-2 und 9)	
– Stromelysin-1 (MMP-3)	metalloproteinase
– Stromelysin-2 (MMP-10)	(TIMP)
Serinproteasen:	
– Plasmin	α_2-Antiplasmin
– Tissue plasmin activator (TPA)	Proteasenexin I, Plasmin-Aktivator-Inhibitor (PAI-1)
– Plasminogen aktivator (PA)	PAI 1 oder Proteasenexin I
– Kathepsin G	α_1-Plasmininhibitor (PI)
Cysteinproteasen:	
– Kathepsin B	Cystatine
– Kathepsin L	Cystatine
Aspartatprotease:	
– Kathepsin D	α_2-Makroglobulin

Tabelle **3** Wachstumsfaktoren und Cytokine

Platelet derived growth factor (PDGF)	Interleukin-1 α
Fibroblast growth factor (a+bFGF)	Interleukin-1 β
Tissue growth factor (TGF)	Interleukin-6
Transforming growth factor β (TGF β)	Tumor-Nekrose-Faktor α (TNF α)
Insulin-like growth factor (IGF I und II)	Interferon-γ (IFN γ)
Epidermal growth factor (EGF)	
Granulocyte-monocyte colony stimulating factor (GM-CSF)	
Connective tissue activating peptide III (CTAP III)	

Über diese Regulationsmechanismen (turnover) sind viele Details bekannt, das Zusammenspiel der zahlreichen Faktoren ist jedoch extrem komplex und bei weitem noch nicht geklärt. Gentechnologische Methoden werden eingesetzt, um die die Expression und Regulation der Moleküle zu untersuchen.

Zusammenfassend wird die strukturelle Organisation der Extrazellularmatrix durch ein ausgewogenes Zusammenspiel (dynamisches Gleichgewicht) zwischen Matrixsynthese und Matrixabbau aufrechterhalten. Hierbei ist eine Vielzahl unterschiedlicher exogener und endogener Faktoren jeweils fördernd oder auch hemmend wirksam. Die Chondrozyten sind dabei keine unveränderlichen und permanent stabilen Matrixproduzenten, sondern Zellen mit wechselndem Phänotyp, endlicher Lebensdauer und begrenzter Teilungskapazität. Molekularbiologisch lassen sich mit spezifischen Antikörpern und cDNA-Sonden der Differenzierungszustand einer Zelle bestimmen.

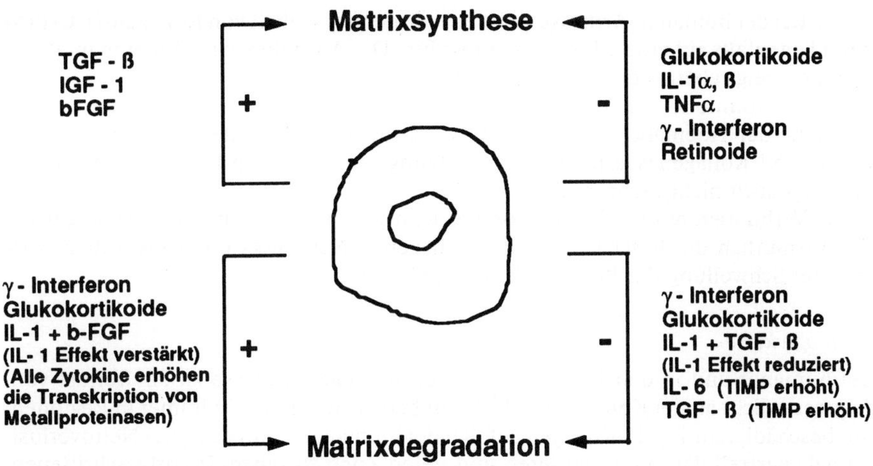

Abb. **42** Cytokine und Matrixturnover (nach Poole 1993)

Veränderungen bei Arthrose

Durch umfangreiche experimentelle und In-vitro-Untersuchungen von Knorpel sind bisher vielfältige Veränderungen im Verlauf einer Arthrose bekannt, die im folgenden zusammengefaßt sind:

Zellen

In Frühstadien nimmt die Zellgröße zu (Hypertrophie), später auch die Zellzahl. In Assoziation mit der Knorpelfibrillation treten Zellnester (Cluster) auf. An der Oberfläche und später über die gesamte Schichtdicke kommt es zum Zellverlust.

Tidemark

Eine neue Tidemark formiert sich, die in fortgeschrittenen Stadien vaskulär penetriert wird.

Kollagene

Typ-II-Kollagen wird initial an bzw. dicht an der Gelenkoberfläche gespalten, der Abbau dehnt sich weiter bis in die mittlere Schicht aus, zunächst mit oberflächlicher Fibrillation, Zellhypertrophie und Clusterbildung, dann bis in die tiefe Zone mit Fissuren.

Bei experimenteller Arthrose ist eine vermehrte Synthese von Kollagen nachweisbar.

Bei der humanen Arthrose weist ein vermehrter Gehalt von Kollagen-II-C-Propeptid ebenfalls auf eine erhöhte Synthese hin. Das Auftreten von dünneren intakten Fibrillen zeigt ebenso eine Neusynthese an.

Bestimmte Klone von Chondrozyten in den oberflächlichen Schichten und in der Nähe der Tidemark synthetisieren Typ-X-Kollagen. Auch der Gehalt an Typ-IX- und Typ-XI-Kollagen ist erhöht. Die Vernetzung von Typ-II, Typ-IX und Typ-XI-Kollagen ist jedoch nicht mehr intakt.

Verbunden mit der Fibrillation des Knorpels ist ein vermehrter Wassergehalt, der vermutlich die Beschädigung des kollagenen Netzwerks mit konsekutiver vermehrter Schwellung der Proteoglykane repräsentiert.

Proteoglykane

Bei humaner und in den Frühstadien experimenteller Arthrose ist ein Verlust von Aggrecan dicht an der Knorpeloberfläche zu beobachten und tritt immer in Regionen mit beschädigtem Typ-II-Kollagen auf. Bei der humanen Arthrose ist der Nettoverlust oftmals perizellulär in der mittleren und tiefen Zone zu sehen. In fortgeschrittenen Phasen wird dann der Gesamtverlust an Proteoglykanen deutlich, der bei etablierter humaner Arthrose den Nettoverlust von Kollagen (19,6% / 5,1%) übersteigt. In Frühstadien (Mankin 2 - 6) ist die molekulare Größe von Aggrecan vermindert, in fortgeschrittenen Stadien (Mankin 7 - 13) dagegen erhöht als Hinweis für eine anfänglich vermehrte Degradation und später vermehrte Synthese.

Der Gehalt an Hyaluronsäure nimmt ab. Existierende Aggrecanmoleküle gehen aus der Matrix verloren, und neusynthetisierte Moleküle enthalten weniger Keratansulfat und mehr Chondroitin-4-Sulfat (charakteristisch für fetalen Knorpel) in Relation zu Chondroitin-6-Sulfat. Neusynthetisierte Moleküle sind gewöhnlich größer (vermutlich weniger degradiert), sie enthalten neue strukturelle Epitope, vor allem am Chondroitinsulfat, die normalerweise nur im fetalen Knorpel gefunden werden.

Aggrecan ist aus dem Arthroseknorpel leichter extrahierbar als aus dem experimentellen Arthoseknorpel, und in Kultur wird eine größere Menge freigesetzt.

Die Aggrecansynthese ist in den Frühstadien der menschlichen Arthrose erhöht, aber in den fortgeschrittenen Stadien verringert, wenn die Fibrillation exteniv wird. Gleiches wird bei der experimentellen Arthrose beobachtet.

Der Gesamtgehalt von Dekorin und Biglykan ändert sich nicht, aber die Moleküle werden aus der oberflächlichen Schicht verloren, wenn Kollagenfibrillen beschädigt sind. Sie finden sich dann in höchster Konzentration in der tiefen Zone, ähnlich wie beim Neugeborenenknorpel.

Proteinasen

Der Gehalt und die Aktivität von Kollagenase und neutralen Metallproteinasen ist sowohl im menschlichen als auch im experimentellen Arthroseknorpel erhöht, der Gehalt an Gewebshinhibitoren (TIMP) ist vermindert.

Allgemeine Matrixveränderungen

Der Knorpel scheint zu kalzifizieren (subchondrale Sklerose?). Die Fibronektinsynthese ist erhöht.

Immunologische Aspekte

Immunreaktionen sind grundsätzlich denkbar bei Eindringen von Fremdantigenen in das Gelenk oder den Knorpel und/oder durch Entstehung von Antigenen im Knorpel selbst. In Frage kommen prinzipiell alle Makromoleküle der Matrix bzw. deren Fragmente.

Die extrazelluläre Matrix ist normalerweise gegenüber Antikörpern oder Komponenten nicht durchlässig, vornehmlich aufgrund der hohen Konzentration des Aggrecan, außer an der Knorpeloberfläche, wo diese Konzentration sehr niedrig ist. Wenn aber im Verlauf der Arthrose Proteoglykane aus der Matrix verlorengehen, wird der Knorpel außerordentlich durchlässig.

Die Chondrozytenzelloberfläche enthält Antigene (HLA-A, -B und -C). Chondrozyten können aber auch HLA-DR, -DQ und -DPAntigne (Klasse-II-Antigene) exprimieren. Die Zerstörung oder der Abbau von Proteoglykanen z. B. führt zur direkten Exposition von Chondrozyten gegenüber Antikörpern. Die Oberflächenantigene werden auch freigelegt, wenn das kollagene Netzwerk beschädigt wird. Bei Arthrosepatienten wurden sogar Autoantikörper gegen Oberflächenproteine an der Chondrozytenzellmembran gefunden.

Typ-II-Kollagen enthält B-Zell-Epitope, die normalerweise versteckt und Antikörpern nur zugänglich sind, wenn die Tripelhelix entdreht wird, z. B. nach Spaltung durch Kollagenase und andere Enzyme. So lassen sich zirkulierende Antikörper gegen Typ-II-Kollagen und andere Knorpelkollagene bei Patienten mit rheumatischen Erkrankungen feststellen.

Auch gegen Aggrecan oder Proteoglykanfragmente sind Antikörper und auch eine zelluläre Immunität nachgewiesen. Antikörper gegen das Coreprotein richten sich spezifisch gegen die interglobuläre Region sowie gegen globuläre Domänen. Sogar Hyaluronsäure, besonders die gespaltenen Moleküle, kann die Produktion von Antikörpern in Gang setzen.

Immunmechanismen umfassen wahrscheinlich sowohl die lokale Produktion von IL-1, als auch TNF α und führen zu einer Aktivierung der chondrozytenvermittelten Destruktion des Knorpels und zu direkten synovialzellinduzierten Destruktion durch Proteinasen (Kollagenase, Stromelysin). Immunkomplexe können sowohl direkt die IL-1-Produktion von Monozyten / Makrophagen stimulieren als auch die von polymorphzelligen Leukozyten. Dies führt zu weiterer Chondrozytenaktivierung.

Die Produktion von Proteinasen und freien Radikalen durch polymorphzellige, polymorphkernige Leukozyten resultiert in der direkten Zerstörung des Knorpels durch Kollagenase, Elastase und Cathepsin-G. Letzteres ist in der Lage sowohl Kollagene als auch Proteoglykane abzubauen.

Die Produktion von IL-8 durch Chondrozyten nach einer Stimulation mit IL-1 verursacht wahrscheinlich eine Anziehung von polymorphkernigen Leukozyten an der Knorpeloberfläche, führt zur Degranulierung dieser Zellen und zur Knorpelbeschädigung. Dabei werden weitere Antigenepitope freigesetzt und ein Circulus vitiosus zellulärer und humoraler Immunmechanismen kommt in Gang. Dieser Prozeß ist jedoch durch die vorhandenen Knorpelantigene limitiert. Es ist erwähnenswert, daß der Gelenkersatz mit Entfernung des Knorpels normalerweise zu einem Verlust von Entzündungsaktivität führt. In Abb. **43** sind mögliche Immunmechanismen schematisch dargestellt.

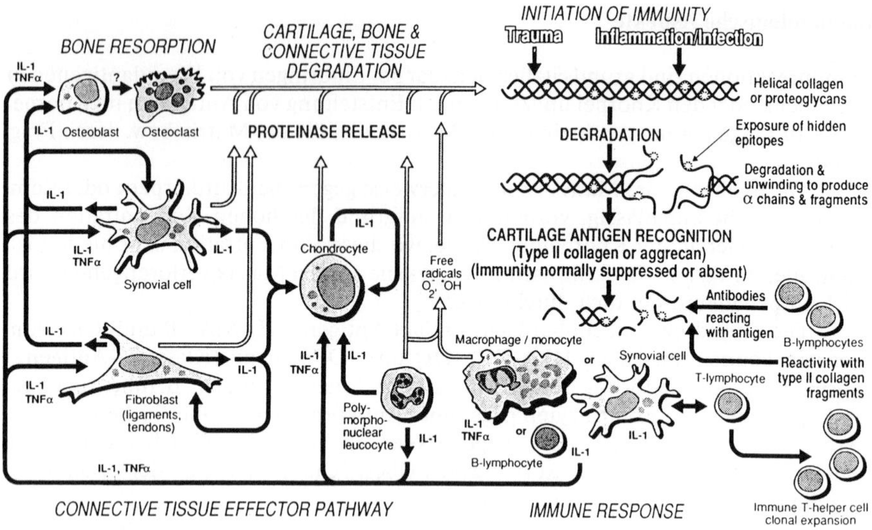

Abb. **43** Gelenkdestruktion durch zellvermittelte Immunreaktionen (aus Poole, 1993)

Zusammenfassung und Folgerungen für aktuelle und zukünftige therapeutische Ansätze

Die Entwicklung einer Arthrose läßt sich aufgrund heutiger Kenntnisse über den komplexen Aufbau und die Regulation des Systems nicht mehr ausschließlich makroskopisch-mechanisch nach dem Prinzip des “wear and tear” verstehen.

Exogene (mechanische, medikamentöse) und/oder endogene Faktoren (Gene, Zytokine, Hormone) beeinflussen das dynamische Gleichgewicht von Synthese, Abbau und Reparation und führen zu quantitativen und/oder qualitativen Veränderungen der Zusammensetzung der extrazellulären Matrix, der Kollagene, der Proteoglykane u.a.

Dadurch ändern sich bereits in der Frühphase bei intakter Knorpelschicht die biomechanischen Eigenschaften. Viele Befunde sprechen dafür, daß der degenerative Prozeß mit der Beschädigung des Kollagennetzes eingeleitet wird. Proteoglykane entfalten sich stärker und nehmen mehr Wasser auf. Der Knorpel wird weicher, ödematös, er reißt oft unter normaler Belastung ein. Reparative Vorgänge mit erhöhter Synthese von Proteoglykanen, allerdings anderer Struktur und Größe, von Kollagen und anderen Molekülen, z.B. auch Enzymen, sind festzustellen. Zahlreiche intakte und fragmentierte Moleküle gehen aus der Matrix verloren und können in der Synovialflüssigkeit mit spezifischen monoklonalen Antikörpern nachgewiesen werden.

Zu irgendeinem Zeitpunkt, den wir heute in vivo nach wie vor nicht definieren können, kommt es zur Dekompensation, der Abbau überwiegt die Reparation bis zum kompletten Knorpelverlust. Bislang wissen wir nicht, ob und bis zu welchem Punkt die frühen Veränderungen reversibel bzw. beeinflußbar sind (Abb. 44). Dem mechanischen Abrieb kommt sicher in fortgeschrittenen Stadien der Dekompensation mit

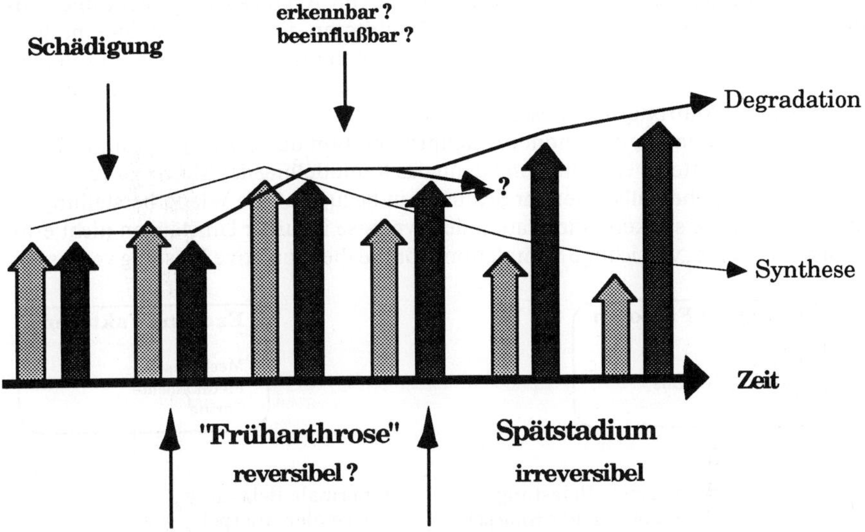

Abb. **44** Dysbalance der Matrix im Verlauf der Arthrose

ausgedehnter Zerklüftung des Knorpels und/oder Knorpelverlust eine zunehmende Bedeutung zu, aber nicht in den Frühstadien.

Entzündungsähnliche Symptome (aktivierte Arthrose) lassen die Aktivität von Zytokinen und Immunfaktoren vermuten. Nichtsteroidale Antiphlogistika und Substanzen, die lokal freie Radikale binden, und in manchen Fällen auch Corticoide intraartikulär sind hier vorübergehend angezeigt, um den Prozeß zu unterbrechen. Da in den unterschiedlichen Arthrosephasen sowohl eine erhöhte Synthese als auch Degradation stattfindet, ist die globale Gabe von Substanzen, die z. B. die Synthese fördern sollen, nicht angezeigt, zumal die jeweilige Stoffwechsellage klinisch nicht erkennbar ist. Die exogene Zufuhr von „Matrixbausteinen" zum Wiederaufbau des Knorpels, gewöhnlich in fortgeschrittenen Stadien verabfolgt, ist außerordentlich fragwürdig.

Die derzeitige polypragmatische Behandlung mit Anwendung von sog. knorpelstabilisierenden, -schützenden oder gar -aufbauenden Substanzen entbehrt unverändert der gesicherten Grundlagen und Kenntnisse der Wirkmechanismen.

Für die derzeit klinisch diagnostizierbaren, d. h. röntgenologisch erkennbaren und damit fortgeschrittenen Arthrosestadien scheinen in der Zusammenschau eher knorpelabbauende Vorgänge, sei es durch das gestörte Gleichgewicht zwischen Synthese und Degradation unterschiedlichster Ursache, durch Versagen der Repairmechanismen oder durch zelluläre oder humorale Immunmechanismen die überwiegende Rolle bei der weiteren progredienten Zerstörung des Gelenkknorpels zu spielen.

Der derzeitige Ansatz besteht darin, den degradativen Prozeß zu regulieren (Abb. **45**), z. B. auf der Ebene der Zytokine (insbesondere IL-1) oder der Proteinasen. Teilweise Inhibition könnte die Degradation in physiologische Bereiche zurückführen. Im Verlauf der Arthrose werden viele der neu synthetisierten Moleküle unmittelbar nach ihrer Synthese extrazellulär gespalten. In Anbetracht dessen, daß z. B. verschiedene Proteinasen beim physiologischen Abbau von Aggrecancoreprotein und Link-Protein wirksam sind, ist für synthetische Inhibitoren dieser Proteinasen eine hohe Spezifität dieser Ebene gefordert. Das bedeutet, daß die Hemmung einer Proteinase nicht mit der Wirkung anderer Proteinasen interferieren darf, die für den Gewebsmetabolismus und Matrixturnover essentiell sind.

Die Stimulation der Chondrozytenproliferation durch Zytokine, um z. B. eine kritische Zelldichte zu erreichen und dann das Remodelling der Matrix zu verstärken, könnte künftig ebenfalls einer der Schlüssel in bezug auf die Wiederherstellung der Matrix sein. Eine stärkere Stimulation der Synthese ist unter Umständen nicht erforderlich, aber eine „vorsichtige Stimulation" könnte die reparative Leistung verbessern.

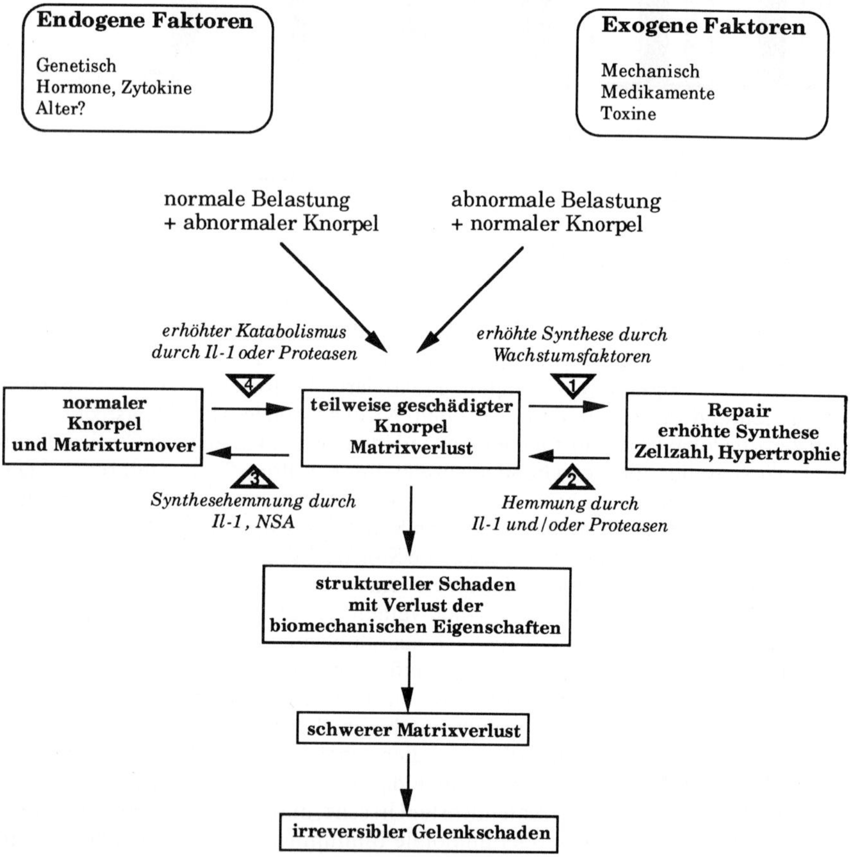

Hemmung von 2,4 durch Il-1-Rezeptor-Antagonisten, Proteinase-Inhibitoren

Hemmung von 3 durch Il-1-Rezeptor-Antagonisten

Stimulation von 1 durch Wachstumsfaktoren

Abb. **45** Entwicklungsfaktoren der Arthrose und potentielle Ansätze der Beeinflussung

Je früher die Arthrose erkennbar ist, um so besser ist die Chance einer erfolgreichen Beeinflussung und Kontrolle des degenerativen Prozesses. Die Entdeckung neuer biologischer „Marker" könnte die Erkennung und das Monitoring der Krankheitsaktivität und damit auch der Therapie erleichtern. Da heute unser Wissen über die Prozesse der Matrixdegeneration bei der Arthrose des Menschen sehr viel umfangreicher geworden ist, und auch die analytischen Verfahren weiter entwickelt werden konnten, sollten wir realistischere Chancen haben, die Herausforderung „Chondroprotektion und Matrix-Repair" anzunehmen.

Literatur

Hardingham, T., M. Bayliss: Proteoglycans of articular cartilage: changes in aging and joint disease. Semin. Arthr. Rheum. 20 (1990) 12-33

Hardingham, T., A. J. Fosang: Proteoglycans: many forms and many functions. FASEB J.6 (1992) 861-870

Heinegard, D., Å. Oldberg: Structure and biology of cartilage and bone matrix noncollagenous macromolecules. FASEB J.3 (1989) 2042-2051

Howell, D. S., J.-P. Pelletier: Etiopathogenesis of osteoarthritis. In McCarty, D. J., W. J. Koopman: Arthritis and Allied Conditions, 12th ed., Lea & Fiebiger, Philadelphia 1993 (pp. 1723-1734)

Kuettner, K. E., R. Schleyerbach, J. G. Peyron, V. C. Hascall: Articular Cartilage and Osteoarthritis. Raven, New York 1992

Lohmander, L. S., M. W. Lark, L. Dahlberg, L. A. Walakovits, H. Roos: Cartilage matrix metabolism in osteoarthritis: markers in synovial fluid, serum and urine. Clin. Biochem. 25 (1992) 167-174

von der Mark, K, K. Glückert: Biochemische und molekularbiologische Aspekte zur Früherfassung humaner Arthrosen. Orthopäde 19 (1990) 2-15

Mohr, W.: Arthrosis deformans. In. W., Doerr, G. Seifert, E. Uehlinger: Spezielle Pathologie, Band 18/1. Pathologie der Gelenke und Weichteiltumoren. Springer, Berlin 1984

Mollenhauer, J., K. von der Mark, G. Burmester, K. Glückert, E. Drecoll-Lüthjen, K. Brune: Serum antibodies against chondrocyte cell surface proteins in osteoarthritis and chronic rheumatoid arthritis. J. Rheumatol. 15 (1988) 1811-1817

Osteoarthritis – update on diagnosis and therapy. J. Rheumatol. 18, Suppl. 27 (1991)

Poole, A. R.: Cartilage in health and disease. In McCarty, D. J., W. J. Koopman: Arthritis and Allied Conditions, 12th ed. Lea & Fiebiger, London 1993, (pp. 279-333)

Prockop, D. J., C. J. Williams, Ph. Vandenberg: Collagen in normal and diseased connective tissue. In McCarty, D. J. W. J. Koopman: Arthritis and Allied Conditions, 12th ed. Lea & Fiebiger, Philadelphia 1993 (pp. 213-228)

Rosenberg, L.: Structure and function of proteoglycans. In McCarty, D. J., W. J. Koopman: Arthritis and Allied Conditions, 12th ed. Lea & Fiebiger, Philadelphia 1993 (pp. 229-242)

Erlauben klinische Untersuchungsmethoden eine Früherfassung und Frühbehandlung der Arthrosen?

G. Weseloh und J. Herrmann

Die Grundvoraussetzung für eine effektive Frühbehandlung ist die rechtzeitige Erfassung der Arthrose in einem frühen Stadium. Der verbreitet gültige goldene Standard der klinischen Arthrosedefiniton und -diagnostik ist das Röntgenbild (Kellgren und Lawrence 1957, Kellgren 1963, Ahlbäck 1968). Die radiologische **Evidenz** der Arthrose des Kniegelenks in der Framingham-Studie liegt für die 63- bis 70jährigen bei 27% und steigt mit höherem Alter auf bis 44% weiter an (Felson und Mitarbeiter 1987). Große klinische radiologische Studien zur **Prävalenz** der Arthrose wurden zunächst hauptsächlich von Kellgren u. Lawrence 1952, in neuerer Zeit in den USA durch das National Center of Health Statistics (Maurer 1979) und im Rahmen der Framingham-Studie durchgeführt.

Will man nun den aktuellen Forderungen nach einer möglichst frühen Erfassung des Arthroseprozesses auf breiter Basis und damit nach einer präventiven Behandlung Rechnung tragen, so zeigt die Analyse der letzten Jahre, daß dafür eine schwerpunktmäßig radiologische Erhebung nicht der geeignete Ansatz ist. Es bleibt das Postulat, nach einer möglichst praktikablen Methodik zu suchen, die uns erlaubt, die für eine erfolgversprechend frühe Behandlung oder Prävention notwendige rechtzeitige Aufdeckung des Arthroseprozesses zu gewährleisten. Das Studium der Literatur zu diesem Thema bringt nur wenig Hinweise (Maurer 1979). Die von Wagenhäuser 1969 publizierte Arbeit „Die Rheumamorbidität" (Wagenhäuser 1969) genügt heutigen Ansprüchen der Bewertung dieser Frage schon aus rein statistischen Gründen nicht mehr.

Bedeutsam sind die Arbeiten der Arbeitsgruppe um Altman aus den Jahren 1986 bis 1991 (Altman und Mitarbeiter 1986, Altman und Mitarbeiter 1987, Altman 1991). Altman u. Mitarb. etablierten Diagnosekriterien, die geeignet sind, mit wenig Aufwand und auch ohne Röntgenbefund möglichst früh einen Arthroseprozeß am Knie- und Hüftgelenk zu erkennen. Dieses ist insofern bedeutsam, als die Diagnose nach diesen Kriterien in größerem Rahmen durchführbar und damit eine umfassende Erkennung der Arthrosen und ihrer Häufigkeit möglich ist. Im folgenden sollen die relevanten Aspekte der Altman-Kriterien zur Diagnose einer Arthrose dargestellt werden. Es handelte sich um eine Multi-Center-Studie, die im Auftrag der Amerikanischen Gesellschaft für Rheumatologie durchgeführt wurde. 3 Mitglieder eines Subkommitees (R. Altman, R. Greenwald, D. Kaplan) haben alle verfügbaren klinischen Daten überprüft. Es handelte sich um ein Kollektiv von 130 Patienten. Die Röntgenaufnahmen wurden von W. Murphy bewertet. Nur bei Einstimmigkeit aller Mitglieder des Subkommitees wurde die Diagnose einer Arthrose gestellt. Die genannten Patienten wurden mit einer Kontrollgruppe (107 Patienten) verglichen. Es handelte sich hierbei um Fälle mit chronischer Polyarthritis, Osteonekrose, Gicht, Patellasubluxation und ähnlichem. Berücksichtigt wurden Anamnese, klinischer Befund, Röntgenbefund, Laboruntersuchungen und Zytologie der Synovia des Kniegelenks. Im einzelnen wurden Befunde wie Gehstrecke, Beweglichkeit der Gelenke, Überwärmung, tastbare Osteophyten, Zellzahl im Punktat usw. dokumentiert und dabei insgesamt 76 Befunde pro Patient gesammelt. Die Auswertung dieser Befunde ergab, daß mit Rückgriff auf wenig Einzelbefunde mit einer Sensitivität von 89% und einer Spezifität von 88% die Diagnose einer Gonarthrose auf der Basis rein klinischer Kriterien gestellt werden kann. Dies sind:

- Knieschmerz **und** Krepitus und Morgensteifigkeit über 30 Minuten und ein Alter des Patienten über 38 Jahre oder
- Knieschmerz **und** Krepitus und Morgensteifigkeit über 30 Minuten und tastbare Osteophyten oder
- Knieschmerz **und kein** Krepitus, aber tastbare Osteophyten.

Im Vergleich dazu ergibt sich eine noch höhere Sensitivität von 94% und Spezifität von 88%, wenn bei klinischer, **röntgenologischer und** Laboruntersuchung neben dem Knieschmerz Osteophyten sichtbar werden oder der Knieschmerz mit den Symptomen Krepitus, Morgensteifigkeit von 30 Minuten und eine typische Synoviaanalyse vorliegt.

Diese Altman-Kriterien sind inzwischen vor allem in den USA, aber auch in Westeuropa allgemein anerkannt und finden bei Untersuchungen größerer Patientenkollektive bereits ihre Anwendung. Wir selbst haben mit dem Ziel, unter möglichst wenig Aufwand verläßlich eine Arthrose diagnostizieren zu können, im Rahmen einer vom Bundesministerium für Arbeit und Soziales bzw. Bundesministerium für Gesundheit geförderten Studie (AZ: Va2-43346-8/82) die Wertigkeit dieser Altman-Kriterien, insbesondere unter dem Aspekt der Verlaufsbeobachtung und damit der möglichen Beobachtung eines Therapieerfolgs überprüft. Insgesamt konnten in dieser, in den Jahren 1988 - 1991 durchgeführten Studie 615 Personen erfaßt werden. Es handelte sich dabei überwiegend um männliche Mitarbeiter eines großen Industriebetriebs in Erlangen, die vornehmlich im Angestelltenverhältnis beschäftigt waren; das Alter betrug im Mittel 43 Jahre (Standardabweichung 9 Jahre). Die Rekrutierung dieses Personenkreises erfolgte durch einen Aufruf, wobei besonders Personen mit früheren oder aktuellen Hüft- und Kniebeschwerden, intensiv Sporttreibende, Übergewichtige und vor allem Personen im mittleren Lebensalter angesprochen wurden. Bei diesen Personen wurde eine ausführliche Anamnese erhoben und eine umfangreiche klinische Diagnostik unter Verwendung eines 10seitigen Dokumentationsbogens durchgeführt (Herrmann u. Mitarb. 1990). Unter anderem, wie sich im weiteren herausstellte, war dabei die Berücksichtigung des Tegner-Lysholm-Scores (Tegner u. Lysholm 1985) und des Lequesne-Scores (Lequesne u. Mitarb. 1987) von besonderem Wert. Vordergründig fanden jedoch die Kriterien Berücksichtigung, wie sie von Altman und Mitarbeitern erstellt wurden. 423 Personen konnten über 3 - 4 Jahre jährlich in dieser beschriebenen umfassenden Weise untersucht werden und es ergaben sich folgende, hier nur auszugsweise vorgestellte Befunde. Es ließ sich durch umfangreiche statistische Verfahren (Diskriminanten-Funktionsanalyse und multiple logistische Regressionsanalyse) ermitteln, daß die Diagnose Arthrose auch unter Verwendung verschiedener Kriterien, nämlich Lequesne-Index, Tegner-Lysholm-Score, Alter, Beinachse, Zohlen-Zeichen und Druckschmerz medialer Gelenkspalt mit befriedigender Sicherheit gestellt werden konnte. Die Sensitivität und Spezifität betrug jeweils 78%. Im Vergleich zu den sehr wenig aufwendigen Altman-Kriterien erscheint dieser Weg jedoch nicht sinnvoll (Herrmann u. Mitarb. 1992 c).

Insgesamt, über die Jahre gesehen, war in 225 Fällen eine Arthrose nach den Altman-Kriterien zu erfassen (Herrmann u. Mitarb. 1992a, Herrmann u. Mitarb. 1992b, Hermann u. Mitarb. 1992d). In diesen 225 Fällen sind sowohl einmalig wie auch mehrmalig diagnostizierte Arthrosen zusammengefaßt. In 198 Fällen war keine Arthrose feststellbar. Eine Arthrose des rechten und linken Kniegelenks war 130 mal, 44 mal nur rechtsseitig und 51 mal nur linksseitig auszumachen. Bemerkenswert ist die Feststellung, daß im Zeitablauf von 1989-1991 die Zahl der Personen ohne Zeichen einer Arthrose von 298 auf 247 zurückging (Abb. **46**). Die klinisch manifesten Arthrosen nahmen im Verlauf der Jahre 1989-1991 ebenfalls ab, während entsprechend die Zahl der stummen Arthrosen, die in den Vorjahren oder einem der Vorjahre klinisch apparent waren und deshalb diagnostiziert werden konnten im Jahr 1989 nur ein kleines, im weiteren Verlauf ein zunehmend größeres Kontingent der Gesamtfälle darstellten. In den 4 mal im Laufe der Zeit durchgeführten Kontrolluntersuchungen ließ sich eruieren, daß in den einzelnen Untersuchungsgängen die Arthrosen einmalig, in anderen Fällen 2 bis mehrmals festgestellt werden konnten (Abb. 47). Dies bedeutet, daß eine Arthrose in diesem Zeitraum von 3-4 Jahren ihr klinisches Bild merklich änderte.

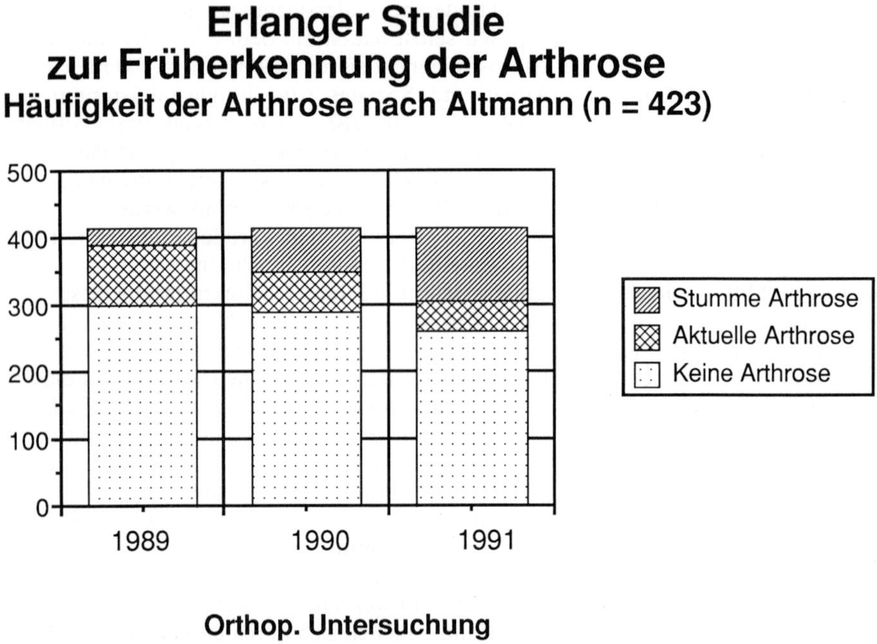

Abb. **46** Häufigkeit der Arthrose nach Altman in den Untersuchungsjahren 1989-1991. Dargestellt sind die Befunde für das rechte Kniegelenk aller Studienteilnehmer, die jährlich über den gesamten Zeitraum (1988-1991) untersucht wurden (n = 423).
S = stumme Arthrose (d. h. im Untersuchungsjahr nicht nachweisbar, früher ja)
A = aktuelle Arthrose (d. h. im Untersuchungsjahr klinisch nachweisbar
K = keine Arthrose (d. h. im Untersuchungsjahr nicht nachweisbar und früher auch nicht nachgewiesen)

Erlanger Studie zur Früherfassung der Arthrose

Diagnostik

re. Knie

99 Personen	einmalig	Arthrose
77 Personen	2 u. mehrmals	Arthrose
247 Personen	keine	Arthrose

li. Knie

103 Personen	einmalig	Arthrose
86 Personen	2 u. mehrmals	Arthrose
232 Personen	keine	Arthrose

ORTHOP: ER

Abb. **47** Häufigkeit und Verteilung der Arthrose nach Altman in den Untersuchungsjahren 1988-1991. Dargestellt sind die Befunde beider Kniegelenke aller Studienteilnehmer, die jährlich über den gesamten Zeitraum (1988-1991) untersucht wurden (n = 423)

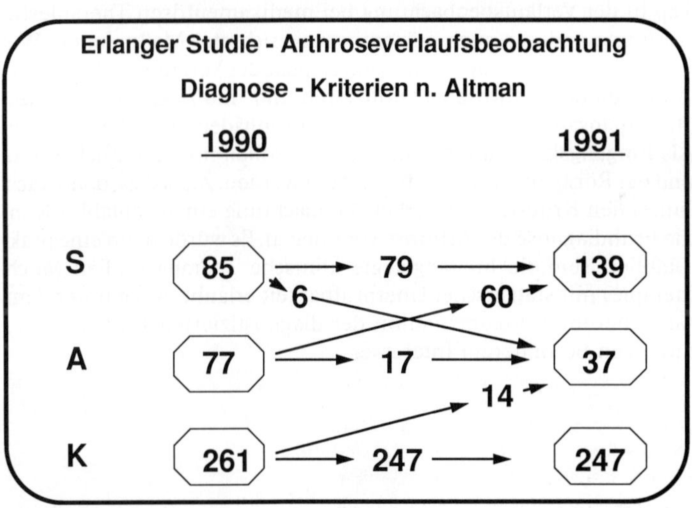

Abb. **48** Variation und Verlauf der Arthrose nach Altman im Untersuchungsjahr 1990 und 1991. Dargestellt sind die Befunde für das rechte Kniegelenk aller Studienteilnehmer, die jährlich über den gesamten Zeitraum (1988-1991) untersucht wurden (n = 423).
S = stumme Arthrose (d. h. im Untersuchungsjahr nicht nachweisbar, früher (1988 und/oder 1989)
A = aktuelle Arthrose (d. h. im Untersuchungsjahr klinisch nachweisbar)
K = keine Arthrose (d. h. im Untersuchungsjahr nicht nachweisbar und früher auch nicht nachgewiesen)

Es ließ sich festhalten, daß beispielsweise am rechten Knieglenk bei 99 Personen einmal eine Arthrose, bei 77 Personen mehrfach eine Arthrose diagnostiziert und bei 247 Personen keine Arthrose festgestellt wurde. Für das linke Kniegelenk wurden bei 105 Personen einmal im Laufe der Gesamtbeobachtungszeit eine Arthrose, bei 86 Personen mehrmals und bei 232 Personen nie eine Arthrose festgestellt. Auch eine spezielle Auflistung zum Verlauf für das rechte Knie, über den Beobachtungszeitraum 1990 und 1991 unserer Studie zeigt, wie wechselnd das Bild sein kann (Abb. **48**). So ließ sich feststellen, daß 1990 in 261 Fällen keine Arthrose festgestellt wurde, im Jahr 1991 nur in 247 Fällen. In 14 Fällen ist also ein Einmünden in ein apparentes, klinisch manifestes Stadium der Arthrose feststellbar. Von den 1990 diagnostizierten aktuellen Arthrosen in 77 Fällen verblieben 1991 nur 37, 60 Fälle mußten in die Kategorie früher festgestellte Arthrose eingegliedert werden. Diese Auflistung macht deutlich, daß die Altman-Kriterien wohl für die Erstdiagnostik interessant sind, für eine Verlaufsbeobachtung aber nicht ausreichen.

Bei Mehrfachuntersuchungen unserer Probanden finden sich also deutlich unterschiedliche Ergebnisse in der Häufigkeit der Arthrose. Dies liegt im Wesen der Arthrose, die zwischen stummen und klinisch manifesten Phasen schwanken kann, gerade wenn es sich um nicht ausgeprägte, fortgeschrittene Befunde handelt, sondern um Fälle, die dem klinisch frühen Stadium entsprechen. Diese Untersuchungen machen deutlich, daß es wohl gute Anhaltspunkte für die Früharthroseerfassung gibt, aber noch deutliche Defizite in der Verlaufsbeobachtung bestehen. Damit resultiert ein großes Handikap in der Verlaufsbeobachtung bei medikamentösen Therapiestudien und der Überprüfung anderer, auch präventiv ausgerichteter Maßnahmen. Wir verfolgen das Ziel, möglichst sicher, auch unter dem Aspekt der Verlaufsbeobachtung, die klinisch frühen Phasen der Arthrose zu verifizieren und sind jetzt mit einer weiteren Studie befaßt, gemeinsam mit niedergelassenen Orthopäden diese Ansätze weiter zu verfolgen. Als Eingangskriterium für diese Studie sollen im wesentlichen nur der Knieschmerz und der Röntgenbefund berücksichtigt werden. Ziel ist es, dann nach Möglichkeit auch unter den Kriterien der Verlaufsbeobachtung ein akzeptables Konzept für die klinische Frühdiagnose der Arthrose vorzulegen. Es würde dann eine praktikable Methode etabliert sein,die breitangelegte klinische Therapiestudien (auch medikamentöse Therapie) mit statistischer Überprüfbarkeit erlaubt. Auch unter dem Aspekt der Qualitätssicherung (Dokumentation der diagnostizierten Früharthrose) erscheint diese Studie von besonderem Interesse.

Literatur

Ahlbäck, S.: Osteoarthritis of the knee: a radiographic investigation. Acta radiol. Suppl. 277 (1968)

Altman, R., E. Asch, D. Bloch, G. Bole, D. Borenstein, K. Brandt, W. Christy, T. D. Cooke, R. Greenwald, M. Hochberg, D. Howell, D. Kaplan, W. Koopman, S. Longley, H. Mankin, D. J. McShane, T. Medsger, R. Meenan, W. Mikkelsen, R. Moskowitz, W. Murphy, B. Rothschild, M. Segal, L, Sokoloff, F. Wolfe: Development of criteria for the classification and reporting of osteoarthritis. Arthr. and Rheum. 29 (1986) 1039 - 1049

Altman R. D., J. F. Fries, D. A. Bloch, J. Carstens, T. D: Cooke, H. Genant, P. Gofton, H. Groth, D. J. McShane, W. A. Murphy, J. T. Sharp, P. Spitz, C. A. Williams, F. Wolfe: Radiographic assessment of progression in osteoarthritis. Arthr. and Rheum. 30 (11) (1987) 1214 - 1225

Altmann, R. D.: Criteria for classification of clinical osteoarthritis. J. Rheumatol. Suppl. 27 (1991) 10 - 12

Felson, D. T., A. Naimark, J. Anderson, L. Kazis, W. Castelli, R. F. Meenan: The prevalence of knee osteoarthritis in the elderly: The Framingham Osteoarthritic Study. Arthr. and Rheum. 30 (1987) 914 - 918

Herrmann, J., G. Hofmann, K. Glückert, W. Stark, P. Wirtz, G. Weseloh: Natural course of clinically diagnosed osteoarthritis of the knee. Vortrag und Abstrakt: 4. Interdisciplinary World Congress on Osteoarthritis, 6 - 11. Juli 1992, Mailand 1992a

Herrmann, J., G. Hofmann, K. Glückert, W. Stark, P. Wirtz, G. Weseloh: The association between osteoarthritis of the knee and related scores and age. Vortrag und Abstrakt: 4. Interdisciplinary World Congress on Osteoarthritis, 6. - 11. Juli 1992, Mailand (1992b)

Herrmann, J., G. Hofmann, K. Glückert, W. Stark, P. Wirtz, G. Weseloh: Risk factors of osteoarthritis of the knee. Poster: VII EULAR Symposium, 22. - 24. Juli 1992, London. Abstrakt in: Brit. J. Rheumatol. 31 (2) abstracts suppl. (1992c) 119

Herrmann, J., G. Hofmann, K. Glückert, W. Stark, P. Wirtz, G. Weseloh: Assessing osteoarthritis in a working study group. Poster: VII. EULAR Symposium, 22. - 24. Juli 1992, London. Abstrakt in Brit. J. Rheumatol. 31 (2) abstracts suppl. (1992d) 122

Kellgren, J. H., J. S. Lawrence: Rheumatism in miners Part II: X-Ray study. Brit. J. industr. Med. 9 (1952) 197 - 207

Kellgren, J. H.: The Epidemiology of Chronic Rheumatism. Vol. II: Atlas of Standard Radiographs of Arthritis. Blackwell, Oxford (1963)

Lequesne, M. G., C. Mery, M. Samson, P. Gerard: Indexes of severity for osteoarthritis of the hip and knee. Scand. J. Rheumatol. Supp. 65 (1987) 85 - 89

Mathies, H.: Programmiert Diagnostik rheumatischer Erkrankungen für die Praxis. Münch. med. Wschr. 119 (22) (1977) 747 - 760

Maurer, K.: Basic data on arthritis knee, hip, and sacroiliac joint in adult ages 25 - 74 years: United States, 1971 - 1975. Vital Health Statist.-Ser. 11, 213 (1979) 1 - 31

Tegner, Y., J. Lysholm: Rating systems in the evaluation of knee ligament injuries. Clin. Orthop. 198 (1985) 43 - 49

Wagenhäuser, F. J.: Die Rheumamorbität. Huber, Bern 1969

Stellenwert der modernen bildgebenden Verfahren zur Frühdiagnose der Arthrose

K. Glückert und B. Kladny

Die Grundlagenforschung hat insbesondere auf den Gebieten der Biochemie und Molekularbiologie innerhalb der letzten Jahre unser Wissen über funktionelle Abläufe in der Knorpelzelle, im perizellulären Raum und in der extrazellulären Matrix erheblich erweitert. Dies gilt auch für charakteristische Veränderungen der Knorpelmatrix mit zunehmendem Alter und im Verlauf von Arthrosen (von der Mark u. Glükkert 1990, Kuettner u. Mitarb. 1992). In jüngster Zeit stehen die Wechselwirkungen zwischen Knorpelzellen, Synovialiszellen und Knorpelzellen und die Regulationsmechanismen (Hormone, Zytokine, Zellsignale, mechanische Faktoren) im Mittelpunkt des Interesses.

Auf biochemischem Gebiet existieren vor allem tierexperimentell gute Kenntnisse über die Veränderung der Syntheseaktivität der Chondrozyten und Zusammensetzung der Knorpelmatrix von der Frühphase bis zum Vollbild der arthrotischen Gelenkdestruktion. Nur hier läßt sich z. B. nach Durchtrennung des vorderen Kreuzbands (Mc Devitt u. Muir, 1976) oder auch nach Meniskektomie das Bild einer Arthrose reproduzieren, das dem beim Menschen gleicht. Der Startpunkt der Schädigung und der zeitliche Ablauf sind also bekannt.

Vergleichbare Befunde im Sinne von „Momentaufnahmen" wurden auch an menschlichem Knorpel durch Untersuchung von Operations- oder auch von Sektionspräparaten gewonnen. Verlaufsbeobachtungen sind allerdings nicht möglich.

Obgleich man also viele Abläufe detailliert bis in den molekularen Bereich der Knorpelmatrix in der Frühphase der Arthroseentwicklung kennt, können wir sie in vivo beim Menschen bislang bei weitem nicht erfassen. So verbleibt unverändert eine weite Kluft zwischen den Kenntnissen aus der Grundlagenforschung und der klinischen Realität. Erkannt und diagnostiziert wird die Arthrose nach wie vor erst im fortgeschrittenen Stadium, d. h. wenn Röntgenveränderungen sichtbar werden.

Angesichts der außerordentlichen epidemiologischen Bedeutung und Kosten für ein Gesundheitssystem (Tab. 4), erscheint es nicht nur sinnvoll, sondern dringlich, früher in diesen Entwicklungsprozeß einzugreifen, z. B. medikamentös. Dies setzt aber die frühzeitige Erkennung der pathologischen Störung voraus, d. h. die Identifizierung „früher Arthrosephasen".

Die „Früharthrose" läßt sich zum gegenwärtigen Stand zumindest so charakterisieren, daß die Veränderungen mit einer makroskopisch eben erkennbaren Erweichung, dann mit einer Knorpelfibrillation verbunden sind und der Knochen noch keine Veränderungen zeigt. Biochemische, elektronenmikroskopische und histologische Parameter können diesen Zustand beschreiben. Die Knorpelveränderungen sind im Tierexperiment reproduzierbar. Sie sind klinisch nicht auf dem Röntgenbild, sondern nur durch direkte Betrachtung, z. B. durch Arthroskopie oder anläßlich von Operationen sichtbar.

Tabelle **4** Arthrose – epidemiologische Daten

Prävalenz

ca. 4% einer Bevölkerung (Felson 1990)

	Alter				
	< 45	45-64	> 65 Jahre	Gesamt	
Frauen	2%	30%	68%	51%	(Lawrence u.
Männer	3%	24%	58%	52%	Mitarb. 1966)

Lokalisation	Radiologische Grade (gering + mäßig + schwer)	Symptomatisch	
Hand/Finger	32,5%	3,1%	
Fuß	22,2%	2,3%	
Knie	3,8%	1,6%	(NHANES I)
Hüfte	1,3%	0,3%	(8,27)

(n = 6913 Personen, 25-74 Jahre, Anamnese, klinischer Befund, Röntgen)

Inzidenz

	Hüfte	Knie	
(pro 100.000 Einwohner/Jahr)	47,3	163,8	
w : m	1,7 : 1	1 : 1	
TEP/Jahr	> 50.000	> 100.000	(Wilson u.
Kosten/Jahr	$ 1.800.000.000		Mitarb. 1990)

Sozialökonomische Daten

Dauernde Behandlung/AU	7,4% (NHANES I)
	5,0% (BMFT 1989)
Verlust an Arbeitstagen/Jahr	67,9 Mio. (Altman 1987)
	37,0 Mio. (Ockhard 1990)
Kosten/Jahr	ca. 25 Mrd. DM (Ges. KK 1989)
	4 Bill. FF (direkt), 2 Bill. FF (indirekt)
	(Levy u. Mitarb. 1993)

Für die nichtinvasive Früherkennung pathologischer Veränderungen ist es demnach erforderlich, den hyalinen Gelenkknorpel abzubilden. Von den heute verfügbaren bildgebenden Verfahren (Tab. **5**) ist hierzu allein die Kernspintomographie in der Lage. Dieser Methode kommt heute und zukünftig für die Früherkennung, d. h. Abbildung früher Knorpelveränderungen in einem Gelenk, die entscheidende Rolle zu, zumal erstmals Folgeuntersuchungen möglich werden. Aufgrund der klinischen Relevanz und der guten Zugänglichkeit kommt der Untersuchung des Kniegelenks eine herausragende Bedeutung zu.

Tabelle **5** Früherkennung der Arthrose – Bildgebende Verfahren:

– Röntgen (Nativ, CT, Xeroradiographie)	–
– Sonographie	–
– Thermographie	–
– Szintigraphie	–
– SPECT; PET	–
– Magnetresonanztomographie (MRT)	+
– (MR-Spektroskopie)	(+)

Als wichtigste zugängliche Parameter sollten die Oberflächenkontur des Knorpels (Morphologie) sowie vor allem auch das Erscheinungsbild der gesamten Knorpelschicht (Signalintensität, Signalhomogenität) untersucht werden.

Hierzu ergeben sich eine Reihe von Fragen, z. B.:

- Wie hoch muß die Feldstärke sein und welche Spulen sind zu benutzen, um die beste Ortsauflösung zu erreichen?
- Welche Meßsequenz (Spinecho, Saturation recovery, inversion recovery, Gradientenecho, chemical shift imaging, Magnetisation transfer contrast usw.), nativ oder mit Kontrastmittel, mit welchen Parametern (2-D oder 3-D-Mode, mit richtiger Auswahl von TR, TE und @) ergibt die beste Kontrastauflösung?

Heutige Anlagen mit Feldstärken von 0,1 und 1,5 T sowie Oberflächenspulen gewährleisten eine gute Ortsauflösung von <1 mm. Zur Bildgebung (Gylys-Morin u. Mitarb. 1987, Adam u. Mitarb. 1989, Lehner u. Mitarb. 1989, Hayes u. Mitarb. 1990, Karvonen u. Mitarb. 1990, Mah u. Mitarb. 1990, Chandnani u. Mitarb. 1991, Recht u. Mitarb. 1993) und Spektroskopie (McKeag u. Mitarb. 1992) existieren eine Reihe von Untersuchungen überwiegend an Kniegelenkspräparaten, aber nur wenige in vivo, z. B. mit arthroskopischer Kontrolle der Befunde (Reiser u. Mitarb. 1988, Glückert u. Mitarb. 1990, Handelberg u. Mitarb. 1990, Glückert u. Mitarb. 1992). Auf experimentellem Sektor erweisen sich Sequenzen mit Unterdrückung des Fettsignals als sehr zukunftsträchtig (Deimling u. Löffler 1989, Recht u. Mitarb. 1993). Im klinischen Einsatz haben sich zur Knorpeldarstellung Gradientenechosequenzen am vorteilhaftesten erwiesen (Reiser u. Mitarb. 1988, Schultz u. Mitarb. 1988, Solomon u. Mitarb. 1989, Heron u. Calvert 1992).

Aus der Vielzahl der bislang bekannten Meßtechniken hat sich bei uns nach wie vor die 3-D-Gradientenechosequenz (FISP) (Weber u. Mitarb. 1986, Schultz u. Mitarb. 1988) bewährt. Sie zeigte nach früheren Voruntersuchungen den ausgewogensten Kontrast zwischen sämtlichen Gewebskomponenten eines Gelenks und erlaubte die Erzeugung ganz dünner kontinuierlicher Schichten über das gesamte Gelenkvolumen in einer akzeptablen Meßzeit von 7-8 Minuten bei einer Mittelung (Tyrell u. Mitarb. 1988, Glückert u. Mitarb. 1990, Glückert u. Mitarb. 1992).

Die Knorpelschicht wird in gutem Kontrast und guter Ortsauflösung abgebildet. Oberflächenveränderungen und vor allem auch Kontrastunterschiede innerhalb der Knorpelmatrix werden sichtbar (Abb. **49** u. **50**).

Wir haben die Leistungsfähigkeit der MRT an einem Kollektiv von 80 Patienten prospektiv überprüft, indem wir den arthroskopischen Gelenkbefund mit dem auf den

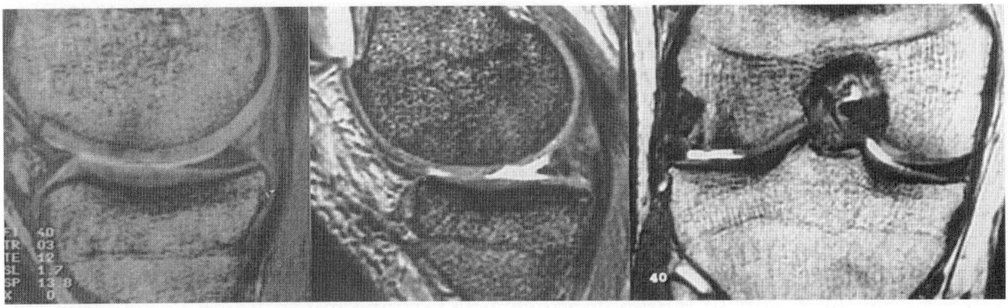

a b c

Abb. **49a - c** Femorotibiales Kompartiment (FISP 3-D 40, SL 1,6 mm). (**a**) Mediales Kompartiment mit arthroskopisch normalem Knorpel, (**b**) Chondromalazie III am medialen Kondylus (sagittal), (**c**) Vollschichtdefekt (IV) am lateralen Kondylus (koronar)

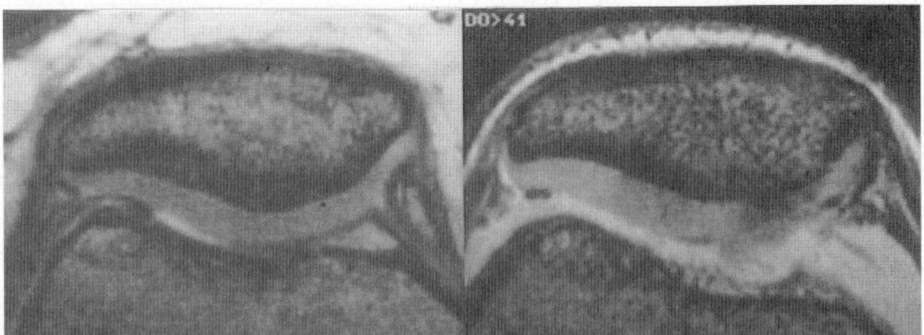

a b c d

Abb. **50a - d** Patella (FISP 3-D 40, SL 1,6 mm). (**a**) Normal (axial), homogenes Signal, glatte Oberflächenkontur, (**b**) Chondromalazie II der medialen Facette (axial) mit lokal erweichten Arealen (fokale Hypointensitäten), (**c**) Chondromalazie III (sagittal), (**d**) Knorpelverlust (IV) der lateralen Facette (sagittal)

MR-Bildern verglichen haben (Glückert u. Mitarb. 1990, Glückert u. Mitarb. 1992). Als Parameter wurden Morphologie (Arthrosegrade 0 - 4), Signalhomogenität und bei der Hälfte der Patienten die Signalintensität als Auswertekriterien herangezogen. Die meisten Patienten (62%) hatten radiologisch keine erkennbare Arthrose.

Die Auswertung der 1511 Knorpelareale in den Gelenken ergab, daß in einem radiologisch normalen Gelenk (Kellgren 0) bereits 15% der einsehbaren Knorpeloberflächen den Schädigungsgrad I und II sowie 3% den Schädigungsgrad III oder sogar IV hatten. Abhängig von der Lokalisation wiesen bis zu 80% aller Gelenkflächensegmente noch sogenannten normalen Knorpel auf, so daß das Kollektiv mit einem Altersdurchschnitt von 30 Jahren dennoch eine Gruppe mit früheren Veränderungen repräsentierte.

Wendet man die morphologischen Kriterien der Arthroskopie („Goldstandard") auf die MR-Bilder an, so läßt sich gesunder Knorpel mit einer hohen Spezifität von über 91% sicher erkennen. Die Arthrosestadien I, II und III werden im Mittel aber nur noch mit einer Sensitivität um 50% richtig erkannt, dagegen kann jeder Vollschichtdefekt sicher nachgewiesen werden (Tab. **6**). Untersucht man die Signalhomogenität innerhalb der Knorpelschicht, führt dies zu einem sehr ähnlichen Ergebnis. Die Sensitivität bleibt niedrig, jedoch wird die Spezifität hoch (Tab. **7**). Das bedeutet, daß ein Knorpel mit homogenem Matrixsignal sehr zuverlässig als gesunder Knorpel identifiziert werden kann. Oberflächenveränderungen, d. h. Fibrillationen, werden dann besser erkennbar, wenn etwas Gelenkflüssigkeit vorhanden ist, die unter den Bedingungen dieser Sequenz einen arthrographischen Effekt hat (s. Abb. **49**).

Tabelle **6** Treffsicherheit der MRT bei der morphologischen Bewertung von Knorpelveränderungen (1,5 T, 80 Patienten, 19 Regionen pro Gelenk, 1511 Areale) (aus Glückert u. Mitarb. 1992a)

Grad	Arthroskopie	MRT	MRT korrekt	Prädiktiver Wert
0	1081	1243	989 (91,5%)	79,6%
1	221	28	11 (5,0%)	39,3%
2	119	50	52 (43,7%)	34,7%
3	84	82	48 (57,1%)	58,5%
4	6	6	6 (100,0%)	100,0%

Tab. **7** MRT des Gelenkknorpels (aus Glückert u. Mitarb. 1992a)

	Sensitivität	Positiver Vorhersagewert	Spezifität	Negativer Vorhersagewert
Morphologie	40,9%	65,7%	91,5%	79,6%
Signalinhomogenität	41,7%	70,8%	91,6%	76,4%

Die Kernspintomographie ist somit in der Lage, jeden Knorpeldefekt bis hinunter zu einer Größe von 1 - 1,5 mm sicher nachzuweisen, und unter günstigen Bedingungen (Gelenkerguß) sind auch Knorpelfibrillationen Grad II oder III, in Einzelfällen auch I, sichtbar.

Von besonderem Interesse ist aber nicht die Entdeckung von Knorpeldefekten in röntgenologisch normalen Gelenken, sondern vielmehr die Aufdeckung von Knorpelveränderungen bei noch vorhandener Schicht.

Um dies zu prüfen, haben wir mit verfügbarer Software die Signalintensität in der Knorpelschicht in verschiedenen Bereichen und Schichten bestimmt. Sogenannter normaler Knorpel unterscheidet sich durch sein etwas höheres Signal deutlich von pathologischem Knorpel (Abb. **51**), jedoch kann keine Differenzierung zwischen verschiedenen morphologisch charakterisierten Arthrosegraden/Fibrillationen getroffen werden (Glückert u. Mitarb. 1992).

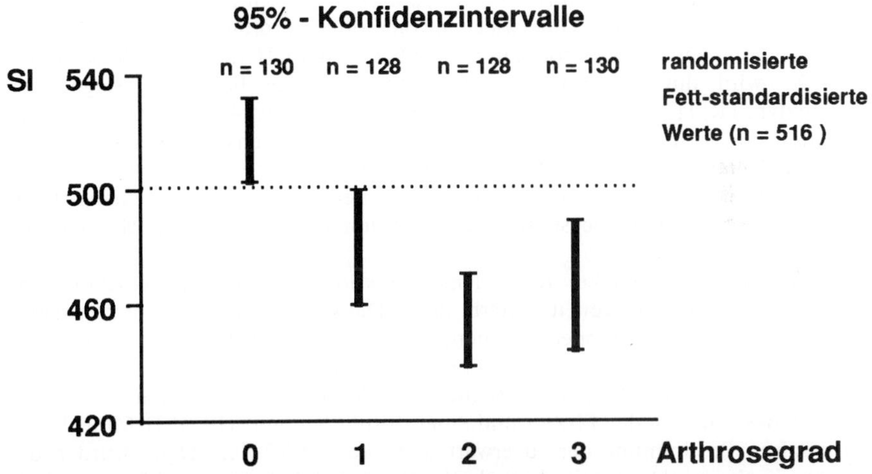

Abb. **51** Mittlere Signalintensität des Gelenkknorpels (aus Glückert u. Mitarb. 1992a)

Da die morphologische Beurteilung (Fibrillierungen) nicht zufriedenstellend möglich ist, haben wir uns weiter mit den Signalveränderungen, den Inhomogenitäten, beschäftigt. Dem liegen Beobachtungen zugrunde, daß arthroskopisch glatter, aber palpatorisch oft fokal erweichter, ödematöser Knorpel in kernspintomographischen Bildern mit der entsprechenden Sequenz eine fokale Signalminderung zeigte und Areale mit Knorpelfibrillation eine Verminderung der mittleren Signalintensität aufwiesen (s. Abb. **50b**).

Aufgrund folgender Kenntnisse aus der Grundlagenforschung müssen wir annehmen, daß diese fokalen Hypointensitäten Ausdruck einer vermehrten Wasseraufnahme des Knorpels und damit erste Zeichen einer beginnenden Arthrose sind:

Vor Auftreten von histologischen Veränderungen läßt sich im Tierexperiment ein erhöhter Wassergehalt nachweisen (McDevitt u. Muir, 1976), die Hydration ist abnormal, die Knorpelschichtdicke nimmt zu (Vignon u. Mitarb. 1983) und in physiologischer Kochsalzlösung nimmt der Knorpel vermehrt Wasser auf (Altman u. Mitarb. 1984). Bei Untersuchung von menschlichem Knorpel in vitro konnte ebenfalls eine abnormale Hydratation gezeigt werden (Mankin u. Trasher 1975, Maroudas 1976), der Knorpel saugt in isotoner oder sogar hypotoner Lösung Wasser auf (Maroudas 1977) und bei tiefer Knorpelfibrillation ist der Wassergehalt erhöht (Brocklehurst u. Mitarb. 1984).

Daraus ergeben sich folgende Fragen:

– Ist die gesehene Hypointensität ein Zeichen einer Hyperhydratation oder ein Artefakt?
– Welche Parameter sind für das Auftreten dieser Hypointensität verantwortlich (SI, T1, T2)?
– Welche Meßsequenzen sind adäquat zur Bestimmung von T1 oder T2 und welches In-vitro-System ist zu wählen?

Dabei ist zu erinnern, daß das gemessene Signal das Ergebnis komplexer Wechselwirkungen ist, vor allem intrinsischer Faktoren (Spindichte, T1-, T2-Relaxationszeit, Fluß, Diffusion u.a.) und überwiegend von mobilen Protonen des freien Wassers, aber auch von gebundenen Protonen entsteht, z. B. der CH-Ketten der Makromoleküle. Es wird durch extrinsische maschinenabhängige Faktoren (Magnetfeld, Sequenztyp, TR, TE, @) modifiziert (Bottomley u. Mitarb. 1984). Signal und Relaxationszeiten sind Ausdruck chemischer und physikalischer Eigenschaften des Gewebes. Lange Meßzeiten (> 30 Minuten) sind aufgrund der zu erwartenden autolytischen Veränderungen im Knorpel zu vermeiden. Die Sequenzen müssen also entsprechend angepaßt sein, um in möglichst kurzer Zeit mit hoher Genauigkeit die Parameter T1 und T2 messen zu können.

Wir haben 15 intakte Kniegelenke (Sektionspräparate) als geschlossenes System untersucht (Glückert u. Mitarb. 1992). Die Gelenke wurden bei konstanter Temperatur mit Gradientenechosequenzen untersucht, zunächst mit FISP 3D (Bestimmung der Singalintensität SI), dann mit einer weiterentwickelten und spezifisch modifizierten Gradientenechosequenz (TOMROP) (Brix u. Mitarb. 1990) zur präzisen Bestimmung der T1-Zeit und einer dritten Sequenz (FLASH-Multi-Echo) zur präzisen Bestimmung der zu erwartenden kurzen T2-Zeit. Dann wurden die Gelenke in situ punktiert, mit 75 ml physiologischer, d. h. hypotoner Lösung, gefüllt und 30 Minuten äquilibriert. Danach wurde der gleiche Meßvorgang wiederholt. Abschließend wurden sämtliche Gelenke tiefgefroren, Makroschnitte der entsprechenden gemessenen Schichten und zusätzlich histologische Schnitte hergestellt. In den Hauptbelastungszonen wurden die entsprechenden Meßwerte aus Pixelbalken ermittelt und zum Arthrosegrad im histologischen Bild in Beziehung gesetzt.

Als Ergebnis kann zusammengefaßt werden, daß der Knorpel tatsächlich nach Äquilibrieren mit der hypotonen Salzlösung Wasser aufnimmt und dies durch den Rückgang der mittleren Signalintensität kenntlich wird. Verantwortlich für diese Verminderung der Signalintensität ist fast ausschließlich eine Verlängerung der T1-Relaxationszeit, wobei sich histologisch unterschiedliche Areale different verhielten. Allerdings läßt sich derzeit noch nicht genau beantworten, welche Mechanismen zur Veränderung der T1-Zeit beitragen (Verschiebung bzw. Mobilität der freien Wasserprotonen und/oder Magnetisation Transfer innerhalb der Makromoleküle Kollagen oder Proteoglykan u. a.) (Abb. **52**).

Aufgrund heutiger Kenntnisse können wir also sagen, daß ein sogenannter gesunder Knorpel im Kernspintomogramm mit einer außerordentlich hohen Spezifität (< 90%) erkannt wird, daß pathologisch veränderter Knorpel durch seine mittlere Signalintensität von normalem Knorpel unterschieden werden kann und daß man unter Umständen, jedoch sicher nicht im Routinebetrieb, Bezirke unterschiedlicher

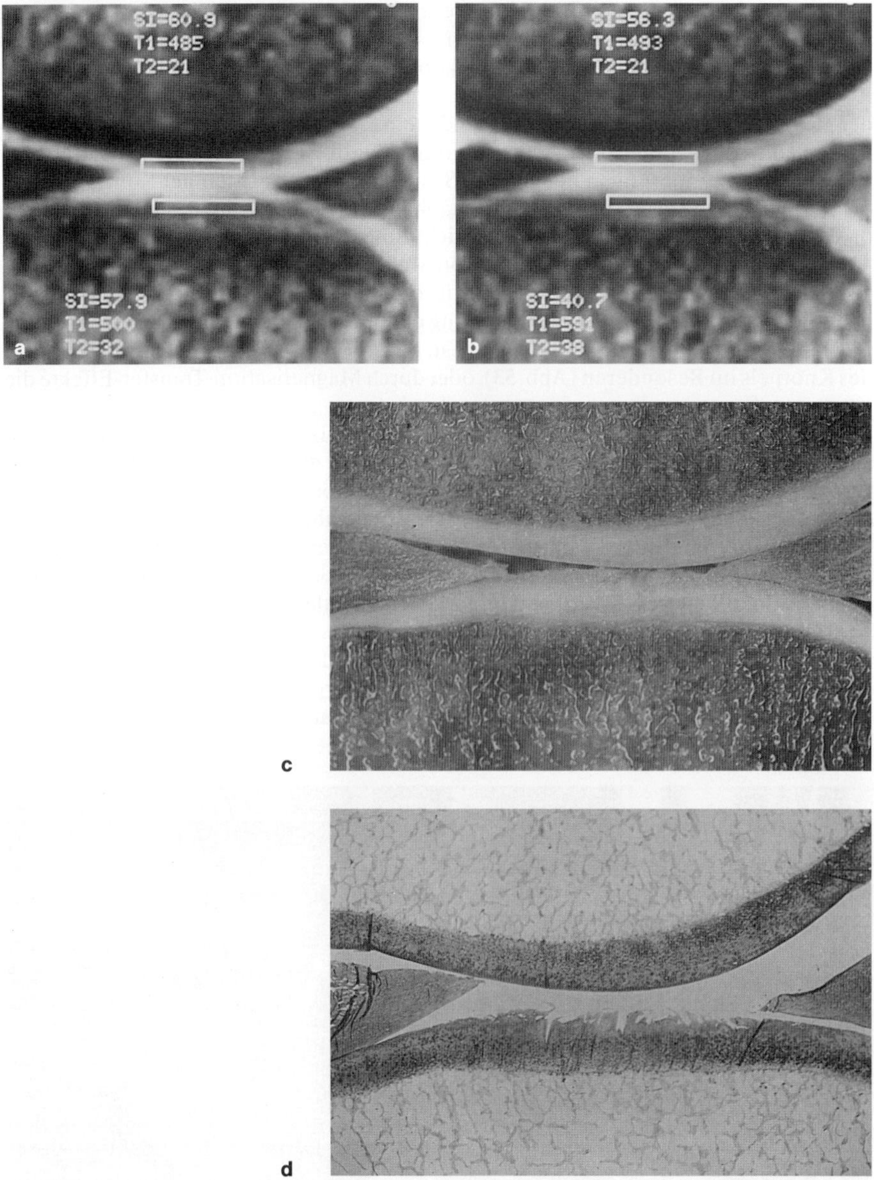

Abb. **52a-d** Laterales Kompartiment eines Kniegelenkspräparats (sagittal) mit eingezeichneten Werten für Signalintensität (SI), T1 und T2 innerhalb unterschiedlicher Knorpelzonen (mit Pixelbalken markiert), (**a**) Nativ, (**b**) nach Equilibrierung mit hypoosmolarer Lösung, (**c**) korrespondierender Großflächenschnitt, (**d**) korrespondierender histologischer Schnitt.

Arthrosegrade, vor allem früher Veränderungen, durch spezifische Messungen der Relaxationsparameter herausfinden kann.

Intraartikuläre Kontrastmittelinjektionen (Engel, 1990, Chandnani u. Mitarb. 1991) erhöhen die Erkennbarkeit von unterschiedlich tiefen Knorpelläsionen in genau der gleichen Weise, wie es bereits vorhandener Gelenkerguß mit der von uns verwendeten Sequenz im Sinne eines Arthrogramms erlaubt. Sie tragen aber nicht zur Erkennung früher Veränderungen bei intakter Schicht bei. Der Nachteil der Kontrastmittelinstillation ist die Invasivität und die zeitabhängige Veränderung des Knorpelsignals, da das Kontrastmittel in die Knorpelschicht hineindiffuniert.

Die ständige Weiterentwicklung von Meßsequenzen hat bereits in jüngster Zeit zu weiteren Fortschritten geführt, so daß durch Kontrastoptimierung (Subtraktionsbilder), die Fettunterdrückung zur Darstellung des wasserhaltigen Gewebes (Deimling u. Löffler 1989, Wolff u. Mitarb. 1991a, Wolff u. Mitarb. 1991b, Recht u. Mitarb. 1993) also des Knorpels im Besonderen (Abb. **53**), oder durch Magnetisation-Transfer-Effekte die Kontrastauflösung weiter verbessert werden konnte.

Eine Verbesserung der Ortsauflösung wäre prinzipiell durch Anwendung noch stärkerer Magnetfelder möglich, was bei Anlagen für den klinischen Betrieb und für Ganzkörperuntersuchungen nicht möglich ist. Im experimentellen Sektor lassen sich aber durch kleine Magnete mit 4T und entsprechend abgestimmte Oberflächenspulen Ortsauflösungen bis in den Mikrometerbereich erzielen (Kusaka u. Mitarb. 1991). Um auch bei Untersuchungen am Menschen in diese Größenordnung zu kommen, bedarf es jedoch der Weiterentwicklung der Oberflächenspulen (Rominger u. Mitarb. 1991), so sind z. B. Gradientenspulen in der Entwicklung.

Gelingt es also in nicht allzu ferner Zukunft, den Knorpel mit noch höherem Kontrast und besserer Ortsauflösung darzustellen, ergibt sich zunehmend die Frage nach der Auswertung, die bei entsprechend großen Datensätzen und Patientenzahlen nicht mehr manuell bewältigt werden kann.

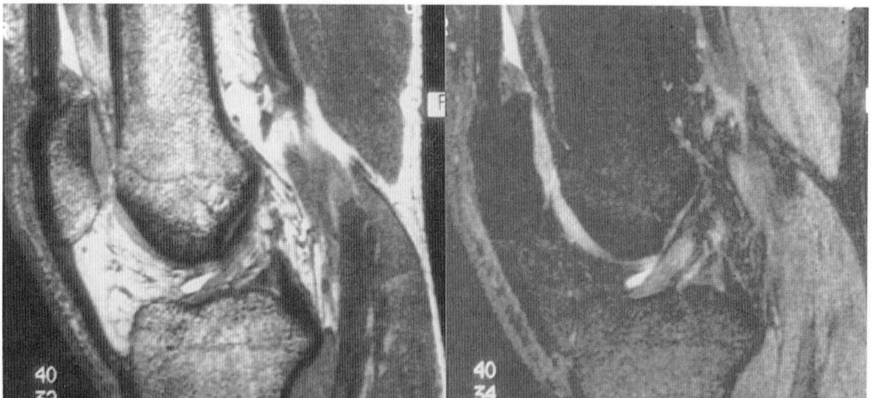

Abb. **53a u. b** Verbesserung des Knorpelkontrastes durch Unterdrückung des Fettsignals, (**a**) Nativbild (PSIF), (**b**) „Wasserbild"

Vor diesem Hintergrund sei als Zukunftsperspektive eine Entwicklung aufgezeigt, um die wir uns bemühen. Um große Datenmengen (8,5 MB pro Datensatz) einer Vielzahl von Patienten auswerten zu können, bedarf es im Prinzip eines automatisierten Systems, das eine Reihe von Forderungen erfüllen sollte (Tab. **8**). Ein solches System wurde in Zusammenarbeit mit dem Forschungsinstitut für Wissensbasierte Systeme (FORWISS) und dem Lehrstuhl für Informatik V an unserer Universität inauguriert und ein Prototyp erstellt. Dieser Prototyp „Audigon" (**A**utomatische **Di**agnose der **G**onarthrose aus kernspintomographischen Bildern) ist ein wissensbasiertes System, das mit einem semantischen Netz zur Repräsentation des strukturellen und sicheren medizinischen Wissens arbeitet (Abb. **54**). Dieses enthält neun Abstraktionsebenen mit 240 Knoten und 428 Kanten. Unsicheres und unscharfes Wissen, z. B. charakterisiert durch Begriffe wie „geringer mäßiger, starker Kontrast„ oder „geringe, mäßige, starke Fibrillation", wird mit Hilfe der sogenannten Fuzzy-Logic verarbeitet (Niemann u. Mitarb. 1992, Glückert u. Mitarb. 1993).

Tabelle **8** Forderungen an ein System zur Bewertung des Gelenkknorpels in kernspintomographischen Bildern –„Wissensbasiertes System"

- Automatische Identifikation und Segmentierung des hyalinen Gelenkknorpels in kontrastoptimierten Bildern
- Klassifizierung und Quantifizierung des Schädigungsgrads mit Generierung eines Befundberichts
- Anschauliche Darstellung der Informationen z. B. mit Hilfe von 3-D-Visualisierungstechniken
- Interaktive Bedienung mit benutzerfreundlicher Oberfläche
- Anpassung und Einarbeitung neuer medizinischer und technischer Erkenntnisse
- Bearbeitung in zeitlich angemessenem Rahmen (on-line?)

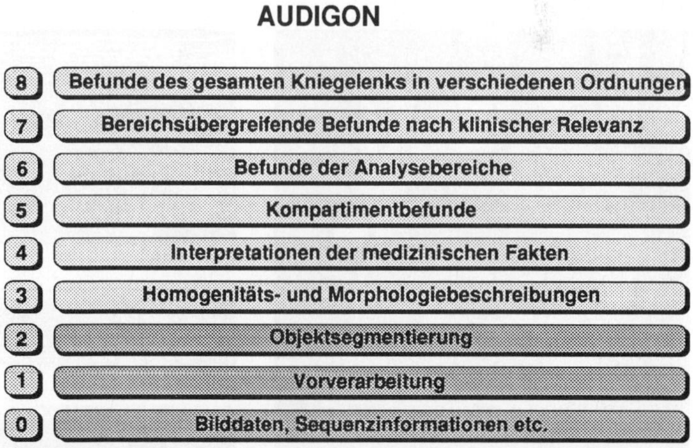

Abb. **54** Abstraktionsebenen des wissensbasierten Systems „AUDIGON" (0 - 2: low level processing, 3 - 8: high level processing)

Die Datensätze werden einem “low level processing” und einem “high level processing” unterzogen. Low level processing (Ebene 0 - 2) beinhaltet das Zerlegen des Bilds in diagnostisch relevante Regionen. So wird z. B. die Knorpelschicht zunächst durch eine Polarkoordinatentransformation und Schwellwertalgorhithmen sowie durch den dynamischen Programmierungsalgorhithmus extrahiert, so daß schließlich die einzelnen Bildpunkte analysierbar werden (Abb. **55**). High level processing (Ebene 3 - 8) bedeutet die Analyse des so segmentierten Knorpels unter Nutzung des repräsentierten medizinischen Wissens vom einzelnen Bildpunkt (Pixel) bis zur Knorpelschicht eines Kompartiments bzw. des gesamten Gelenks und schließlich die Erstellung einer Diagnose. Die Korpeleigenschaften (Morphologie: glatt, fibrilliert, weich, Biochemie u. a.) werden mit den Eigenschaften der einzelnen Bildpunkte (Signalintensität, Kontrast, Homogenität) verknüpft und eine Schädigungskarte (3-D-Fuzzy-Map) für jede Schicht bzw. für jede Gelenkregion erstellt (Abb. **56**). Aktuell wird an der Segmentierung der unterschiedlichsten weiteren Gewebskompartimente sowie an der 3-D-Segmentierung des gesamten Gelenks gearbeitet.

Erst die Entwicklung solcher Systeme, die lernfähig sind, die sowohl physikalisch-technisches Wissen (Weiterentwicklung von Meßsequenzen usw.) als auch Grundlagenwissen (biochemische Parameter, histologische Parameter usw.) berücksichtigen, schaffen die Voraussetzung, daß Frühveränderungen einer Arthrose bei z. B. noch intakter Knorpelschicht objektiv meßbar und deren Entwicklung weiter objektiv verfolgbar bleibt (Abb. **57**).

Das im Expertensystem repräsentierte Wissen ist ständig erweiterbar, modellierbar und anzupassen. Erst dann steht ein Instrument zur Verfügung, um z. B. in vivo die Wirkung von medikamentösen Substanzen sachgerecht zu dokumentieren und zu prüfen.

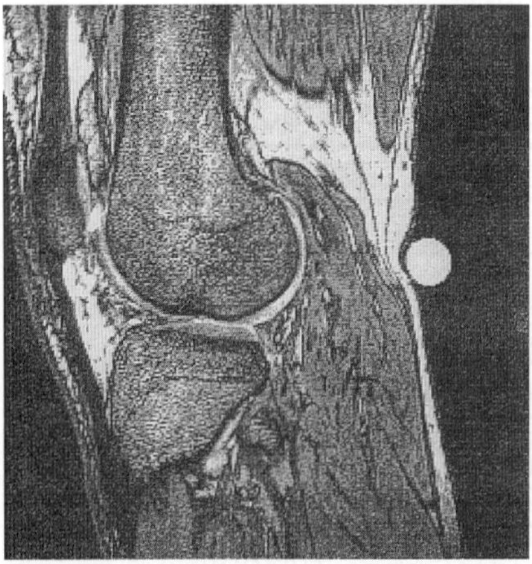

Abb. **55a**

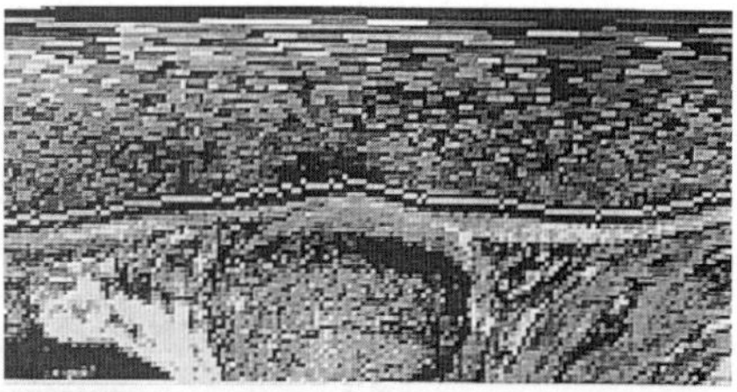

Abb. **55b**

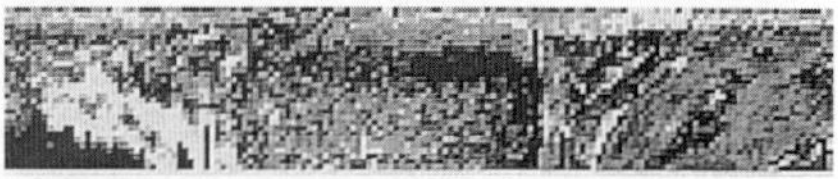

Abb. **55c**

Abb. **55d**

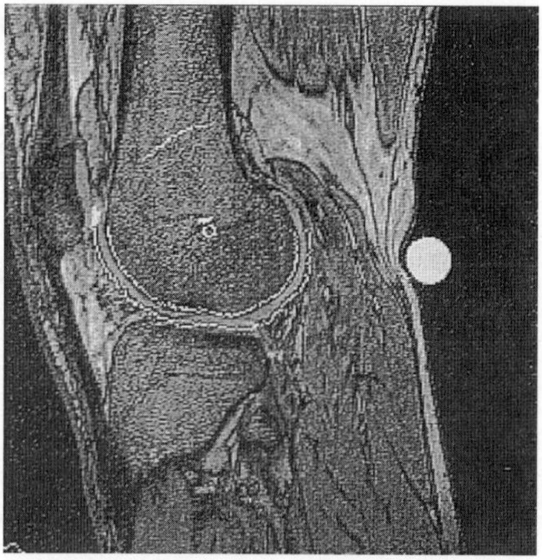

Abb. **55e**

Abb. **55a - e** Audigon – Knorpelsegmentierung (low level processing), (**a**) Nativbild (laterales Kompartiment), (**b**) Polarkoordinatentransformation und Detektion der Knochengrenze, (**c**) Abtrennen des femoralen Knochens, (**d**) Detektion und Extraktion der Knorpelpixel, (**e**) retransformiertes Bild

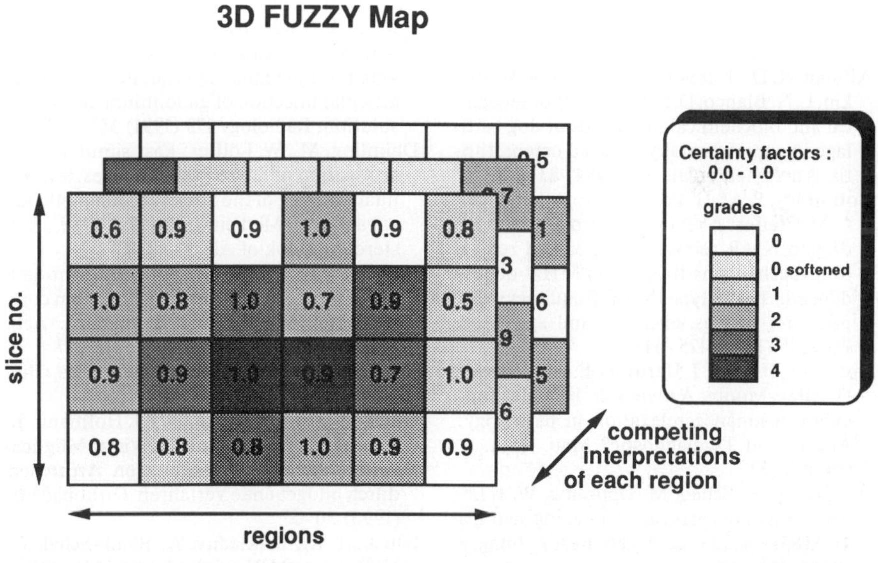

Abb. **56** Schädigungskarte für den Knorpel („3-D-Fuzzy Map“) mit den ermittelten höchsten Wahrscheinlichkeitsfaktoren („certainty factors“) für die einzelnen Schichten und Areale

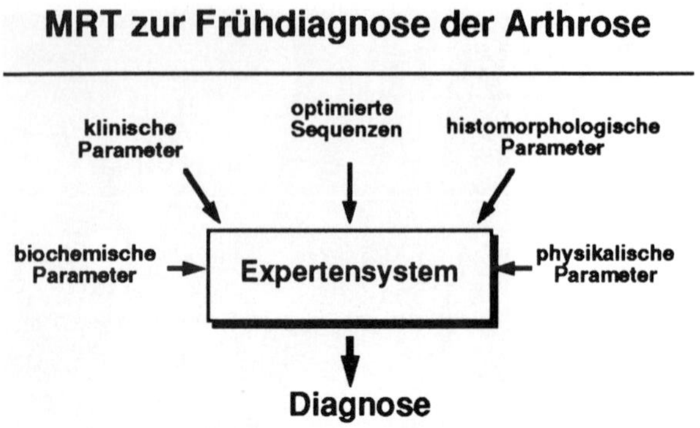

Abb. **57** Verarbeitung unterschiedlichster Parameter mit Hilfe eines Expertensystems zur Frühdiagnose der Arthrose aus kernspintomographischen Bildern

Literatur

Adam, G., K. Bohndorf, A. Prescher, M, Drobnitzky, R. W. Günther: Kernspintomographie der Knorpelstrukturen des Kniegelenkes mit 3-D-Volumen-Imaging in Verbindung mit einem schnellen Bildrechner. Fortschr. Röntgenstr. 150 (1989) 44 - 48

Altman, R. D.: Overview of osteoarthritis. Amer. J. Med. 83, Suppl. 4B (1987) 65

Altman, R. D., J. Tenenbaum, L. Latta, W. Riskin, L. N. Blanco, D. S. Howell: Biomechanical and biochemical properties of dog cartilage in experimentally induced osteoarthritis. Ann. rheum. Dis. 43 (1984) 83 - 90

Bottomley, P. A., H. Foster, R. E. Argersinger, L. M. Pfeifer: A review of normal tissue hydrogen NMR relaxation times and relaxation mechanisms from 1-100 MHz: dependence in tissue type, NMR frequency, temperature, species, excision, and age. Med. Phys. 11 (1984) 425 - 448

Bottomly, P. A., C. J. Hardy, R. E. Argersinger, G. Allen-Moore: A review of ^{1}H nuclear magnetic resonance relaxation in pathology: Are T_1 and T_2 diagnostic? Med. Phys. 14 (1987) 1 - 37

Brix, G., L. R. Schad, M. Deimling, W. J. Lorenz: Fast and precise T1 imaging using a TOMROP sequence. Magn. Reson. Imag. 8 (1990) 351 - 356

Brocklehurst, R., M. T. Bayliss, A. Maroudas, H. L. Coysh, M. A. Freeman, P. A. Revell, S. Y. Ali: The composition of normal and osteoarthritic articular cartilage from human knee joints with special reference to unicompartmental replacement and osteotomy of the knee. J. Bone Surg. 66A (1984) 94 - 106

Chandnani, V. P., C. Ho, P. Chu, D. Trudell, D. Resnick: Knee hyaline cartilage evaluated with MR imaging: a cadaveric study involving multiple imaging sequences and intraarticular injection of gadolinium and saline solution. Radiology 178 (1991) 557 - 561

Deimling, M., W. Löffler: Fast simultaneous acquisition of fat and water images. 8th Annual Meeting of the Society of Magnetic Resonance in Medicine, 12 - 18. 8. 1989, Amsterdam. Book of Abstracts, 837

Engel, A: Magnetic resonance knee arthrography. Enhanced contrast by gadolinium complex in the rabbit and in humans. Acta orthop. scand. suppl. 240 (1990) 1 - 57

Felson D. T.: Osteoarthritis. Rheum. Dis. Clin. N. Amer. 16 (1990) 499 - 512

Glückert, K., A. Blank-Schäl, G. Hofmann, B. Kladny, W. Willauschus, O. Wirtz: Möglichkeiten der Früherfassung von Arthrosen durch bildgebende Verfahren. Orthopäde 19 (1990) 50 - 57

Glückert, K., B. Kladny, A. Blank-Schäl, G. Hoffmann: MRI of the knee joint with a 3-D gradient echo sequence – equivalent to diagnostic arthroscopy? Arch. orthop. traum. Surg. 112 (1992 a) 5 - 14

Glückert, K., B. Kladny, O. Ponsel, M. Deimling: MRI of the knee joint with measurement of cartilage signal intensity and relaxation times to determine different stages of cartilage hydration – a future aspect to identify human early oseoarthosis? Brit. J. Rheumatol. 31, Abstracts Suppl. 2 (1992b) 139

Glückert, K., P. Weierich, D. Wetzel, H. Niemann, B. Kladny: AUDIGON - a Knowledge based System for Automated Diagnosis of Osteoarthrosis of the Knee. Osteoarthritis and Cartilage, Vol. 1 NO.1. Baillière Tindall, London (1993a) (p.59)

Glückert K., P. Weierich, D. Wetzel, B. Bühnemann: Diagnosis of osteoarthrosis with MRI – the use of medical expert system. Acta pharm. Vol. 43 No. 4 (1993b) pp 291-300

Gylys-Morin, V. M., P. C. Hajek, D. J. Sartoris, D, Resnick: Articular cartilage defects: detectability in cadaver knees with MR. Amer. J. Roentgenol. 148 (1987) 1153-1157

Handelberg, F., M. Shahabpour, P. P. Casteleyn,: Chondral lesions of the patella evaluated with computed tomography, magnetic resonance imaging, and arthroscopy. Arthroscopy 6 (1990) 24-29

Hayes, C. W., R. W. Sawyer, W. F. Conway: Patellar cartilage lesions: in vitro detection and staging with MR imaging and pathologic correlation. Radiology 176 (1990) 479-483

Heron, C. W., P. T. Calvert: Three-dimensional gradient-echo MR imaging of the knee: comparison with arthroscopy in 100 patients. Radiology 183 (1992) 839-844

Karvonen, R. L. W. G. Negendank, S. M. Fraser, M. D. Mayes, T. An, E. Fernandez-Madrid: Articular cartilage defects of the knee: correlation between magnetic resonance imaging and gross pathology. Ann. rheum. Dis. 49 (1990) 672-675

Kim, D. K. T. L. Ceckler, V. C. Hascall, A. Calabro, R. S. Balaban: Analysis for water-macromolecule proton magnetization transfer in articular cartilage. Magn. Reson. Med. 29 (1993) 211-215

Kuettner, K. E., R. Schleyerbach, J. G. Peyron, V. C. Hascall: Articular Cartilage and Osteoarthritis. Raven, New York 1992

Kusaka, Y., W. Gründer, H. Rumpel, K. H. Dannhauer, G. Gersonde: MR microimaging of articular cartilage and contrast enhancement by manganese ions. Magn. Res. Med. 24 (1991) 137-148

Lawrence, R. C., M. C. Hochberg, J. L. Kelsey, F. C. McDuffie, Th. A. Medsger, W. R. Felts, L. E. Shulman: Estimates of the prevalence of selected arthritic and musculoskeletal diseases in the United States. J. Rheumatol. 16 (1989) 427-441

Lawrence, J. S., J. M. Bremmer, F. Bier: Osteo-Arthrosis. Prevalence in the population and relationship between symptoms and x-ray changes. Ann. rheum. Dis. 25 (1966) 1-24

Lehner, K. B., H. P. Rechl, J. K. Gmeinwieser, A. F. Heuck, H. P. Lukas, H. P. Kohl: Structure, function and degeneration of bovine hyaline cartilage: assessment with MR imaging in vitro. Radiology 170 (1989) 495-499

Levy, M., A. Ferme., D. Pérocheau: Socio-economic costs of arthrosic pathology in France. Workshop, 1st OARS Congress, Paris 10.-12.12.1992

Mah, E. T., S. L. Langlois, C. W. Lott, W. K. Lee, G. Brown: Detection of articular defects using magnetic resonance imaging: an experimental study. Aust. N. Z. J. Surg. 60 (1990) 977-981

Mankin, H. J., A. Z. Trasher: Water content and binding in normal and osteoarthritic human cartilage. J. Bone Surg. 57 A (1975) 76-79

von der Mark, K., K. Glückert: Biochemische und molekularbiologische Aspekte zur Früherfassung humaner Arthrosen. Orthopäde 19 (1990) 2-15

Maroudas, A.: Balance between swelling pressure and collagen tension in normal and degenerate cartilage. Nature 260 (1976) 808-809

Maroudas, A., M. Venn: Chemical composition and swelling of normal and osteoarthrotic femoral head cartilage. II. Swelling. Ann. rheum. Dis. 36 (1977) 399-406

Mc Alindon, T. E., I. Watt, F. Mc Crae, P. Goddard, P. A. Dieppe: Magnetic resonance imaging in osteoarthritis of the knee: correlation with radiographic and scintigraphic findings. Ann. rheum. Dis. 49 (1990) 672-675

Mc Devitt, C. A., H. Muir: Biochemical changes in the cartilage of the knee in experimental and natural osteoarthritis in the dog. J. Bone Surg. 58 B (1976) 94-101

McKeag, D., B. W. H. Smith, r. Edminster, Th. Laird, J. Clark, S. Herron: Estimating the se verity of osteoarthritis with magnetic resonance spectroscopy. Semin. Arthr. Rheum. 21 (1992) 227-238

Maurer, K: Basic Data on Arthritis – Knee, Hip, and Sacroillac Joints in Adults Ages 25-74 Years, United States 1971-75. DHEW Publication No. (PHS) 79-1661. Vital and Health and Statistics Series 11, No 213, Hyattsville 1979

Niemann, H., D. Wetzel, P. Weierich, G. Sagerer, K. Glückert: Methods of Artifical intelligence in Medical Imaging. In: Proceedings of I.CO.Graphics 1992, Milan, Italy. Mondadori Informatica SPS – AICOGRAPHIC, Italy 1992 (pp. 253-260)

Ockhardt, A: Tauziehen um die Rheumaversorgung. Dtsch. Arzt 16 (1990) 5

Paul, P. K., E. O'Byrne, V. Blancuzzi, D. Wilson, D. Gunson, F. L. Douglas, J. Z. Wang, R. S. Mezrich: Magnetic resonance imaging reflects cartilage proteoglycan degradation in the rabbit knee. Ann. rheum. Dis. 50 (1991) 14-19

Recht, M. P.,J. Kramer, S. Marcelis, M. N. Pathria, D. Trudell, P. Haghighi, D. J. Sartoris, D. Resnick: Abnormalities of articular cartilage in the knee: analysis of available MR techniques. Radiology 187 (1993) 473-478

Reiser, M. F., G. Bongartz, R. Erlemann, M. Strobel, T. Pauly, K. Gaebert, U. Stoeber, P. E. Peters: Magnetic resonance in cartilaginous lesions of the knee joint with three-dimensional gradient-echo imaging. Skelet. Radiol. 17 (1988) 465-471

Rominger, M. B., W. K. Bernreuter, J. J. Listinsky, D. J. Lee, P. J. Kenney, S. L. Colgin: High-resolution MR imaging of wrist cartilage. Radiology 181 (1991) 106

Schultz, E., R. Felix: Schnelle MRT-Sequenzen – Theoretische Grundlagen und klinische Abbildungseigenschaften. Digit. Bilddiagn. 8 (1988) 50-58

Solomon, S. L., W. G. Totty, J. K. T Lee: MR imaging of the knee: comparison of three-dimensional FISP and two-dimensional spin-echo pulse sequence. Radiology 173 (1989) 739-742

Tyrrell, R. L., K. Glückert, M. Pathria, M. T. Modic: Fast three-dimensional MR imaging of the knee: comparison with arthroscopy. Radiology 166 (1988) 865-872

Vignon, E., M. Arlot, B. Moyen, G. Ville: Hypertrophic repair of articular cartilage in experimental osteoarthrosis. Ann. rheum. Dis. 42 (1983) 82-88

Weber, H., D. Purdy, M. Deimling, A. Oppelt: Contrast behaviour of the fast imaging sequences FLASH and FISP: results from synthetic images. SMRM, Book of Abstracts (1986) 957-958

Wilson, M. G., C. J. Michet, D. M. Ilstrup, L. J. Melton III: Idiopathic symptomatic osteoarthritis of the hip and knee: a population-based incidence study. Mayo Clin. Proc. 65 (1990) 1214-1221

Wolff S. D., S. Chesnick, J. A. Frank, K. O. Lim, R. S. Balaban: Magnetization transfer contrast: MR imaging of the knee. Radiology 179 (1991a) 623-628

Wolff, S. D., J. Eng, R. S. Balaban: Magnetization transfer contrast: a method to improve contrast in gradient-recalled echo images. Radiology 179 (1991b) 133-137

Allgemeine Therapiekonzepte

Medikamentöse Therapie der Arthrose mit nichtsteroidalen Antiphlogistika

G. Geißlinger und K. Brune

Einleitung

Nichtsteroidale Antiphlogistika/Analgetika, die bisher auch als „peripher" wirksame Analgetika bezeichnet wurden, um sie von den „zentral" wirkenden Opioidanalgetika abzugrenzen, lassen sich aufgrund ihrer physikochemischen Eigenschaften aber auch aufgrund ihres Wirkungsspektrums in saure und nichtsaure Substanzen einteilen. Während die sauren Antiphlogistika/Analgetika, zu denen beispielsweise Ibuprofen, Diclofenac oder Indomethacin gehören, neben einer analgetischen und antipyretischen Wirksamkeit (mit wenigen Ausnahmen) auch über antiphlogistische Eigenschaften verfügen, wirken die nichtsauren Substanzen wie z. B. Paracetamol, Metamizol oder Phenazon zwar analgetisch und antipyretisch, aber nicht antiphlogistisch.

Wirkungsmechanismus der nichtsteroidalen Antiphlogistika

Trotz intensiver Forschung ist der Wirkungsmechanismus der nichtsteroidalen Antiphlogistika auch heute noch nicht vollständig aufgeklärt. Lange Zeit galt als gesichert, daß diese Substanzgruppe ihre Wirkung ausschließlich am Ort der Gewebeschädigung, z. B. im entzündeten Gewebe, über eine Hemmung der Cyclooxygenase und damit der Prostaglandinsynthese entfaltet. Die Cyclooxygenase stellt das Schlüsselenzym im Syntheseweg der Prostaglandine, des Prostacyclins und der Thromboxane aus der Arachidonsäure dar. Prostaglandine werden in besonders hohem Umfang in entzündlich verändertem, d.h. durch Bakterien, ionisierende Strahlen, infiltrativ wachsende Zellverbände oder durch Traumen verändertem Gewebe gebildet. Sie bewirken, daß durch normalen Reizstrom nichterregbare feine Nervenendigungen (Nozisensoren) erregbar werden, Kapillaren erweitert werden und Blutzellen in das entzündlich veränderte Gewebe einwandern. Neben anderen Entzündungsmediatoren wie z. B. Bradykinin, Histamin, Serotonin, Neuropeptiden und anderen sind Prostaglandine daher offensichtlich an der Entstehung der klassischen Symptome der Entzündung (Rubor, Kalor, Tumor, Dolor und Functio laesa) beteiligt. Eine Hemmung der Prostaglandinsynthese führt daher über eine Verminderung der Entzündungsprozesse zu einer Schmerzreduktion.

Diese Hypothese ist gut mit der Tatsache in Einklang zu bringen, daß die nichtsauren Analgetika, die die Prostaglandinsynthese in therapeutischer Dosierung nicht hemmen, auch keine antiphlogistische Wirksamkeit besitzen. Allerdings bleibt sie die Erklärung schuldig, warum einige NSAIDs (Non steroidal anti-inflammatory drugs) wie z. B. die Salicylsäure bei nur marginaler Hemmung der Prostaglandinsynthese (nach therapeutischer Dosierung) dennoch gute analgetische Effekte besitzen.

Jüngste Untersuchungen mit den Enantiomeren von Flurbiprofen, ein chirales 2-Arylpropionsäurederivat (2-APA), das als Racemat, also als Mischung aus gleichen Teilen R- und S-Enantiomer im Handel ist, konnten zeigen, daß R-Flurbiprofen, das ähnlich wie die Salicylsäure *in vitro* die Prostaglandinsynthese nicht oder kaum hemmt, antinozizeptive Effekte im Tierversuch besitzt. S-Flurbiprofen, ein potenter Prostaglandinsynthesehemmer, zeigte dagegen neben guten analgetischen Eigenschaften zusätzlich eine antiphlogistische Wirkungskomponente und die für NSAIDs typische gastrointestinale Toxizität. Dem R-Enantiomer fehlten im Tierversuch sowohl der entzündungshemmende Effekt als auch die toxischen Wirkungen im Magen-Darm-Bereich. Daraus läßt sich ableiten, daß die Hemmung der Prostaglandinsynthese primär für die Entzündungshemmung aber auch für einige unerwünschte Wirkungen von Bedeutung ist, während für die Analgesie neben der „Prostaglandinsynthesehemmungstheorie“ andere Mechanismen diskutiert werden müssen. Eine Hemmung der Prostaglandinsynthese unabhängig von der Cyclooxygenasehemmung, oder auf der Ebene des Zentralnervensystems aber auch prostaglandinunabhängige Wege in der Peripherie oder im Zentralnervensystem, wie z. B. eine Beeinflussung der ß-Oxidation von Fettsäuren, müssen experimentell geprüft werden.

Pharmakokinetik

Das pharmakokinetische Verhalten der nichtsteroidalen Antiphlogistika ist hauptsächlich durch ihre physikochemischen Eigenschaften geprägt und daher für alle Arzneistoffe dieser Gruppe - mit Ausnahme der unterschiedlichen Eliminationshalbwertzeit - sehr ähnlich.

Die *Resorption* erfolgt für die hydrophileren Vertreter wie z. B. der Acetylsalicylsäure zum Teil bereits aus dem Magen, während lipophilere Substanzen, z. B. Diflunisal, fast ausschließlich nach der Magenpassage aus dem Dünndarm resorbiert werden. Spitzenkonzentrationen im Blut werden in Abhängigkeit von der galenischen Formulierung z. B. im Fall des Ibuprofen im Mittel nach 0,5 - 1,5 Stunden erreicht. Die Bioverfügbarkeit liegt für die meisten NSAIDs zwischen 80 und 100%, mit Ausnahme von Diclofenac, dessen Bioverfügbarkeit aufgrund eines ausgeprägten First-pass-Effekts zwischen 30 und 80% schwankt.

Alle sauren Analgetika zeigen ein charakteristisches *Verteilungsmuster* im Organismus. Unabhängig von der Applikationsart werden relativ hohe Konzentrationen im entzündeten Gewebe erreicht, aber auch in anderen Organen z. B. der Niere, Magen-Darm-Wand, Knochenmark und Leber, wo es dann aufgrund der Reduktion der ubiquitär vorkommenden Prostaglandine zu den typischen unerwünschten Arzneimittelwirkungen kommen kann. Die Ursachen für die Verteilung beruhen auf dem Säurecharakter der Wirkstoffe einerseits und ihrer hohen Plasmaproteinbindung andererseits: Entzündungen führen zu Kapillarschäden und Extravasation von Plasmaproteinen mit daran gebundenem Arzneistoff, wodurch die hochgradig proteingebundenen Substanzen zunächst im Extrazellulärraum angereichert werden. Da im Entzündungsgewebe saure pH-Werte herrschen, können die lipophilen Säuren leichter die Zellmembran penetrieren und so ins Zellinnere gelangen, wo sie aufgrund der höheren pH-Werte vermehrt in der ionisierten Form vorliegen und so die Zelle langsamer wieder verlassen können (ion trapping). Die sauren pH-Werte im Magensaft und im distalen Tubulus der Niere bedingen ebenfalls eine intrazelluläre Anreicherung dieser Pharmaka in der Magenschleimhaut bzw. der Niere.

Bezüglich der Eliminationsgeschwindigkeit unterscheiden sich die NSAIDs gravierend. Während beispielsweise Diclofenac oder Ibuprofen sehr schnell eliminiert werden. (Halbwertszeit im Mittel 2 Stunden), können andere Substanzen wie z. B. Tenoxicam, Piroxicam oder Phenylbutazon sogar mehrere Tage im Organismus verweilen. Die langsame Elimination kann bei häufiger Dosierung zu Kumulation führen, deren Ausmaß von der Eliminationsleistung des jeweiligen Patienten abhängt. NSAIDs mit langer Halbwertszeit sollten daher ausschließlich bei Schmerzen verwendet werden, die vermutlich über Tage dauern, z. B. bei rheumatischen Schmerzen.

Als besonderes pharmakokinetisches Phänomen gilt die metabolische unidirektionale Inversion der R-Enantiomere von 2-Arylpropionsäurederivaten, wie z. B. Ibuprofen, Ketoprofen oder Flurbiprofen in die entsprechenden S-Formen. Die Inversion hat sich als spezies- und substanzspezifisch erwiesen, d.h. daß z. B. R-Ibuprofen bei Mensch und Ratte invertiert wird, nicht aber R-Flurbiprofen, das seinerseits aber in großem Umfang bei Meerschweinchen invertiert wird. Die Invasion ist von besonderem Interesse, da die R-Enantiomere, wie oben bereits erwähnt, die Prostaglandinsynthese in therapeutischer Dosierung nicht hemmen, wohl aber die S-Enantiomere.

Indikationen und Dosierungsvorschläge

Die Dosierung der NSAIDs hängt von den pharmakokinetischen Eigenschaften der betreffenden Substanz einerseits, aber auch von der Prostaglandinsynthese-Hemmpotenz und den zu behandelnden Schmerzen andererseits ab. So läßt sich z. B. bei der Therapie akuter schmerzhaft-entzündlicher Schübe bei degenerativen Gelenkerkrankungen ein vergleichbarer analgetischer/antiphlogistischer Effekt durch eine Tagesdosis von 150 mg Diclofenac oder von ca. 1,8 - 2,4 g Ibuprofen erreichen, während für die Behandlung passagerer Kopfschmerzen 200 - 400 mg Ibuprofen ausreichen können. Gebräuchliche Dosierungsvorschläge und Indikationen einiger wichtiger NSAIDs sind in Tab. **9** zusammengefaßt.

Perkutane Therapie mit nichtsteroidalen Antiphlogistika

Die perkutane Applikation von NSAIDs zu therapeutischen Zwecken erfreut sich zunehmender Beliebtheit. Für viele dieser Substanzen (z. B. Diclofenac, Ibuprofen, Piroxicam usw.) stehen topisch applizierbare Formulierungen zur Verfügung. Es liegt bislang jedoch kein eindeutiges wissenschaftliches Erkenntnismaterial dafür vor, daß eine direkte Penetration von der Körperoberfläche bis in entzündete Gelenke, insbesondere tiefe Gelenke wie Knie- oder Hüftgelenk, möglich ist. Der Grad der Bioverfügbarkeit und Wirksamkeit perkutan applizierter NSAIDs, der nicht nur von der Wirksubstanz, sondern auch von der galenischen Formulierung abhängt, muß durch kon-

Tabelle **9** Indikationen und Dosierungsvorschläge für einige nichtsteroidale Antiphlogistika (aus Brune 1993, Details s. dort)

Indikationen	Substanzen	Perorale Dosierungen pro Tag für Erwachsene Einzeldosis	Gesamtdosis
Akute und chronische Schmerzen, die durch Entzündungen verschiedener Ätiologie bedingt sind:			
Arthritiden, Tumorschmerzen			
Erkrankungen des rheumatischen Formenkreises:	Indomethacin	50 mg	150 mg
(chronische Polyarthritis [rheumatoide	Diclofenac	50 mg	150 mg
Arthritis], Spondylitis ankylosans	Ibuprofen	800 mg	2400 mg
[Morbus Bechterew])	Piroxicam	20 mg	20 mg
	initial für maximal	3 Tage	40 mg
Akute Gicht (Gichtanfall)			
Schmerzen, z. B. bei Knochenmetastasen			
Aktivierte Arthrosen, Wund- und postoperative Schmerzen			
Akute schmerzhaft-entzündliche	Indomethacin	50 mg	100 mg
Schübe bei degenerativen	Diclofenac	50 mg	150 mg
Gelenkerkrankungen (aktivierte	Ibuprofen	600 mg	1800 mg
Arthrose, insbesondere der großen	Piroxicam	20 mg	20 mg
Gelenke, aktivierte Spondylarthrose	initial für maximal	2 Tage	40 mg
Schmerzen, Entzündungen, Schwellungen bei Affektionen der Weichteile des Bewegungsapparates („extraartikulärer Rheumatismus")			
Posttraumatische Schmerzen,	Indomethacin	50 mg	100 mg
Schwellungen (stumpfe Verletzungen,	Diclofenac	50 mg	100 mg
Frakturen, Sportverletzungen	Ibuprofen	400 mg	1200 mg
Postoperative Schmerzen, Schwellungen (chirurgische und orthopädische Operationen, zahnärztliche Eingriffe)			
Passagere Schmerzen mit entzündlicher Komponente			
Dysmenorrhoe	Ibuprofen	400 mg	1200 mg
	Ketoprofen	50 mg	150 mg
	Naproxen	250 mg	750 mg
Kopfschmerzen, Migräne,	Ibuprofen	400 mg	1200 mg
Zahnschmerzen	Acetylsalicylsäure	500 mg - 1000 mg	2500 mg - 4000 mg
Fieber und Gliederschmerzen bei Erkältungskrankheiten			

trollierte Studien belegt werden. In einer kontrollierten Studie (Dickson, 1991) bei Patienten mit aktivierter Arthrose, war es nicht möglich, die Inzidenz der UAW bei perkutaner Behandlung mit Piroxicam (Gel, 3mal 5 mg/Tag) im Vergleich zu einer peroralen Behandlung mit Ibuprofen (Tabletten, 3mal 400 mg/Tag) zu reduzieren. Beachtet man die extrem niedrige Bioverfügbarkeit von perkutan applizierten NSAIDs, stellen sich dem Pharmakologen doch einige Fragen, die mit den bisher publizierten Ergebnissen noch nicht beantwortet werden können. Ebenso konnten bis jetzt die von einigen Autoren postulierten chondroprotektiven oder -toxischen Wirkungen der NSAIDs nicht schlüssig belegt werden.

Unerwünschte Arzneimittelwirkungen

Die unerwünschten Arzneimittelwirkungen der nichtsteroidalen Antiphlogistika resultieren großteils aus der Prostaglandinsynthesehemmung und der Verteilung im Organismus. Überall dort, wo lokal hohe Wirkstoffkonzentrationen erreicht werden, z. B. im Gastrointestinaltrakt oder in der Niere, ist vor allem bei längerer Anwendung mit unerwünschten Wirkungen zu rechnen. Dabei betreffen die häufigsten unerwünschten Wirkungen den Gastrointestinaltrakt. Hier kann es zu funktionellen Störungen (10% der Behandelten), Mikroblutungen und leichten passageren Blutverlusten und in Abhängigkeit von Dosierung und Anwendungsdauer bis hin zu lebensbedrohlichen Blutungen kommen.

Die Hemmung der Thromboxansynthese kann, insbesondere im Fall der Acetylsalicylsäure, außerdem zu einer Thrombozytenaggregationshemmung und damit zu einer gesteigerten Blutungsneigung führen, da sie die Cyclooxygenase der Thrombozyten irreversibel azetyliert und damit inaktiviert. Daher ist das Risiko gastrointestinaler Blutungen nach Anwendung von Acetylsalicylsäure im Vergleich zu anderen reversiblen Cyclooxygenasehemmern eher vermehrt. Blutungen in anderen Organsystemen, schwere Nierenschäden- und Leberschädigungen sowie Knochenmarkschäden oder Hauterkrankungen sind selten.

Als Folge einer gesteigerten Bildung von Leukotrienen können pseudoallergische Reaktionen auftreten, die sich in heuschnupfen- oder asthmaähnlichen Zuständen bis hin zu schweren Anfällen mit Atemnot oder Schock äußern. Bei Patienten mit bestehenden Schleimhauterkrankungen, beispielsweise Polypen, Asthma bronchiale, chronischer Bronchitis oder Hauterkrankungen (Neurodermitis) ist diesbezüglich erhöhte Vorsicht geboten.

Als sehr seltene, aber lebensbedrohliche Nebenwirkung kann bei Kindern oder Jugendlichen, die mit Varizella- oder Influenzaviren infiziert sind, nach Einnahme von Acetylsalicylsäure das sogenannte Reye-Syndrom auftreten, das durch eine hepatische und zerebrale Malazie gekennzeichnet ist und zum Tode führen kann.

Ausblick

In den letzten Jahren ist es gelungen, nähere Informationen über das Cyclooxygenaseenzymsystem zu erhalten. Dabei konnte man 2 Cyclooxygenaseisoenzyme, als COX-1 und COX-2 bezeichnet, isolieren und klonieren, die im Körper unterschiedlich lokalisiert sind und aller Wahrscheinlichkeit nach auch unterschiedliche Funktionen besitzen. Während man der COX-1 eine große Bedeutung für die Aufrechterhaltung der normalen Zellfunktion zuschreibt, wird die Biosynthese von COX-2 unter anderem durch Entzündungsmediatoren bei Bedarf stimuliert. Eine selektive Hemmung der für das Entzündungsgeschehen relevanten COX-2 sollte sich daher günstig auf das Wirkungs-Nebenwirkungs-Verhältnis auswirken. Die meisten nichtsteroidalen Antiphlogistika hemmen jedoch das COX-1 Enzym entweder wesentlich stärker als COX-2 oder zeigen gegenüber beiden Enzymen eine vergleichbare Hemmpotenz, was wahrscheinlich durch die Störung der normalen Zellfunktion zu den bekannten unerwünschten Arzneimittelwirkungen dieser Substanzgruppe führt. Die Entwicklung selektiver COX-2 Hemmer wird zeigen, ob dadurch das Nebenwirkungsrisiko der sauren peripheren Analgetika reduziert werden kann.

Literatur

Brune, K., W. S. Beck: Nichtopioidanalgetika (antipyretische Analgetika und andere). In Zenz, M., J. Jurna: Lehrbuch der Schmerztherapie. Wiss. Verlagsges. Stuttgart 1993

Brune, K., G. Geisslinger, S. Menzel-Soglowek: Pure enantiomers of 2-arylpropionic acids: tools in pain research and improved drugs in rheumatology. J. clin. Pharmacol. 32 (1992) 944 - 952

Dickson, D. J.: Current Therapeutic Research, 49 (1991) 2

Williams, K. M., R. O. Day, S. N. Breit: Biochemical actions and clinical pharmacology of anti-inflammatory drugs. Advanc. Drug Res. 24 (1993) 121 - 198

Aktueller Stand bei der Behandlung von degenerativen Gelenkerkrankungen mit sogenannten Chondroprotektiva

W. Noack und E. Merz

Die Arthrose wird heute nicht mehr ausschließlich als Erkrankung des Gelenkknorpels, sondern als multifaktorielles Organversagen des Organs „Gelenk" gesehen. Das Zusammenspiel von hyalinem Knorpel, subchondralem Knochen, Synovia, Synovialis sowie Bändern und Gelenkkapsel lassen diese neue Sicht gerechtfertigt erscheinen.

Trotz aktiver Forschung auf dem Gebiet der Arthrose mit Aufdeckung von Mechanismen, die die formale Genese der Knorpelschädigung und der sie begleitenden Entzündungsmechanismen besser verständlich machen, sowie epidemiologischer Studien, die belegen, daß die Ätiopathologie der Arthrose ein nicht einheitliches Geschehen darstellt, haben sich daraus bis heute keine wesentlichen neuen Therapiekonzepte ergeben.

Die Therapie stützt sich im wesentlichen auf 3 sich ergänzende Konzepte:

- physikalische Therapie,
- operative Therapie,
- medikamentöse Therapie.

Physikalische Therapie

Durch Gelenkmobilisierung wird die Durchblutung verbessert und damit die Substratzufuhr im Gelenk erhöht. Durch Kräftigung der Muskulatur wird das Gelenk stabilisiert, wodurch mechanische Störfaktoren (Instabilität) vermindert bzw. ausgeschaltet werden können. Eine gut entwickelte Muskulatur ist zudem in der Lage, hohe Bewegungsenergien abzubremsen und damit Impulse auf den Gelenkknorpel zu dämpfen und Schädigungen zu vermeiden.

Operative Therapie

Die operative Therapie mit ihren gelenkerhaltenden Operationsverfahren kann sowohl zur Reduktion schädlicher Enzyme (Synovektomie) als auch durch Umstellungsosteotomien zur Kongruenzverbesserung und zur Lastumverteilung auf gesunde (bzw. weniger geschädigte) Gelenkflächen führen. Weiterhin wird durch die Osteotomie eine Verbesserung der Durchblutung des subchondralen Knochens und der periartikulären Weichteile erreicht.

Medikamentöse Therapie

Bei der medikamentösen Therapie wird eine symptomatische entzündungshemmende und analgetische Therapie (NSAR, Analgetika, Kortikoide) von einer das Krankheitsgeschehen beeinflussenden sog. Basistherapie unterschieden.

Die Substanzen, die zumindestens in Teilschritte der kausalen und formalen Genese der Arthrose eingreifen sollten, wurden als *Chondroprotektiva,* synonym auch als Antiarthrotika, arthrosehemmende Substanzen bzw. Chondrozytenaktivatoren bezeichnet.

Unter der Vorstellung, daß diese Substanzen in der Lage sind, Mikroläsionen (unentdeckte Primärläsion, Otte) zu verhindern bzw. deren Reparatur einzuleiten, wurden sie z. B. im Hochleistungssport präventiv, also streng im Sinne des Wortes chondroprotektiv eingesetzt.

Ganz überwiegend erfolgte die Anwendung bei der manifesten Arthrose unter der Vorstellung der Chondrotherapie des bereits geschädigten Knorpels und nur zweitrangig zur Chondroprotektion des noch ungeschädigten Knorpels. Wenngleich „Heilung" eigentlich nicht postuliert wurde, so wurde doch erwartet, daß die Knorpelreparatur schneller ablaufen und die Progression der Arthrose verlangsamt (verhindert?) werden würde.

Charakteristisch für die sog. „Chondroprotektiva" ist – von einigen Ausnahmen abgesehen – die große Strukturähnlichkeit bzw. -identität mit Bestandteilen des gesunden Knorpels.

Die hauptsächlich postulierten Wirkungsmechanismen der sog. „Chondroprotektiva", die fast ausnahmslos im Tierversuch bzw. in vitro belegt wurden, waren einerseits die Inhibierung der Knorpeldestruktion durch Hemmung der abbauenden (katabolen) Mediatoren und Enzyme – es konnte eine Hemmung des Abbaus von Hyaluronat, von Proteoglykanen, Kollagen und von weiteren Matrixbestandteilen nachgewiesen werden – zum anderen konnte eine Wirkung auf die anabolen Stoffwechselvorgänge der Chondrozyten im Sinne der Stoffwechselnormalisierung und der Regulation der Biosynthese von Knorpelzellsubstanzen belegt werden.

Die oft gleichzeitig nachgewiesene entzündungshemmende Wirkung, die den Einsatz dieser Substanzen auch bei aktivierten Arthrosen zuließ, wurde durch Angriffspunkte an unterschiedlichen Entzündungsmechanismen diskutiert. Es kommt sowohl zur Hemmung der Prostaglandinsynthese, zu einer Verminderung der O_2-Radikale (Superoxid) als auch durch Beeinflussung der Chemotaxis und der Lokomotion zu einer Wirkung auf zahlreiche Entzündungszellen, wie Makrophagen und neutrophile Granulozyten.

Zusammenfassend wurden folgende Wirkungen bei sog. „Chondroprotektiva" dokumentiert:

- Stimulation der Synthese von Makromolekülen des Knorpels,
- Hemmung der Knorpeldegradation,
- Protektion von Zellen und der 3-dimensionalen Gewebetextur,
- Stimulation der Repairmechanismen,
- Wirkung auf begleitende Entzündungsmechanismen.

In zahlreichen klinischen Beobachtungen wurde eine positive Wirkung auf die Symptome *Schmerz* und *Funktion* beschrieben.

Ohne den Anspruch auf Vollständigkeit erheben zu wollen, wurden folgende Substanzen als Chondroprotektiva eingestuft:

Handelsname	Generika
Arteparon	Mucopolysaccharidpolyschwefelsäureester
Sp 54	Pentosanpolysulfat
Arumalon	Glycosaminoglycan-Peptid-Komplex
Gumbaral	S-Adenosyl-Methionin
Dona 200 S	D-Glucosaminsulfat
AHP 200	Oxaceprol

Kritik an sogenannten Chondroprotektiva

Die vorliegenden mosaikartigen Ergebnisse aus In-vitro- und In-vivo-Studien an Tieren haben jedoch insoweit nicht überzeugen können, da sie für den Menschen nicht kritiklos übernommen werden können. Speziesabhängige Wirkungen sowie zum Teil nicht reproduzierbare oder widersprüchliche Studienaussagen haben keine ausreichenden Beweise erbracht, um den Gebrauch des Begriffs „Chondroprotektivum" für die oben genannten Substanzen zu rechtfertigen.

Besonders in den klinischen Studien am Menschen konnte der Beweis einer antiarthrotischen Wirkung nicht erbracht werden.

Dieser Beweis ist vor allem dadurch erschwert, weil bekannt ist, daß

- nach neueren Mitteilungen die Arthrose eine heterogene Erkrankung ist und
- Arthrosen häufig eine langsame Progression aufweisen und vor allem ein stark phasenhafter Verlauf mit längerem Stillstand und kurzzeitiger Aktivierung natürlich ist.

Weiterhin darf angenommen werden, daß der hyaline Knorpel in bestimmten Lebensphasen Matrixläsionen auch ohne Medikamenteneinfluß selbständig reparieren und Knorpelzelltod bis zu einer kritischen Grenze ohne Übergang in eine Arthrose kompensieren kann (Noack 1980).

Es ist bekannt, daß der hyaline Knorpel ein stoffwechselaktives Gewebe mit zum Teil schneller Bausteinerneuerung der Matrix ist.

Besonders kritisch wurde angemerkt, daß klinische Langzeitstudien nur in sehr begrenzter Anzahl vorliegen (Rejholec 1987). Studiendesign und -durchführung sind zu kritisieren, so daß die Aussagefähigkeit dieser Studien bezüglich einer Chondroprotektion erheblich eingeschränkt ist.

Die nicht hinreichend belegte chondroprotektive bzw. antiarthrotische Wirkung dieser Substanzen beim Menschen sowie die Abwägung von Nutzen und Risiko (Wirkung und Nebenwirkung) haben letztlich zum Verbot zahlreicher sog. Chondroprotektiva durch das BGA geführt und den Begriff „Condroprotektivum" obsolet erscheinen lassen, so daß der derzeitige Gebrauch des Begriffs anachronistisch ist und vermieden werden sollte.

Dennoch ist die medikamentöse Therapie der Arthrose als wesentlicher Bestandteil der Behandlung nicht fallengelassen worden.

Neben der unstrittigen symptomatischen Therapie durch nichtsteroidale Antirheumatika (NSAR), die nicht Gegenstand dieser Ausführungen sind, gibt es Substanzen, die ebenfalls Einflüsse auf die Symptome Schmerz und Funktion der Arthrose haben, aber einen längeranhaltenden Effekt auch nach Ende der Medikamenteneinnahme zeigen.

Darüberhinaus existieren neuere Studien, die den Nachweis erbringen wollen, den pathophysiologischen Ablauf des Krankheitsbildes Arthrose zu modifizieren.

Der endgültige Beweis einer solchen modifizierenden Wirkung würde dann dem gewünschten Behandlungsziel einer Chondroprotektion bzw. einer Arthrosehemmung wieder sehr nahekommen.

Entsprechend der OARS (Osteoarthritis Research Society) können die Substanzen zur Behandlung der Arthrose (Osteoarthritis) wie folgt eingeteilt werden (Lequesne 1992):

- Symptomatic drugs,
- Slow-acting-drugs in Osteoarthritis (*SADOA*).

Die wichtige Gruppe der *SADOA* unterteilt sich in:

- Symptomatic slow acting drugs in OA *(SYSADOA)* und
- Disease modifying OA drugs *(DMOADs).*

Der Wirkungsnachweis dieser Substanzen beim Menschen kann bis heute auch nur anhand symptomatischer Kriterien erbracht werden, d.h. im wesentlichen durch die Beeinflussung von Schmerz und Funktion.

Charakteristisch für die *SYSADOA* ist, daß der symptomatische Effekt häufig verzögert einsetzt, aber noch Wochen und Monate nach Therapieende anhält.

Ohne Anspruch auf Vollständigkeit können zur Zeit folgende Substanzen der Gruppe der *SYSADORA* zugeordnet werden:

SYSADORA	
Gumbaral (?)	S-Adenosylmethionin
AHP 200 (?)	Oxaceprol
Chondrosulf	Condroitinsulfat
Dona 200 S	D-Glucosaminsulfat
Hyalart	Hyaluronsäure

Ademetionin (Gumbaral) wurde lange Zeit bei ganz anderer Indikation eingesetzt. Dieser Substanz wird vorwiegend eine antiphlogistische und analgetische Wirkung zugeschrieben. Hauptindikation ist deswegen die aktivierte Arthrose. Eine Beeinflussung des Knorpelstoffwechsels ist im Tierversuch bei Hühnern nachgewiesen worden (Kalbhen u. Jansen 1990). In Kulturen kommt es zum verstärkten Einbau von C-Glucosamin in die Hyaluronsäure, auch radioaktiver Schwefel wird vermehrt in die Vorstufen der Proteoglykane eingebaut (Greiling 1987). Aufgrund seiner Wirkung auf das zentrale Nervensystem wird eine zentrale Schmerzbeeinflussung nicht ausgeschlossen.

Oxaceprol (AHP 200) soll die Biosynthese von Kollagen stimulieren. Darüber hinaus wird ein entzündungshemmender Effekt angenommen. Die vorliegenden Studien erscheinen aber in vielen Aussagen unzureichend belegt.

Chondrosulf zeigt in klinischen Studien eine gute Verträglichkeit und einen deutlichen symptomatischen Effekt bezüglich Schmerzreduktion und Funktionsverbesserung (Gross 1983, Crivelli u. Voy 1987, Osterwalder u. Mitarb. 1990, Conte u. Mitarb. 1991). Der Effekt erstreckt sich über Monate auch nach Ende der Medikamenteneinnahme.

Das Präparat ist jedoch auf dem deutschen Markt nicht zugelassen und soll darum an dieser Stelle nicht weiter besprochen werden.

D-Glucosaminsulfat (Dona 200 S) wird aufgrund der physikochemischen Eigenschaften schnell absorbiert und kann leicht in das Knorpelgewebe diffundieren. Das Glucosaminsulfat erhöht den Einbau von radioaktivem Sulfat in den Knorpel und stimuliert die Glukosaminoglykan- sowie die Proteoglykansynthese (Bassleer u. Franchimont 1992). Voraussetzung ist die Existenz funktionstüchtiger Chondrozyten, d.h. eine Wirkung kommt vor allem in den Anfangsstadien der Arthrose und nicht in den Spätstadien mit großen Knorpeldefekten (ausgebrannte Arthrose) zustande. Die neu synthetisierten Proteoglykane werden nachweisbar in die Matrix integriert.

Neben diesen anabolen Wirkungen existiert eine Hemmung der Entzündungsprozesse. Unter anderem konnte ein Einfluß auf die Bildung von Superoxidradikalen in den Makrophagen sowie auf die proteolytischen und die lysosomalen Enzyme nachgewiesen werden. Für die Hemmung der lysosomalen Enzyme wird ein membranstabilisierender Effekt diskutiert.

Die Prostaglandinsynthese wird nicht gehemmt, wodurch die gute Toleranz der Substanz erklärt wird.

In tierexperimentellen Studien (Raiss 1985) konnte eine Schutzwirkung für den Knorpel gegenüber NSAR und Kortikoiden gesehen werden.

In zahlreichen neueren kontrollierten und randomisierten Doppelblindstudien konnte ein Einfluß auf die Symptome *Schmerz* und *Funktion* gefunden werden (Noack u. Mitarb. 1992). Die symptomatische Wirkung hält auch nach Ende der Applikation an (Setnikar 1992, Rovati u. Mitarb. 1993).

Die *Hyaluronsäure (Hyalart)* führt zu zahlreichen physikochemischen Effekten am Gelenk. Es kommt zu einer Erhöhung der Viskosität (Balasz 1974, Altmann u. Mitarb. 1980) und damit zur Verbesserung der Schmiereigenschaft der Synovia. Der Oberflächenfilm als Kompartmentbarriere wird restituiert und in die geschädigte Knorpelmatrix Hyaluronsäure eingelagert, was die Bildung physiologischer Komplexmoleküle erleichtert (Hascall u. Heinegard 1974).

In Kulturversuchen mit humanen Chondrozyten konnte zudem nachgewiesen werden, daß die Proteoglykanproduktion stimuliert wird (Bassleer u. Mitarb. 1993).

Dadurch wird die 3-dimensionale Interzellularsubstanz zum Teil restituiert, wodurch die Hydratation des Knorpels verbessert (Hardingham 1974) und die Impulsabsorption gesteigert wird (Balasz 1974). Insgesamt verbessern sich die mechanischen Eigenschaften des Knorpels wieder (Ghosh 1993, Hagena u. Bechteler 1993).

Darüber hinaus werden auch die Entzündungsprozesse positiv beeinflußt. Es kommt zu einer Hemmung der Leukozytenmigration und Chemotaxis (Forrester u. Wilkinson 1981, Partsch 1989), abhängig vom Molekulargewicht auch zu einer Proliferationshemmung (Peluso u. Mitarb. 1990). Hyaluronsäure führt zu einer Inhibierung der Freisetzung von Arachnidonsäure aus den synovialen Fibroblasten (Tobetto 1992) sowie zu einer Stabilisierung der Lysosomenmembran (Benazzo u. Mitarb. 1993).

Der analgetische Effekt soll durch unterschiedliche Mechanismen zustandekommen. Diskutiert wird eine verminderte Synthese von Bradykinin und PGE-II (Aihara 1992), eine Bindung an Schmerzrezeptoren, an die Substanz P und andere Neurozeptoren (Miyazaki 1984, Gotoh 1988) sowie eine Modulation inflammatorischer Zellaktivitäten, indem die Freisetzung von proentzündlichen Mediatoren, Cytokinen und freien Radikalen vermindert wird (Punzi 1989, Peluso 1993).

Ein zytoprotektiver Effekt, der vom Molekulargewicht und der Konzentration abhängig ist, wird diskutiert (Larsen 1992, Abatangelo 1991).

In klinischen Studien wurde der positive Effekt von Hyaluronsäure auf die Arthrose belegt (Niethard u,. Mitarb. 1993, Graf u. Mitarb. 1993). Es konnte darüber hinaus gezeigt werden, daß der Effekt auch noch längere Zeit nach Ende der Injektionen anhält.

Zahlreiche *Organpräparate* und *Homöopathika* werden bei der Behandlung der Arthrose eingesetzt. Von den Anwendern wird ein positiver Effekt auf die Symptome *Entzündung* und *Schmerz* bei der Arthrose beschrieben. So wird z. B. vom *Zeel*, einem Mischpräparat aus Organbestandteilen, Coenzymen und pflanzlichen Bestandteilen eine positive Wirkung auf periphere Gelenke gesehen (Laschinski 1988, Protrafki u. Steinbach 1990). Soweit ersichtlich, liegen aber größere kontrollierte Studien, die die Wirkung belegen, nicht vor. Durch die unklaren quantitativen Zusammensetzungen und die vorkommenden organischen Bestandteile ergeben sich für die Anwendung meines Erachtens erhöhte Risiken.

Betrachtet man die heute in der Arthrosetherapie angewendeten Substanzen ohne Berücksichtigung der kurzzeitig symptomatisch wirkenden NSAR und Kortikoide, so ergeben sich für die Substanzen D-Glucosaminsulfat und Hyaluronsäure hoffnungsvolle Perspektiven. Beide Substanzen sind, was Wirkung und Wirkungsmechanismen anbetrifft, experimentell in vitro und in vivo gut dokumentiert, klinische Studien belegen ihre symptomatische Wirkung mit lang anhaltendem Effekt (SYSADOA) auf die Arthrose.

Darüber hinaus lassen einige der nachgewiesenen Wirkungsmechanismen hoffen, daß langfristig auch ein die Krankheit modifizierender Effekt (DMOADs) zustandekommt. Dies ist jedoch durch Langzeitstudien am Menschen zu belegen.

Langzeitstudien sollen außer dem Nachweis der symptomatischen Wirkung auch objektive reproduzierbare Parameter mit erfassen, die sowohl bildlich dokumentiert als auch durch verläßliche biologische Marker erfaßt werden können.

Darüber hinaus müssen alle Tests die erwartete Wirkung vorab klar definieren (Altman 1993).

Nach der EULAR (European League Against Rheumatism) sollte ein Studiendesign dieser DMOADs wie folgt aussehen:

- *Studiendauer:* 3 bis 5 Jahre
- Studie kontrolliert, randomisiert, doppelblind gegen Kontrollgruppe geprüft.
- Kontrollgruppe soll (kann) Placebo erhalten.
- Bildkontrolle durch CT, MRT oder konventionelles Röntgen.
- Biochemische Tests (Serummarker).

Ausblick

Abschließend sei noch ein kuzer Ausblick auf aktuelle Forschungsaktivitäten mit Substanzen, die Einflüsse auf den Knorpelstoffwechsel und damit das Geschehen der Arthrose haben können, erlaubt. Zu einigen der Substanzen liegen bereits mosaikartig Ergebnisse vor.

Zukünftige DMOADs oder Chondrotherapeutika könnten die folgenden Substanzen sein (Dieppe 1988, Avouac 1993).

Mögliche DMOADs (Chondroprotektiva)	
IGF-1	(insulin like growth factor)
TGF-β	(transforming growth factor β)
Wachstumshormon	
Inhibitoren von Proteinasen	
NNR-Hormone	
Cytokine	
Bone anti-resorptive agents	
FGF	(fibroblast growth factor)

Literatur

Abatangelo, G., D. Presti, E. Govoni et al.: Cytoprotective effect of hyaluronic acid against hydroxyl radical induced damage. Clin. Ter. 139 (5-6) (1991) 295

Aihara, S., N. Murakami, R. Ishii et al.: Effects of sodium hyaluronate on the nociceptive response of rats with experimentally induced arthritis. Nippon Yakurigaku Zasshi 100 (4) (1992) 359-65

Altman, R. D.: Perspectives on disease modification in osteoarthritis. Rev. esp. 20, Suppl. 1 (1993) 220

Altman, R. D., H. Zeidler, R. Gaffya et al.: Rheologie pathologischer Gelenkflüssigkeiten. Strukturrheologie der Hyaluronsäure. Rheol. Acta 19 (1980) 642-59

Avouac, B.: Slow acting drugs in osteoarthritis: a step towards disease modification. Rev. esp. Reum. 20, Suppl. 1 (1993) 221-222

Balasz, E. A.: The physical properties of synovial fluid and the special role of hyaluronic acid. In Melfet, A. J.: Disorders of the knee. Lippincott, Philadelphia, 1974 (pp. 61-74)

Bassleer, C., Y. Henrotin, P. Franchimont: In vitro evaluation of drugs proposed as chondroprotective agents. Int. J. Tiss. React. XIV (5) (1992) 231-41

Bassleer, C., Y. Henrotin, S. Gaspar: Hyaluronic acid stimulates proteoglycans production by human chondrocytes cultured in three dimensions. ILAR 1993, Symposium, Osteoarthritis: New perspectives in disease modification. Barcelona, 07.07.1993

Benazzo, F., A. Perbellini, L. Ceciliani: Experimental osteoarthritis induced by Vitamin A: a therapeutic approach with hyaluronan. ILAR 1993, Symposium, Osteoarthritis: New perspectives in disease modification. Barcelona, 07.07.1993

Conte, A., M. de Bernardi, L. Palmieri et al.: Metabolic fate of exogenous chondroitin sulfate in man. Arzneimittel-Forsch. 41 (II)/7 (1991) 768-772

Crivelli, E., E.-D. Voy: Arthrose der großen Gelenke. Sonderdruck aus: Der informierte Arzt/Gazette méd. 6 (1987)

Dieppe, P.A.: Introduction. (Osteoarthritis: A suitable case for treatment?) Proceedings of a symposium held at the XI.th European Congress of Rheumatology in Athens, July 1987. Eular, Basel 1988 (pp. 9-11)

Forrester, J. V., P. C. Wilkinson: Inhibition of leukocyte locomation by hyaluronic acid. J. Cell Sci. 48 (1981) 315-31

Ghosh, P.: The pharmacological activities of hyaluronic acid (Hyaluronan) [HA]. ILAR 1993, Symposium, Osteoarthritis: New perspectives in disease modification. Barcelona, 07.07.1993

Gotoh, S., K. Miyazaki, J. Onaya et al.: Experimental knee pain model in rats and the effect of sodium hyaluronate. Folia pharmacol. jap. 92 (1988) 17-27

Graf, J., E. Schneider, F. U. Niethard: Die konservative Behandlung der Gonarthrose mit Hyaluronsäure. Kolloquium (Aus der Klinik - in die Praxis) (1993) 05

Greiling, H.: Der Einfluß von S-Adenosylmethionin auf den Einbau von C-Glycosaminoglykanen, das Wachstum und die Glycolyse von humanen Synovialfibroblasten. Forschungsbericht 1987

Gross, D.: Orale Chondroitinsulfatmedikation zur Behandlung von Arthrosen. Therapiewoche 33 (1983) 4238 - 44

Hagena, F.-W., P. P. Bechteler: Veränderte Biomechanik von Gelenken nach Gabe von Hyaluronsäure. Kolloquium (Aus der Klinik - in die Praxis (1993) 19

Hardingham, T. E., H. Muir: Hyaluronic acid in cartilage and proteoglycan aggregation. Biochem. J. 139 (1974) 565 - 81

Hascall, V. C., D. Heinegard: Aggregation of cartilage proteoglycans. The role of hyaluronic acid. J. biol. Chem. 249 (13) (1974) 4232 - 4241

Kalbhen, D. A., G. Jansen: Pharmacologic studies on the antidegenerative effect of ademetionine in experimental arthritis in animals. Arzneimittel-Forschung 40 (9) (1990) 1017 - 21

Larsen, N. E., K. M. Lombard, E. G. Parent, E. A. Balazs: Effect of hylan on cartilage and chondrocyte cultures. J. orthop. Res. 10 (1) (1992) 23 - 32

Laschinski, K.: Arthrose der peripheren Gelenke. Biol. Med. 17 (4) (1988) 172 - 76

Lequesne, M.: ILAR guidelines for testing slow acting drugs in osteoarthritis. 1st Congress of the Osteoarthritis Research Society, Paris 1992

Miyazaki, K., S. Goto, H. Okawara et al.: Studies on analgesic and anti-inflammatory effects of sodium hyaluronate (SPH). Pharmacometrics 28 (6) (1984) 1123 - 35

Niethard, F. U., J. Graf, E. Neusel et al. Clinical efficacy of hyaluronic acid in Osteoarthritis. Results of a clinical trial. ILAR 1993, Symposium, Osteoarthritis: New perspectives in disease modification. Barcelona, 07.07.1993

Noack, W.: Tierexperimentelle und in vitro Untersuchungen über die Heilung unterschiedlich tiefer Knorpeldefekte in Abhängigkeit vom Alter und unter dem Einfluß von Glucosaminoglykanen (Chondroitin-4-6-Sulfat). Habil., Berlin 1980

Noack, W., M. Fischer, K. K. Foerster et al.: Efficacy and safety of oral glucosamine sulfate in gonarthrosis. A 4-week double-blind, placebo controlled randomized, multicentre clinical study. (1992)

Osterwalder, A., G. Mueller, E. Frick: Femoropatellare Chondropathie. Sonderdruck aus: Der informierte Arzt/Gazette med. 7 (1990)

Partsch, G., Ch. Schwarzer, J. Neumueller et al.: Modulation of the migration and chemotaxis of PMN cells by hyaluronic acid. Z. Rheumatol. 48 (1989) 123 - 28

Peluso, G. F., S. Gigliotti, C. de Durante et al.: Hyaluronic acid for intra-articular therapiy of primary osteoarthritis. ILAR 1993, Symposium, Osteoarthritis: New perspectives in disease modification. Barcelona, 07.07.1993

Peluso, G. F., A. Perbellini, G. f. Tajana: The effect of high and low molecular weight hyaluronic acid on mitogen-induced lympholyte proliferation. Curr. ther. Res. 47 (3) (1990) 437 - 43

Potrafki, B., A. Steinbach: Die antihomotoxische Therapie bei Erkrankungen innerhalb des rheumatischen Formenkreises. Bio. Med. 20 (4) (1990) 664 - 65

Punzi, L., F. Schiavon, F. Cavasin et al.: The influence of intra-articular hyaluronic acid on PGE2 and cAMP of synovial fluid. Clin. exp. Rheumatol. 7 (1989) 247 - 50

Raiss, R.: Einfluß von D-Glucosaminsulfat auf experimentell geschädigten Gelenkknorpel. Fortschr. Med. 103 (1985) 658 - 62

Rejholec, V.: Therapeutic long-term studies of anti-osteoarthritic drugs in osteoarthritis. An assessment. Semin. Arthr. Rheum. 17 (2), Suppl. 1 (1987) 35 - 53

Rovati, L. C.: Glucosamine sulfate. International Conference on cartilage, synovium and bone: potential therapeutic targets in joint destruction. London, 19 - 20.04.1993

Setnikar, I.: Antireactive properties of „chondroprotective" drugs. Int. J. Tiss. React. XIV (5) (1992) 253 - 61

Tobetto, K., T. Yasui, T. Ando et al.: Inhibitory effects of hyaluronan on (14C) arachidonic acid release from labeled human synovial fibroblasts. Jap. J. Pharmacol. 60 (2) (1992) 79 - 84

Intraartikuläre Injektionstherapie

Technik und Komplikationen

A. Bernau und H. Hanke

Wenn hier zunächst das Thema Technik im Zusammenhang mit Gelenkinjektionen im Vordergrund steht, so darf bei jüngeren Kollegen keinesfalls die Vorstellung aufkommen, der gelungene Zugang allein sei schon der Schlüssel zur erfolgreichen Therapie. Wichtige andere Aspekte sind daneben das allgemeine Therapiekonzept, verwendete Medikamente und Routine, nicht allein des Arztes, sondern auch seiner Mitarbeiter. Ein Infekt, z. B. durch nachlässige Vorbereitung des Spritzenbestecks verursacht, kann die Befriedigung des Therapeuten über vieljährige erfolgreiche Injektionstherapie nachhaltig stören. Grundlegende Hinweise sind in aktuellen Hygienerichtlinien (Heeg u. Bernau 1992), vor allem aber in den Empfehlungen von DGOT und Berufsverband zum Vorgehen bei intraartikulären Injektionen und Punktionen enthalten (Bernau u. Mitarb. 1988).

Schultergelenk

Der Zugang zum Schultergelenk ist von ventral und von dorsal möglich. Bei sicherer Führung des Patienten und eingespielter Injektionstechnik muß bei der Punktion des Schultergelenks von vorn beim sitzenden Patienten nicht mit Unverträglichkeiten gerechnet werden. Aus Sterilitätsgründen soll der Patient den Kopf zur Gegenseite drehen, dabei ist zugleich eine unmittelbare Beobachtung des Patienten gewährleistet. Die richtige Sicherheit für den korrekten Gelenkzugang erreicht man einerseits natürlich auf der Basis vorhandener Darstellungen, zum anderen aber auch sehr gut bei Durchführung von Gelenkarthrographien. Dabei wird sichtbar, daß bei der nicht so seltenen Kapselschrumpfung das Gelenkvolumen, in dem erfolgreich punktiert werden kann, teilweise erheblich eingeschränkt ist. Bei der Punktion von ventral sind besonders die Sehnen zu berücksichtigen, medial die kurze Bizepssehne und die Sehne des M. coracobrachialis, lateral die lange Bizepssehne. Tangiert die Kanüle eine dieser Sehnen, so führt dies natürlich zu Schmerzreaktionen. Im Umkehrschluß kann als erster Grundsatz für richtige Kanülenplazierung gelten: Eine korrekte intraartikuläre Injektion ist kaum schmerzhaft. Zum richtigen Punktionsort wird auf die Darstellungen von Möllmann u. Mitarb. (1972) und in dem amerikanischen Atlas von Amy Goldmann (1984) Bezug genommen mit Punktion relativ weit medial, also in Höhe des Gelenkspalts. Die Darstellung der versierten Praktiker Dixon u. Graber (1983) zeigt den Zugang etwas weiter lateral. Entscheidend ist es, sich die Ausdehnung der Gelenkkapsel nach kaudal zu vergegenwärtigen, etwa anhand der Gelenkschnitte von Möllmann u. Mitarb. (1972). Daraus geht hervor, daß die Punktion im oberen Drittel des Gelenks und soweit medial erfolgen sollte, daß die genannten Sehnen möglichst nicht tangiert werden. Andererseits ist bei umschriebenen Tendopathien die Plazierung von Kristallkorticoiden in unmittelbarer Nachbarschaft der Sehnen durchaus sinnvoll und empfehlenswert. Auch die gleichzeitige Injektion in Schultergelenk und nachfolgend in die Bursa subacromialis hat sich bei häufig gleichzeitiger Betroffenheit entsprechend den Erfahrungen von Roy (1976) als sinnvoll und effektiv erwiesen. Zum eigenen Procedere (Bernau 1985) nach Schulterinjektion gehört die Applikation einer Eispackung auf die betroffene Schulter am liegenden Patienten. Durch sichere Rükkenlage wird allen denkbaren Komplikationen durch lokale und allgemeine Schmerzreaktionen vorgebeugt.

Im Zusammenhang mit der intraartikulären Injektion in das Schultergelenk sei auch ein Kurzhinweis zum Vorgehen bei Schultermobilisation in Lokalanästhesie erlaubt. Notwendig ist ein venöser Zugang auf der Gegenseite und nützlich eine vorgängige Skapularisanästhesie auf der Seite der Schultersteife. Anschließend Schulterarthrographie in Rückenlage auf dem Röntgentisch. Nach Dokumentation der korrekten Kanülenplazierung Instillation von soviel Lokalanästhetikum, wie eben möglich, um dadurch auch verklebte Kapselanteile zu sprengen, abschließend Instillation von 20 mg Lederlon. Danach im Behandlungszimmer Infusion unter Zusatz von 10 mg Diazepam (Valium®) und 75 mg Diclofenac (Voltaren®), also relaxierend und analgetisch und anschließend Mobilisation. Das Vorgehen in der Praxis ist recht aufwendig und bedarf sorgfältiger Planung einschließlich Begleitperson für die Entlassung. Das Procedere ist, wie jenes bei anderen Injektionen, jeweils in einer Standardanleitung festgelegt (Tab. **10**).

Ellenbogengelenk

Am einfachsten erreicht man das Ellenbogengelenk in Rechtwinkelstellung mit aufliegendem Unterarm von dorsal über die Fossa olecrani, die in der Regel gut getastet werden kann. Die Kanülenführung erfolgt senkrecht von dorsal. Ist dieser Zugang aus irgendwelchen Gründen nicht realisierbar, so kann man - etwas schwieriger - das Ellenbogengelenk auch über das Humeroradialgelenk von lateral treffen. Auch dieses Gelenk läßt sich, zumal bei schlanken Patienten, gut tasten.

Handgelenk

Die Punktion des Handgelenks erfolgt ebenfalls von dorsal bei aufliegendem Unterarm. Dabei empfiehlt sich medial der gut ertastbare Zugang zwischen den Strecksehnen von Daumen und Zeigefinger, direkt distal vom Griffelfortsatz bei gleichzeitiger Spreizung beider Finger. Eine weitere Erleichterung des Zugangs erfolgt nötigenfalls durch Handgelenksbeugung. Der ulnare Zugang jenseits der Strecksehne des Kleinfingers ist etwas schwieriger. Es gelingt aber durchaus auch hier, durch sorgfältiges Tasten zwischen den Sehnen von dorsal einen Zugang zum Handgelenk zu finden. In jedem Fall sollten vor Injektionsbeginn die Finger bewegt und dadurch die unerwünschte Auffädelung einer Sehne ausgeschlossen werden. Denn die Injektion in eine Sehne ist besonders für den Patienten eine sehr unangenehme Erfahrung. Meist ist sie sehr schmerzhaft und deshalb leicht erkennbar. Dieses Zeichen ist jedoch nicht obligat. Im ungünstigen Fall kann, zumal nach Injektion eines Corticoids, auch eine Sehnenruptur danach auftreten. Das Erreichen des Handgelenks selbst ist gut daran erkennbar,

Tabelle **10** Standardinjektionen I

Nr..	Injektionen	Venöser Zugang	Spritze Nr.	Xylonest 1% Luerfit ml	Lederlon mg	Kanüle Nr.	Gebührennummern EBM	GOÄ
1	Schulter ia		1	5	10	1 (0,9x40)	255 + 405	254 + 490
2	Bursa subacromialis		1	3	10	14 (0,6x30)	267	267
3	z. B. Epikondylitis		1	1,5	5	14 (0,6x30)	267	267
3a	z. B. Tendopathie Trochanter		1	5	10	0,6x80	267	267
4	Finger/Zehen ia		1	2		14 (0,6x30)	255 + 405	254 + 490
			2		5			
5	Sprunggelenk/		1	5		(0,6x50)	255 + 405	254 + 490
	Ellenbogengelenk ia		2		5			
6	Kniegelenk ia		1	2	20	1 (0,9x40)	255 + 405	254 + 490
			2					
						im Röntgen:		
7	Hüftgelenk ia		1	5		ventral 0,9x70	255 + 405	254 + 490
			2		20	lateral 0,8x100		
8	ISG ia		1	8	20	0,65x80	255	254
	Im Liegen im Rö:							
9	Schultermobilisation im LA							
	a) gegenseitig:	+						
	b) Supraskapularisblockade = 13c						420	254
	c .1) ia Xylonest 5 ml		1	5		1 (0,9x40)	255 + 405	254 + 490
	.2) Arthrographie Hexabrix		2		Hexabrix 5 ml			
	.3) Röntgenaufnahme 2 Ebenen						5022	5035 + 5036
	.4) ia Lederlon		3		20			
	.5) ia Xylonest maximal		4	15				
	d) in Zimmer 3 liegen und							
	Infusion (= 10) anhängen						271	281 (+2460)
	e) Eis auf Schulter (wiederholt)						529	530
	f) Schultermobilisation						2460	A 3305
10	Neurotrophe Infusion:						272	283
	Voltaren 3 ml + Valium 10							
	+ Aquo-Cytobion 500 (B 12)							
	in Nacl 250 ml							
11	Spülung Bursa subacromtialis wie 9 außer:							
	c .1) Punktion Bursa + Spülen mit 0,9% Kochsalz 20 ml						303	
	.2) 1. Röntgenaufnahme (Kanülenposition - Kalk?)							
	.3) Schraubspritze (Syringe) + rosa Kanüle zum Absaugen				18G (1.2x40)			
	.4) Lederlon 5, ggf. Arthrographie Hexabrix (Amp. bereitlegen)							
	.5) 2. Röntgenaufnahme						5022	

daß die Injektion plötzlich spielend leicht gelingt, auch noch erkennbar mit einer Kanüle Nummer 14. Danach erst wird das eigentliche Medikament plaziert. Damit - zur Vermeidung einer Hautatrophie - Corticoid nicht in den Stichkanal zurückflutet, wird vor Kanülenentfernung nochmals wenig Lokalanästhetikum nachinjiziert. Die Aspirationsprobe vor Instillation dokumentiert, wenn Corticoid in die Spritze mit klarem Lokalanästhetikum zurückflutet, richtige Plazierung in dem geschlossenen Hohlraum.

Fingergelenke

Sehr dankbar sind Patienten mit lang anhaltenden singulären Fingergelenksbeschwerden bei entzündlichen Erkrankungen, aber auch nach Distorsionen über plötzlich eintretende Abschwellung und Schmerzfreiheit nach intraartikulärer Injektion mit einem „Tropfen Cortison" - so die „Nomenklatur" im Patientengespräch. Die Injektion in alle Fingergelenke erfolgt von dorsolateral und sie ist vergleichsweise einfach an den Fingergrund- und Mittelgelenken. Am schwierigsten an der Hand, auch aufgrund möglicher Sehnenkonflikte, ist das Daumensattelgelenk aufzufinden. Der Zugang erfolgt wahlweise von medial oder lateral, sofern nötig, an jedem Gelenk (Bernau 1985).

Hüftgelenk

Seit der Mannheimer Berufsverbandstagung unter Leitung von Herrn Rompe bewegt sich die Diskussion um eine erfolgreiche Punktion des Hüftgelenks. Es darf keinen Zweifel daran geben, daß diese Injektion nicht nur technisch etwas schwieriger ist, sondern auch eine strenge Indikationsstellung verlangt. Denn es drohen hier - lange verschleierte - Infekt und Hüftkopfnekrose als mögliche Komplikationen. Dabei kann eine Nekrose auch schon einmal im Entstehen sein, radiologisch aber noch nicht verifiziert und dies kann zu Fehldeutungen hinsichtlich der Kausalität führen bei gleichzeitig durchgeführter Hüftinjektion, zumal mit Cortison. Darum darf sie stets nur am Ende einer konservativen Therapieeskalation folgen, nie als erster Schritt. Ausnahme ist der - evtl. sonographisch nachgewiesene - Gelenkerguß. Wie starke Druckerhöhung schon wenige ml Erguß im kindlichen Hüftgelenk verursachen, hat Rydholm (Rydholm 1990) eindrücklich nachgewiesen.

Die lange bevorzugte Punktion von lateral über der Trochanterspitze erscheint noch unzuverlässiger als jene von ventral. Bei Aufsuchen der richtigen Punktionsstelle orientiert man sich einerseits an der Symphyse, andererseits an der A. femoralis. Die Punktion soll genügend weit lateral von der Arterie erfolgen und in Höhe 2 - 3 Querfinger oberhalb des Symphysenrands. Nicht selten kommt es vor, daß sich die Kanüle eindeutig im Bereich der Gelenkkapsel, also etwa über dem Schenkelhals, befindet, eine druck- und schmerzfreie Injektion aber nicht gelingt. Dabei wird nach entsprechender Vorbereitung mit beidseits sterilen Handschuhen und Hautdesinfektion die Kanüle plaziert. Gelingt das Einspritzen von Lokalanästhetikum leicht und schmerzfrei, wird eine Röntgenkontrolle durchgeführt. Dokumentiert sie korrekte Kanülenlage, erfolgt jetzt Injektion von Lederlon 20 und abschließend wieder etwas Lokalanästhetikum. Die nachfolgend sofort eintretende Schmerzerleichterung ist ein weiteres charakteristisches Zeichen für eine korrekt durchgeführte Injektion.

Kniegelenk

Am Kniegelenk gibt es in der Regel keine Orientierungsprobleme, denn diese Injektion ist wohl die einzige, die alle Kollegen während ihrer Ausbildung erlernen. Natürlich wird vielfach auch die übrige Injektionstechnik in praktischer Kliniktätigkeit vermittelt, aber leider sind doch auch viele Kollegen immer wieder genötigt, sich diese Technik in der Praxis autodiaktisch anzueignen.

Beim Zugang von ventral ist zu beachten, daß meist kein Unterschied im Widerstand während des Einspritzens zwischen Injektion in das freie Gelenk oder in den Hoffa-Fettkörper besteht. Auch das Injizieren selbst in den Fettkörper ist primär nicht durchgehend schmerzhaft. Eine zuverlässige Orientierung für korrekte Plazierung bietet nur beim Aspirationsversuch sich entleerende Gelenkflüssigkeit. Heute ist auch bei perfekter No-touch-Technik der beidhändige Gebrauch von Einmalhandschuhen dringend empfehlenswert. Bindend vorgeschrieben (Bernau u. Mitarb. 1988) ist er bei der sogenannten „Dekonnektion“, d.h., wenn sich etwa die Notwendigkeit ergibt, bei Aspiration von Erguß diesen zuvor zu entleeren. Darüber hinaus sind andere Zugänge zum Kniegelenk möglich und eingeführt, im besonderen auch zur geplanten Entleerung von Gelenkerguß am liegenden Patienten von lateral oberhalb der Patella. Aber diese Techniken sind so weitgehend verbreitet und bekannt, daß sie hier keiner weiteren Darstellung bedürfen.

Sprunggelenk

Am Sprunggelenk liegen die Verhältnisse ähnlich wie am Handgelenk: Streckseitig sind Sehnen zu schonen, als Injektionsgrenzen nach medial bieten sich die Sehnen des M. tibialis anterior und nach fibular des M. extensor digitorum longus an. Andererseits muß die Höhe des Gelenkspalts genau getroffen werden. Diese Punktion ist darum einfacher, wenn der getastete Gelenkspalt durch eine - unabhängig davon indizierte - Röntgenaufnahme mit Markierung des Tastpunkts verifiziert wird. Es ist dann immer noch häufig notwendig, mit der Kanülenspitze von kranial nach kaudal zu tasten, bis diese in den Gelenkspalt hineinfällt, wobei eine Knorpelschädigung unbedingt vermieden werden soll.

Zehengelenke

Das Großzehengrundgelenk ist klinisch einfach darzustellen, vor allem durch Zug am Großzehenendglied mit sich dabei einstülpender Haut (Bernau 1985). Reizzustände finden sich neben dem Großzehengrundgelenk besonders häufig auch in den Grundgelenken der zweiten und seltener der weiteren Zehen. Zur Diagnose führt eine sorgfältige Tastuntersuchung der einzelnen Gelenke, wobei Zehenbeugung im Grundgelenk einen schmerzhaften Reizzustand empfindlich anzeigt. An den Zehengrundgelenken funktioniert nur ein Zeichen richtiger intraartikulärer Plazierung: die Aspiration von zuvor injizierter Flüssigkeit zeigt zuverlässig korrekte Kanülenlage an. Bis dahin ist ebenfalls longitudinales Tasten mit der Kanülenspitze notwendig, bis sie in das Gelenk „hineinfällt“, während die Gegenhand - analog wie an der Großzehe - an der betreffenden Zehe zieht und gleichzeitig das Gelenk nach dorsal drängt.

Weitere Gelenke

Auch fast alle anderen Gelenke sind einer gezielten Injektion zugänglich, so vor allem die Kreuzdarmbeingelenke, bei denen der Verlauf von mediodorsal nach lateroventral beachten ist. Aber auch straffe Gelenke im Bereich des Schultergürtels, etwa Sternoklavikular- oder Akromioklavikulargelenke können erfolgreich durch einmalige Injektion behandelt werden.

Vorsorge gegen Komplikationen

Im weiteren Sinne sind Vorsorge gegen und richtiges Vorgehen bei Komplikationen gleichermaßen unerläßlich. Bei der Vorsorge sind es vier Aspekte, die besondere Beachtung verdienen:

1. *Richtige Indikation:* Nicht jeder akute Schmerz in einem Gelenk ist sofort mit einer Injektion zu behandeln, sondern die risikoarmen Therapiemaßnahmen sind, sofern angezeigt, vorher anzuwenden.
2. *Patientenaufklärung:* Diese ist unerläßlich, sie kann hinreichend mündlich erfolgen, der Arzt sollte sich aber durch eine entsprechende Notiz im Krankenblatt absichern. Es reicht der Vermerk „aufgeklärt, einverstanden". Eine Darstellung von 1984 (Bernau 1984), die in Abstimmung mit dem Fachjuristen für Arztrecht, Prof. Narr, erfolgte, ist unverändert gültig.
3. *Vorbereitung der Injektion.* Hierzu wird auf einen speziellen Beitrag von Heeg u. Bernau (1985) sowie auf die schon zitierte Gemeinschaftsveröffentlichung (Bernau u. Mitarb. 1988) verwiesen, der zahlreiche im Auftrag von Berufsverband und DGOT durchgeführte Klausurtagungen und Abstimmungen vorausgegangen waren unter Beteiligung von Hygienikern, Juristen und Unfallchirurgen. Gemeinsam mit einer Reihe zusammen mit Heeg durchgeführter Untersuchungen zu diesem Themenbereich ist diese Arbeit aus dem Deutschen Ärzteblatt auch in einer Monographie veröffentlicht (Bernau u. Heeg 1989).
4. *Wahl des Medikaments:* Gerade im Hinblick auf mögliche Komplikationen sollten hier die Grundsätze Monosubstanz und nachgewiesene Wirksamkeit beachtet werden. Denn im Ernstfall geht es vor Gericht um eine Risiko-Nutzen-Abwägung (Bernau u. Heeg 1989). Es ist in nächster Zeit mit Notierung einer für intraartikuläre Applikation bevorzugten Medikamentengruppe, die diese Vorgabe nicht erfüllt, auf der Negativliste zu rechnen.

Zu einer rechtswirksamen Aufklärung gehört auch die Frage, welches Medikament verwendet wird. Gerade im Hinblick auf mögliche Komplikationen ist es wichtig, sich über diese Therapiegrundsätze primär zu beraten und nicht der gelegentlich im sportmedizinischen Bereich vorgelebten Polypragmasie zu folgen. Bei den Corticoiden ist die führende Frage die der Verweildauer im Gelenk. Hierüber und zur Pharmakogenetik hat Möllmann (Möllmann u. Mitarb. 1986) richtungsweisende Untersuchungen veröffentlicht, die zu wenig beachtet werden. Es wird hier auch Bezug genommen auf die Empfehlungen des für seine Arbeiten über Cortison bekannten Internisten Kaiser. Danach ist ein Präparat hinsichtlich der Verweildauer im Gelenk allen anderen weit überlegen im Zusammenhang mit seiner geringsten Wasserlöslichkeit. Es handelt sich um Triamcinolonhexacetonid (Lederlon®). Dementsprechend ist hier die Freigabe aus dem Gelenk, also die systemische Wirkung am geringsten. Dieses Präparat hat nach Rydholm (1990) dazu geführt, daß die Synovektomie speziell am Kniegelenk wesentlich seltener geworden ist seit Verwendung dieses auch im französischen und englischsprachigen Raum führenden Kristallcorticoids. Eine letzte Bemerkung aus einer kürzlich veröffentlichten Studie (Chakravarty u. Mitarb. 1992), in der nach Kniegelenksinjektionen bei einer Gruppe während mindestens 24 Stunden vollständige Bettruhe eingehalten wurde. Die Langzeitwirkung hinsichtlich Schmerz und Beweglichkeit war signifikant besser als in der Kontrollgruppe, die sofort nach Injektion wieder belastet hatte.

Vorgehen bei Verdacht auf Komplikation

Treten nach einer Gelenkinjektion Schmerzen auf, so ist bis zum Beweis des Gegenteils ein eingetretener Gelenkinfekt anzunehmen. Dieser Grundsatz schützt am zuverlässigsten vor dem leider zu häufig vorkommenden Verdrängungsphänomen, dem Patient und Arzt gleichermaßen erliegen können. Für beide ist es verhängnisvoll, wenn ein fataler Verlauf noch durch einen vermeidbaren Fehler verschlimmert wird. Denn ein sofort richtig erkannter und behandelter Gelenkinfekt ist im Regelfall beherrschbar und kann mehrheitlich zur Ausheilung gebracht werden. Es kommt also vor allem darauf an, sofort richtig zu handeln und keine Zeit zu verlieren. An diesem Punkt entzünden sich die meisten Haftpflichtauseinandersetzungen (Bernau u. Heeg 1989). An einen Reizzustand denkt man bei sofortigem Auftreten, wenn der Patient z. B. 5 Stunden nach der Injektion anruft und über heftigen lokalen Schmerz klagt. Man sollte am Tage Patienten eine sofortige Kontrolle in der Sprechstunde anbieten oder nachts evtl. empfehlen, lokal Eis aufzulegen und ein Analgetikum zu nehmen. Wichtig ist vor allem der Hinweis, daß die Schmerzen nach weiteren 6 - 10 Stunden wieder abklingen. Bei Gegenüberstellung der Symptome sprechen frühes Auftreten für einen Reizzustand, späteres Auftreten, etwa ab 2. Tag, Krankheitsgefühl und beschleunigte Blutsenkung mehr für einen Infekt. Bei jedem Verdacht sind eine sofortige Gelenkpunktion und eine zügige Punktatuntersuchung notwendig, gleichzeitig Bestimmung der Blutsenkung sowie Ruhigstellung des Gelenks und tägliche Befundkontrolle, nötigenfalls als Hausbesuch. Wenn diese Voraussetzungen erfüllt sind, kann ambulant weiterbehandelt werden. Die stationäre Einweisung wird zwingend notwendig, wenn die Symptomatik nicht binnen 1 - 3 Tagen zurückgeht, eine Infektion als wahrscheinlich anzunehmen und Antibiotikatherapie angezeigt ist. Rückhaltslose Aufklärung des Patienten durch den einweisenden Arzt und enge Kooperation zwischen den Kollegen in Praxis und Klinik zum Wohle des Patienten schaffen das dringend notwendige Vertrauen in die Kompetenz der beteiligten Ärzte. Komplikationsfreies Arbeiten gewährleistet bei richtiger Indikation den gewünschten Behandlungserfolg für den Patienten und ist natürlich auch das Ziel ärztlichen Handelns. Dafür ist ein geschlossenes Behandlungskonzept, in dem richtiges Vorgehen auch bei unerwünschtem Verlauf vorausgedacht ist, entscheidend. In dem umschriebenen Bereich der Behandlung mit Gelenkinjektionen liegt ein solches Konzept in Form von Empfehlungen vor, die auch im Auftrag von DGOT und Berufsverband erarbeitet wurden (Härle 1987).

Literatur

Bernau, A.: Zur Frage der Patientenaufklärung in der orthopädischen Praxis. Orthop. Prax. 20 (1984) 163-165

Bernau, A.: Intraartikuläre Injektionen an Finger- und Zehengelenken. Med. Orthop. Techn. 105 (1985a) 86-87

Bernau, A.: Injektionen am Schultergelenk. Med. Orthop. Techn. 105 (1985b) 88-89

Bernau, A., P. Heeg: Aspekte der Infektionsprophylaxe bei Vorbereitung intraartikulärer Injektionen und Punktionen. Med. Orthop. Techn. 105 (1985) 72-79

Bernau, A., P. Heeg: Haftpflichtprozeß Gelenkinfektion. Beweisfragen an den ärztlichen Gutachter. Chir. Prax. 40 (1989) 3-8

Bernau, A., P. Heeg: Hautdesinfektion. Experimentelle Untersuchungen. Praktische Gesichtspunkte. ML-Verlag, Uelzen 1989

Bernau, A., G. Rompe, H. Rudolph, H. P. Werner: Intraartikuläre Injektionen und Punktionen. Dtsch. Ärztebl. 85 (1988) 34-40

Chakravarty, K. et al.: Intra-articular steroid therapy for knee synovitis – role of post injection rest. Arthr. and Rheum. 35, Suppl. 9 (1992) 200

Dixon, A. St. J., J. Graber: Lokale Injektionstherapie bei rheumatischen Krankheiten. Fischer, Heidelberg 1983

Goldmann, A. B.: Procedures in Skeletal Radiology. Grune & Stratton, Orlando 1984

Härle, A.: Behandlungsstrategien bei Gelenkinfektionen nach Injektionen und Punktionen. INFORMATIONEN des BVO 3/1987

Heeg, P., A. Bernau: 10 Regeln für die Hygiene in der Praxis. Dtsch. med. Wschr. 117 (1992) 588-593

Möllmann, H. W. et al.: Vergleichende Untersuchungen zur Pharmakokinetik und Wirkdauer intraartikulär applizierter Glukokortikoid - Kirstallsuspensionen. Akt. Rheumatol. 11 (1986) 55-60

Möllmann, H., J. Polster, H. Knoche: Technik der intraartikulären Injektionen. Schwarzeck, München 1972

Roy, S.: Management of painful shoulder. Lancet (1976) 1322-1324

Rydholm, U.: Surgery for Juvenile Chronic Arthritis. Ortolani, Lund 1990

Therapeutische Lokalanästhesie in der Behandlung der Arthrose

J. Grifka, J. Ludwig, J. Henning und G. Schmitz-Bargon

Einleitung

Mit der Bezeichnung „therapeutische Lokalanästhesie" wird eine Anwendung von Lokalanästhetika zur Injektionstherapie beschrieben. In geschichtlicher Betrachtung hebt sich dieses Verfahren von der ursprünglich als „Neuraltherapie" bezeichneten Vorgehensweise in der Weise ab, daß es sich vermehrt an schulmedizinischen Grundlagen orientiert. Mitunter werden unter Neuraltherapie auch alle auf Reflexgeschehen abstellenden Untersuchungs- und Behandlungsverfahren wie beispielsweise manuelle Medizin, Akupunktur, physikalische Medizin verstanden (Tilscher u. Eder 1991). Am neutralsten ist die Bezeichnung „Infiltrationstherapie"; zum einen, da nicht alle Anwendungen per se auf eine therapeutische Wirkung zielen, wie beispielsweise bei der probatorischen Infiltration des Akromioklavikulargelenks, zum anderen handelt es sich mitunter auch um Lokalanästhetikaanwendungen mit Zusatz anderer Substanzen, wie beispielsweise Cortison.

Oft ist der Orthopäde gerade bei interdisziplinären Fragestellungen gefordert. Die Infiltrationstherapie bietet einen Behandlungsansatz für verschiedenste Krankheitsursachen, wie auch die daraus folgenden Begleitreaktionen, die wiederum autonomen Charakter erlangen können. Für die spezielle Anwendung der therapeutischen Lokalanästhesie bei Arthrose sind in diesem Kontext alle degenerativen Gelenkveränderungen, auch an der Wirbelsäule, zu berücksichtigen. Nachfolgend soll daher neben der Erklärung der Wirkprinzipien exemplarisch auf Anwendungsbereiche bei arthrotischen Veränderungen und spezielle Techniken eingegangen werden.

Wirkungsprinzip der therapeutischen Lokalanästhesie (TLA)

Auch wenn die Lokalanästhetikaapplikation in der Regel mit weiteren Behandlungsmaßnahmen kombiniert wird, kann sie nicht nur als Begleittherapie angesehen werden, sondern hat einen eigenständigen therapeutischen Wert. Eine Therapie über Injektionsorte im Haut- oder Muskelbereich, die vom Schmerzauslöser entfernt liegen, wird oft in der Weise mißverstanden, daß es sich dabei lediglich um eine symptomatische Therapie handeln könne.

Der Wirkungsmechanismus der Infiltration in diesen Bereichen basiert im wesentlichen auf 2 Prinzipien:

- Zum einen wird die lokal vorliegende Veränderung im Bereich der Haut oder der Muskulatur mit Myegelosen und Insertionstendopathien durch Lokalinfiltration angegangen. Dies hat bei den schleichend beginnenden und chronisch verlaufenden degenerativen Veränderungen besondere Bedeutung. Durch diese vom Ort der Schmerzentstehung entfernte, schmerzhafte Funktionsveränderung kann es auch bei Besserung der eigentlichen, schmerzverursachenden Erkrankung zu fortbestehenden Funktionseinschränkungen kommen, die wiederum in dem komplexen Wechselspiel zwischen nozizeptiver Afferenz und motorischer sowie sympatischer Efferenz beschwerdeverursachend sein können. Von Engel u. Ströbel (1990) wird dies als algodystropher Effekt bezeichnet. Somit ist die lokale Injektionstherapie in dieser Hinsicht Voraussetzung zur Behebung der Sekundärphänomene und damit Grundlage für die Wiederherstellung der Normalfunktion dieser Strukturen.

- Zum anderen kann aber über die Therapie an dem als Sekundärveränderung oder auch Zielorgan betroffenen Gewebe eine Schmerzlinderung bis hin zur Besserung der zugrundeliegenden Schmerzursache erreicht werden. Zu erklären ist dies über eine kutane bzw. myokutane reflektorische Wirkung (Schmidt 1988, Dosch u. Dosch 1990). Generell handelt es sich bei diesen vom eigentlichen Erkrankungsort entfernten Symptomatiken um die auch von seiten der manuellen Medizin oder der Akupunktur bekannten Veränderungen. Aufgrund der Mitbeteiligung des vegetativen Nervensystems ist die entfernt liegende Beschwerdesymptomatik geradezu typisch, wird jedoch mitunter verkannt. Aufgrund der sehr langen postganglionären Verlaufsstrecke der Sympathikusfasern werden gerade derartige, von der ursächlich betroffenen Struktur entfernt liegenden, mitunter diffusen Reaktionen induziert. Daher sollte bei der Untersuchung auch ein Augenmerk auf sensible, vasomotorische, pilomotorische und trophische Störungen der Haut geachtet werden. Ein Beispiel für die diffusen Reaktionen bei Sympathikusmitbeteiligung ist das Zervikalsyndrom. Schmidt (1988) spricht in diesem Zusammenhang von den Head-Zonen als Wegweiser für die zugrundeliegende Beschwerdesymptomatik. Segmentspezifisch muß im Bereich der Haut vor allem das Algesieverhalten untersucht und bewertet werden (Dvorak u. Dvorak 1985, Byrne u. Wachsman 1990).

Die anatomische Struktur der Ganglien und die Interaktion dieser Geflechte mit den motorischen und sensiblen Wurzelanteilen verdeutlicht die Wechselwirkung auch bei primär radikulär bedingten Störungen, die in einer diffusen Sympathikusreaktion ihren Ausdruck finden können (Lang 1991). Daher ist auch in den Fällen, in denen bei einer zugrundeliegenden vertebragenen/arthrogenen Symptomatik über Injektionsbehandlungen im Bereich von Haut, Muskulatur und Gelenk keine Besserung erzielt werden kann, die Infiltration der beteiligten Spinalganglien und des Grenzstrangs berechtigt. Generell ist bei der TLA die Infiltration im Bereich der Schmerzausbreitung wie des Schmerzursprungs als Einheit zu sehen. Entsprechend sind Infiltrationen im Auslösungsbereich, muskulären Schmerzzonen, Insertionstendopathien und ligamentären Schmerzbereichen sowie gegebenenfalls Sympathikusinfiltrationen zu kombinieren. Abb. **58** zeigt auf Segmentebene die Spinalwurzelauffächerung in dorsalen Ast mit Innervation der Facette und ventralen Ast sowie das Grenzstrangganglion und die Eigeninnervation zum Spinalkanal. Diese Topographie verdeutlicht auch die Ansatzmöglichkeiten im Bereich der Haut- und Muskulatur, um bei Facettensyndromen Einfluß auf die ebenfalls über den R. dorsalis geleitete Schmerzreaktion zu nehmen.

Ebenso kann die TLA aber auch als funktionelle Testung eingesetzt werden, beispielsweise als probatorische Injektion des Akromioklavikulargelenks, um durch die lokal gezielte Schmerzausschaltung Sicherheit darüber zu erlangen, ob alleine eine Akromioklavikulargelenksarthrose Grund für die Beschwerdesymptomatik ist und die alleinige Resektion einen ausreichenden Therapieerfolg verspricht. Insofern kann neben klinischen Tests zur Untersuchung anatomischer Strukturen und Funktionen die TLA als zusätzliche funktionelle Testung für Gelenke sowie neurale Strukturen eingesetzt werden (Krempen u. Smith 1974).

Bei allen diesen Therapieeinsätzen versteht sich natürlich, daß zuvor eine sorgfältige klinische Anamnese und Untersuchung durchgeführt wird, insbesondere um solche Beschwerdesymptomatiken zu differenzieren, die nicht vom Stütz- und Bewegungsapparat ausgehen und der weiteren interdisziplinären Abklärung bedürfen. Die weitere Klärung ist, ebenso wie bei radikulären Erkrankungen mit Defizitsymptomatik, die weitergehende Schritte verlangt, erforderlich, um nicht den Indikationsbereich der Injektionstherapie zu überschreiten.

Die Lokalanästhetikaapplikation kann in diesem Sinne als effiziente Methode zur Behandlung sowohl der sekundären Veränderungen als auch der ursächlich zugrundeliegenden Erkrankung dienen.

Pharmakophysiologische Grundlagen

Die reversible Blockade der Fortleitung eines Aktionspotentials über die Nervenfasern durch Lokalanästhetika ist unterschiedlich. Zum einen hängt sie von Eigenschaften der Nervenfaser, zum anderen von solchen des Lokalanästhetikums ab. Dünnere Fasern, wie A-δ und C-Fasern als schmerzleitende Strukturen, werden eher ausgeschaltet als dickere, reichlich myelinisierte. Ebenso sind auch postganglionäre sympathische Fasern gut zu blockieren.

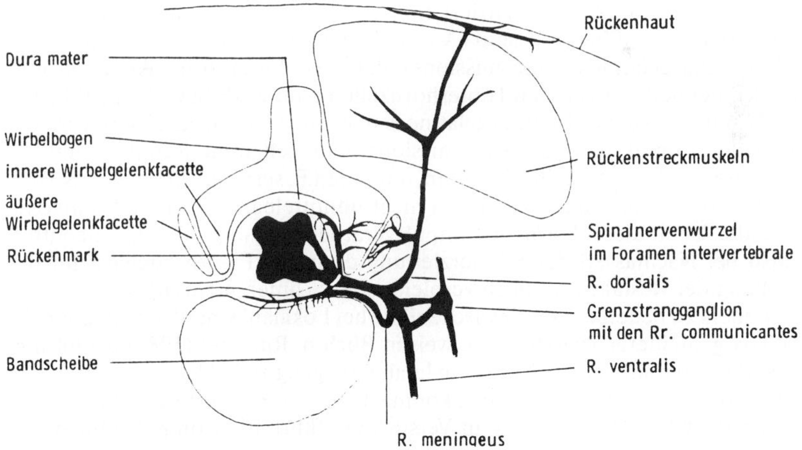

Abb. **58** Schematische Darstellung der Innervationsbereiche auf Segmentebene. Der abgehende Spinalnerv versorgt über den R. dorsalis die Innervation, der Gelenkkapsel, der Rückenstreckmuskulatur bis zu den interspinalen Ligamenten und der Haut. Der R. ventralis innerviert über die Rr.-communicantes-Fasern zum Grenzstrangganglion sowie über den R. meningeus zur Versorgung des Wirbelkanals (aus Krämer 1986)

Lokalanästhetika können in der chemischen Grundstruktur eines Esters (z. B. Procain) oder eines Amids (z. B. Lidocain) vorkommen. Je näher der pH-Wert am physiologischen pH-Wert von 7,4 liegt, desto weniger schmerzhaft ist die lokale Applikation, weshalb Lidocain besser vertragen wird. Der Anteil der Base bestimmt die Möglichkeit der Penetration in die Nervenmembran, was sich durch einen schnellen Eintritt der Wirkung zeigt. Auch dies ist bei den Amidtypen deutlich besser (Smith u. Mitarb. 1985, Raj u. Mitarb. 1988).

Auf der Ebene der Nervenfaserstruktur erklärt sich die Wirkung durch die Lokalanästhetikaapplikation. Die mit der schmerzvermittelnden Reizleitung beanspruchte Nervenfaser ist depolarisiert, was durch vermehrten Natriumeinstrom unterhalten wird. Durch das Lokalanästhetikum wird der Natriumkanal so blockiert, daß kein weiterer Natriumeinstrom mehr möglich ist. Dies geschieht dadurch, daß sich das Lokalanästhetikum mit dem lipophilen Molekülanteil in die hydrophobe Wand des Natriumkanals einlagert, während der hydrophile Molekülanteil durch die myelinisierte Scheide hindurch zur Faser ragt (Büch u. Rummel 1983). Dies erklärt auch, daß Lokalanästhetika mit einem pH-Wertnahe 7,4 am besten wirken, denn nur bei Vorliegen der nichtionisierten Form können sie sich in dieser Weise in der Myelinscheide einlagern und die Kalium-Natrium-Pumpe blockieren, was Voraussetzung zur Stabilisierung der Membran und Repolarisation ist. Zugleich wird damit die Reizleitung unterbrochen; also der über die Nervenfaser übertragene Schmerzreiz gestoppt. Durch die Repolarisation kann schließlich sogar ein erhöhtes Membran-Ruhe-Potential der Nervenfaser erreicht werden. Für diese Wirkung genügen niedrige Dosierungen und kleine Volumina, die dem gewünschten Verteilungsraum angepaßt sind (Auberger u. Biermann 1988).

Desweiteren wird die Schmerzleitung auf Rückenmarksebene über das von Melzack u. Wall (1965) beschriebene Gate-control-System gehemmt. Melzack (1982) hat dieses System noch weiter differenziert. Im wesentlichen basiert dieses System darauf, daß die afferenten, dünnen Fasern (A-δ und C) durch einen hemmenden Effekt auf die Substantia gelatinosa Transmissionszellen des Hinterhorns aktivieren und damit die Schmerzleitung von den Hinterhornzellen zum ZNS bewirken (Abb. **59**). Durch die Stimulation der Substantia gelatinosa über afferente, dicke Fasern wird die Überleitung von Impulsen auf die Transmissionszellen gehemmt. Somit kommt bei einem Nachlassen der Aktivität in afferenten, dünneren Fasern eine Schmerzausschaltung auch für solche von Lokalanästhetika nicht unmittelbar betroffene Schmerzfasern zustande. Über diese Form der Impulsverarbeitung sorgt das Gate-control-System also bei Nachlassen der Schmerzleitung dünnerer Fasern zugleich für die Unterdrückung der Restaktivität noch verbleibender Schmerzmeldungen.

Besonders zu bedenken sind Zwischenfälle bei Lokalanästhetikaapplikation. In einer Statistik gemeldeter Zwischenfälle weisen Büch u. Rummel (1983) darauf hin, daß bei 290 Zwischenfällen in 98 Fällen ein letaler Ausgang zu beklagen war, in 70 Fällen ein Atemstillstand beherrscht werden konnte. Gerade weil der stete Gebrauch dieser so oft eingesetzten Medikamente in Versuchung führt, die Komplikationen beiseite zu drängen, sei explizit auf die toxischen Wirkungen, insbesondere zerebraler und kardiovaskulärer Art hingewiesen:

Insbesondere gut lipidlösliche Lokalanästhetika, wie z. B. Tetracain, haben bei akzidentieller intravasaler Applikation ein schnelles Erreichen hoher Konzentrationen im ZNS zur Folge. Generell können aber bei allen Lokalanästhetika toxische Wirkungen auf das ZNS auftreten.

Vorboten hierfür sind:

- Nausea,
- Erbrechen,
- Rededrang,
- Euphorie,
- Angst,
- Unruhe,
- Schwindel,
- starke Erregung,
- Verlust der Orientierung.

Nach Muskelzuckungen und Krämpfen (vor allem klonisch) können Koma und zentrale Atemlähmung folgen.

Am Herz zeigen Lokalanästhetika chinidinartige Wirkung:

- Frequenzabnahme, die bis zum Herzstillstand führen kann,
- Verlängerung der Überleitungszeit, bis zum AV-Block,
- verminderte Erregbarkeit,
- verminderte Kontraktionskraft.

Außerdem trägt die zusätzliche vasodilatierende Wirkung der Lokalanästhetika zum Kreislaufversagen bei.

Lokale oder allgemeine allergische Reaktionen bis zum anaphylaktischen Schock sind insbesondere bei Prädisposition zu beobachten. Am häufigsten führen procainhaltige Lokalanästhetika zu diesen Folgen.

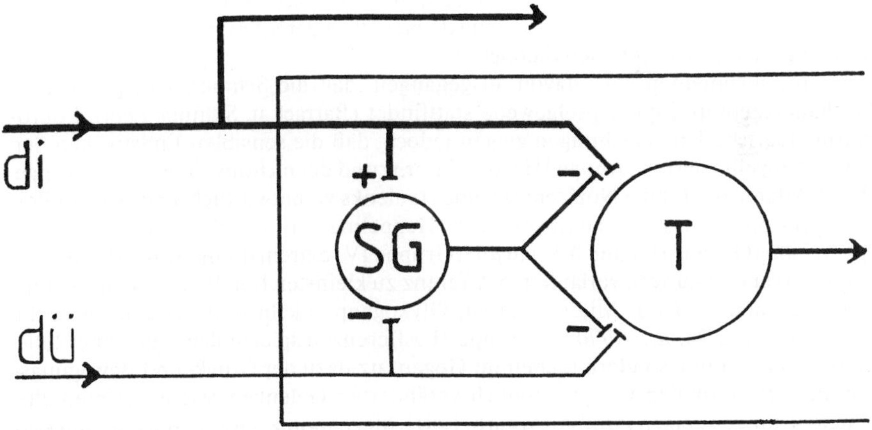

Abb. **59** Schema des Gate-control-Systems. Über die Erregung dünner Fasern (dü) wird die Substantia gelatinosa (SG) in ihrer Aktivität gehemmt und die Übertragung der Erregung findet auf die Transmissionszellen (T) des Hinterhorns statt, die die Erregung zum Zentralnervensystem weiterleiten. Impulse der dicken Fasern (di) bewirken über die Aktivierung der Substantia gelatinosa eine Hemmung der Erregungsübertragung auf die Transmissionszellen, so daß keine Schmerzmeldung an das ZNS erfolgt. Außerdem gibt es über dicke Nervenfasern eine zentrale Kontrolle

Die Beachtung der zulässigen Höchstdosen sowie die sofortige Einleitung von Notfallmaßnahmen bei Komplikationen versteht sich (Arzneimittelkommission der deutschen Ärzteschaft 1985, Bernau u. Kottler 1990). Ebenso wie medikamentenbedingte Komplikationen werden auch mangelnde anatomische Kenntnisse als Ursache für Komplikationen beklagt (Bratzke u. Mitarb. 1991).

Für die therapeutische Lokalanästhesie sollten prinzipiell keine vasokonstriktorischen Zusätze benutzt werden. Nur ausnahmsweise und bei gezielten Indikationen sollte die Beimischung eines kristalloiden Glucocorticoidpräparats erfolgen. Hierbei sind im speziellen die Löslichkeit des Cortisonpräparats in Suspension sowie der kristallinen Form im Gewebe zu beachten (Möllmann u. Mitarb. 1990).

Besonderheiten der Schmerzperzeption bei Arthrose

Die auf degenerativen Veränderungen basierenden Beschwerden des Stütz- und Bewegungsapparats mit ihren Belastungen für das Sozialversicherungssystem und der dadurch bedingten Arbeitsunfähigkeit, die vor allen anderen Erkrankungen rangiert, werden seit Jahren diskutiert (Hildebrandt 1989). Darüber wird oft die spezielle Betroffenheit des einzelnen vergessen. Gerade mit zunehmender Lebenserwartung und guter Behandelbarkeit anderer Leiden treten arthrogen bedingte, chronifizierende Beschwerden in den Vordergrund.

Geht man allgemein davon aus, daß bei degenerativen Gelenkveränderungen vor allem die klinisch-evidenten Funktionsstörungen und Begleitveränderungen durch Insertionstendopathien, Fehlbelastungen, Schwellungen und chronisch-entzündliche Veränderungen im Vordergrund stehen, so ergeben sich durch neuere Forschungsergebnisse bedenkenswerte Aspekte bezüglich der Schmerzperzeption im synovialen und kapsulären Gelenkbereich:

Im allgemeinen wird davon ausgegangen ,daß die Schmerzperzeption über Mechanorezeptoren im Kapselgewebe stattfindet (Barrack u. Skinner 1990). Mikromorphologische Untersuchungen zeigen jedoch, daß die sensiblen Endstrecken der schwach myelinisierten Gruppe III (A-δ-Fasern) und der nichtmyelinisierten Gruppe IV(C)-Afferenzen für die Nozizeption eines Gelenks verantwortlich sind, wie am Beispiel der Kniegelenkskapsel nachgewiesen (Heppelmann u. Mitarb. 1990 a). Diese mit 1,0 - 1,5 μm (Gruppe III) und 0,3 - 0,6 μm (Gruppe IV) extrem dünnen, nichtkorpuskularen Nervenendigungen verlaufen in Afferenz zu kleinsten Kapillaren durch das Bindegewebe und sind mit Mitochondrien, Glykogenpartikeln und Vesikeln bestückt (Heppelmann u. Mitarb. 1990 b). Gruppe-II-Afferenzen spielen dagegen keine Rolle für die Nozizeption, sondern dienen im Gegensatz dazu der Druck- und Bewegungssensation in normalen wie entzündlich veränderten Gelenken, wie experimentelle Untersuchungen zeigen (Dorn u. Mitarb. 1991). Mechanorezeptoren und anderen korpuskularen Nervenendigungen wird nach diesen neueren ultrastrukturellen Untersuchungen keine Bedeutung für die Schmerzsensation beigemessen. Der nozizeptiven Funktion der freien Nervenendigungen wird die Wahrnehmung der akuten Gelenkschmerzhaftigkeit wie auch der Hyperalgesie und schlechten Schmerzlokalisation bei synovialitischer Inflammation zugeschrieben. Darüber hinaus bestimmen sie die fortgeleitete Schmerzsymptomatik (referred pain), die die diffuse Schmerzhaftigkeit des Gelenks mit Projektion in Hautareale wie auch tiefe Strukturen bedingt (Sessle u.

Hu 1991). Damit wird zugleich auch die Indikation der Lokalanästhetikaapplikation im intra- und periartikulären Bereich, insbesondere bei degenerativen Gelenkveränderungen unterstrichen.

Anwendungsbeispiele

Unter Berücksichtigung der speziellen Fragestellung der Anwendung der therapeutischen Lokalanästhesie bei Arthrose sei neben den allgemein bekannten und gebräuchlichen Applikationsarten insbesondere auf einige spezielle Infiltrationspunkte und auf die Möglichkeit der Facetteninfiltration unter sonographischer Kontrolle zur zusätzlichen Überprüfung der Applikation am Zielort eingegangen:

Die Quaddeltherapie wird in der Weise vorgenommen, daß die dünne Injektionskanüle nur soeben in die Haut geführt wird und intrakutan ein kleines, umschriebenes Lokalanästhetikadepot gesetzt wird. In exakter Anwendung wird dies so ausgeführt, daß die angeschliffene Öffnung der Kanüle zur Hautoberfläche zeigt. Der Applikationsbereich orientiert sich an kutanen Veränderungen, wie Hyper- oder Dysästhesien und oberflächlichen Bindegewebsverquellungen, die sich bei der Kibler-Hautfaltenprüfung zeigen (Lewit 1987, Tilscher u. Eder 1991). Die Applikationsorte entsprechen in der Regel auch den Akupunkturpunkten (Abb. **60**).

Triggerpunkte der Muskulatur, die sich typischerweise durch ihre lokale Druckdolenz und umschriebene Verhärtung zeigen, werden nach palpatorischer Ortung und Überprüfen der Druckdolenz zwischen 2 Finger genommen (Zweifingertechnik) und angespritzt. Ein typisches Beispiel ist der Triggerpunkt des M. piriformis, der vom äußeren Sakrumanteil zum Trochanter major verläuft und als Außenrotator fungiert. Die Kanüle wird auf den schmerzhaften Punkt gerichtet und Lokalanästhetikum in den Muskel, ohne Knochenkontrakt, infiltriert (Abb. **61**).

Bei diesen Applikationsformen ist stets darauf zu achten, daß der Patient entspannt gelagert ist und nicht die Muskulatur, etwa für Haltefunktionen zusätzlich angespannt wird. Wie auch von der Manualtherapie bekannt, findet sich die Druckdolenz des Triggerpunkts im M. piriformis vor allem bei lumbalen, lumbosakralen und Hüftgelenkserkrankungen.

Insbesondere bei Coxarthrose hat sich die begleitende Infiltration des Glutealansatzes am Trochanter major bewährt. Diese Injektion kann kombiniert mit einer Infiltration der Bursa trochanterica vorgenommen werden. Günstigerweise ist der Patient in Seitenlagerung positioniert, wobei das oben liegende Bein, ähnlich der stabilen Seitenlage, über dem gerade liegenden unteren Bein leicht flektiert ist und dadurch in relative Innenrotation und Adduktion im Hüftgelenk kommt. Nach Palpation der Trochanterspitze wird die Kanüle proximal dorsal der Trochanterregion eingeführt, von wo aus der Ansatzbereich der Glutealmuskulatur bis zum Knochenansatz infiltriert werden kann (Abb. **62**).

Bei Gonarthrose hat sich insbesondere die Infiltration des Pes unserinus-Ansatzes bewährt. Hierzu wird eine Injektionsstelle medial der Tuberositas tibiae aufgesucht, auf der auch typischerweise eine Schmerzsymptomatik angegeben wird. Der gesamte Ansatzbereich wird bis zum Knochenkontakt infiltriert (Abb. **63**).

Um das Kniegelenk gibt es außerdem eine Reihe weitere Punkte, die bei Gonarthrose typischerweise lokal druckschmerzhaft sind und erfolgversprechend mit Lokal-

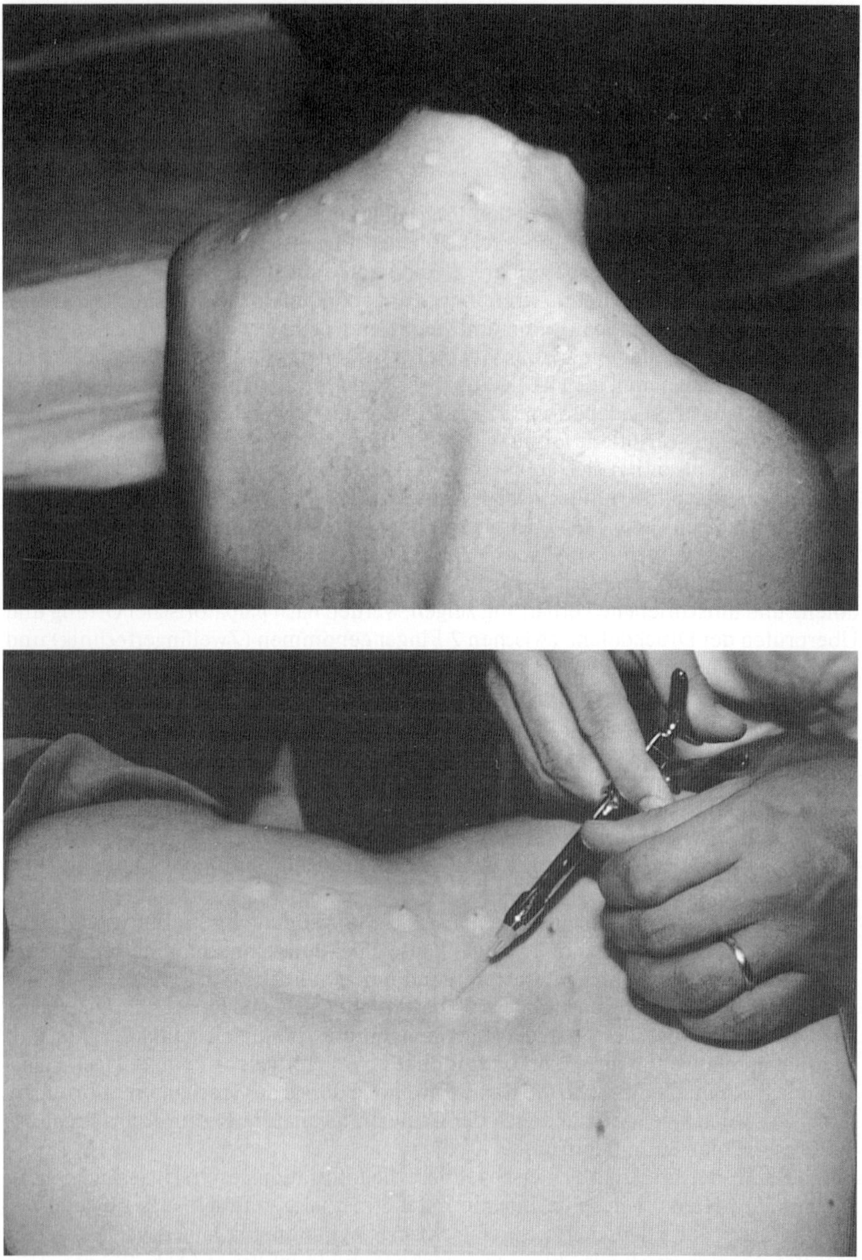

Abb. **60 a u. b** Quaddelung des M. trapezius bei Zervikozephalsyndrom sowie lumbal bei PDS. Es wird eine minimale Lokalanästhetikamenge (< 0,5 ml) infiltriert

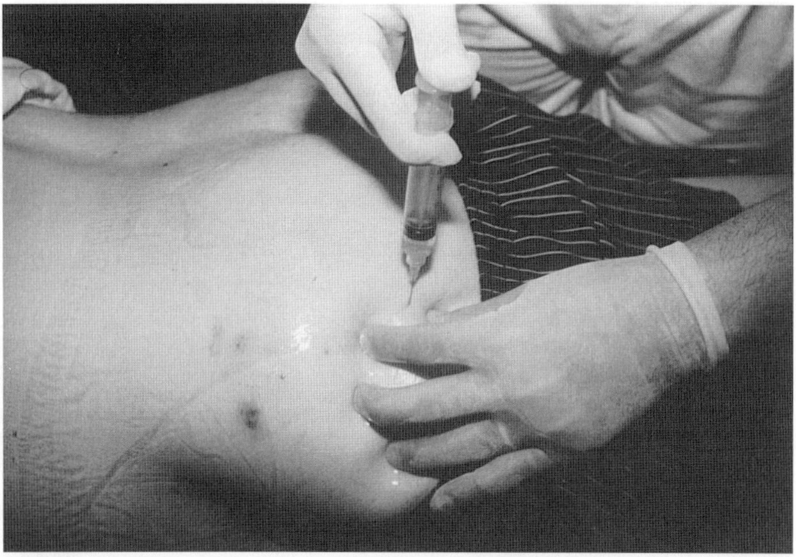

Abb. **61** Triggerpunktinfiltration des M. periformis mit Zweifingertechnik. Hier findet sich typischerweise eine Druckdolenz bei Lumbalgien und Coxarthrose

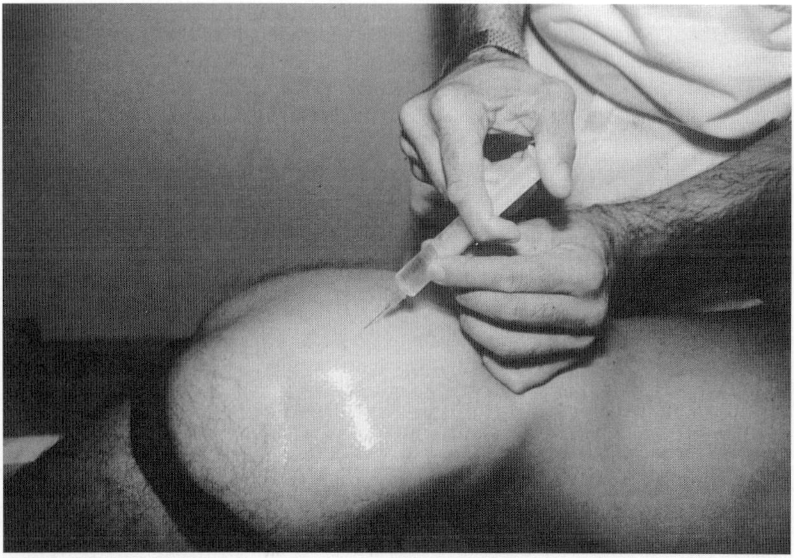

Abb. **62** Insertionsinfiltration im Glutealansatzbereich. Bei Seitlagerung mit leichter Flektion, Abduktion und Innenrotation des oben liegenden Beins wird das Trochantermassiv im posterioren und oberen Bereich angespritzt. Zusätzlich kann aus dieser Position auch die Bursa trochanterica infiltriert werden

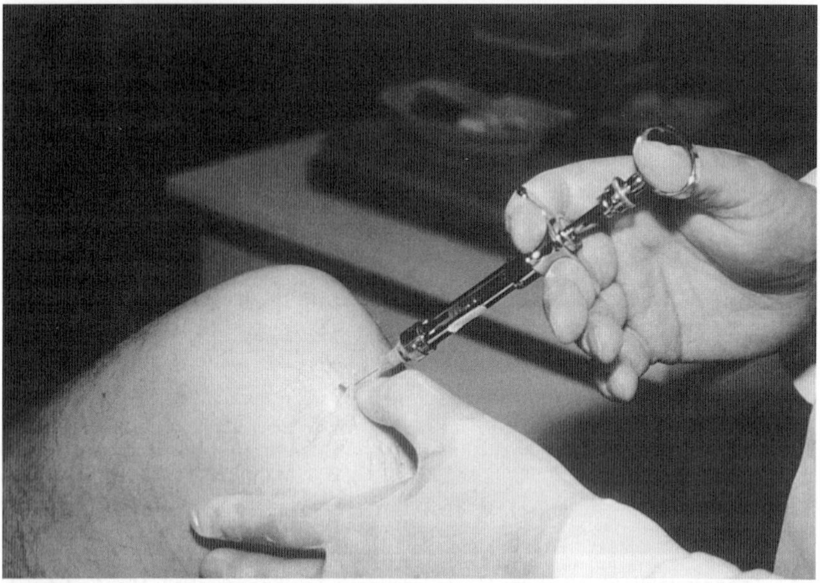

Abb. **63** Infiltration des typischen Druckpunkts bei Gonarthrose, medial der Tuberositas tibiae bis hin zum Insertionsbereich des Pes anserinus

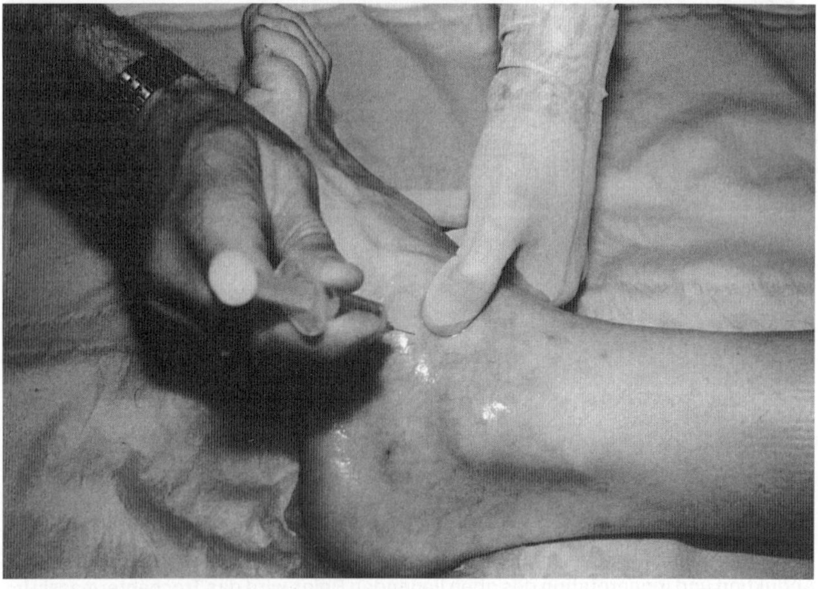

Abb. **64** Infiltration im ligamentären Bereich des Fußes sowie OSG bei Orientierung an der maximalen lokalen Druckdolenz

anästhetikaapplikation therapiert werden können. Bei Retropatellararthrose kann eine Insertionsinfiltration um den Patellarand vorgenommen werden.

Als Beispiel einer ligamentären Infiltration sei die Fußwurzelarthrose genannt. Hier wird ebenso in typischer Weise bei Orientierung an der Schmerzregion vorgegangen und eine Infiltration im Ligamentbereich bis zum Knochenkontakt vorgenommen. Gegebenenfalls kann ebenso eine Kombination mit intraartikulärer Applikation erfolgen (Abb. **64**). Für intraartikuläre Vorgehensweisen sind stets die bekannten Sterilitätskautelen streng zu beachten (Bernau u. Mitarb. 1988).

Schließlich muß auf die Möglichkeit der Kontrolle der gezielten Facetteninfiltration, insbesondere im HWS-Bereich, durch sonographische Darstellung hingewiesen werden. Die Indikation wird bei typischer Beschwerdesymptomatik mit schmerzhafter Reklinationseinschränkung und dem radiologischem Bild der Facettensklerosierung bei relativer Hyperlordose, vor allem im unteren HWS-Bereich mit erheblicher Gewichtsbelastung der kleinen Gelenke (Yoganandan u. Mitarb. 1991), gestellt. Bei Vorgehensweise in der sonst üblichen Technik mit Markierung des Vertebra prominens (Krämer 1986) wird ein linearer oder leicht konvexer Schallkopf im unteren Zervikalbereich paramedian aufgelegt. Nach Penetration der Muskulatur erreichen die Schallwellen die dachziegelartig erscheinende knöcherne Kontur der Facetten. Wenn der Patient zu einem Tisch oder einer Untersuchungsliege sitzend, den Kopf mit den Armen abstützen kann, sorgt dies für eine relative Entspannung der Nackenmuskulatur. Entsprechend der Hautmarkierung wird die Nadelspitze nach Positionierung des Schallkopfs und Desinfektion der Haut bis zum knöchernen Kontakt auf den kleinen Wirbelgelenken vorgeschoben. Die Infiltration des Lokalanästhetikums kann sonographisch kontinuierlich verfolgt werden (Abb. **65**). Bei dieser Injektionstechnik ist die

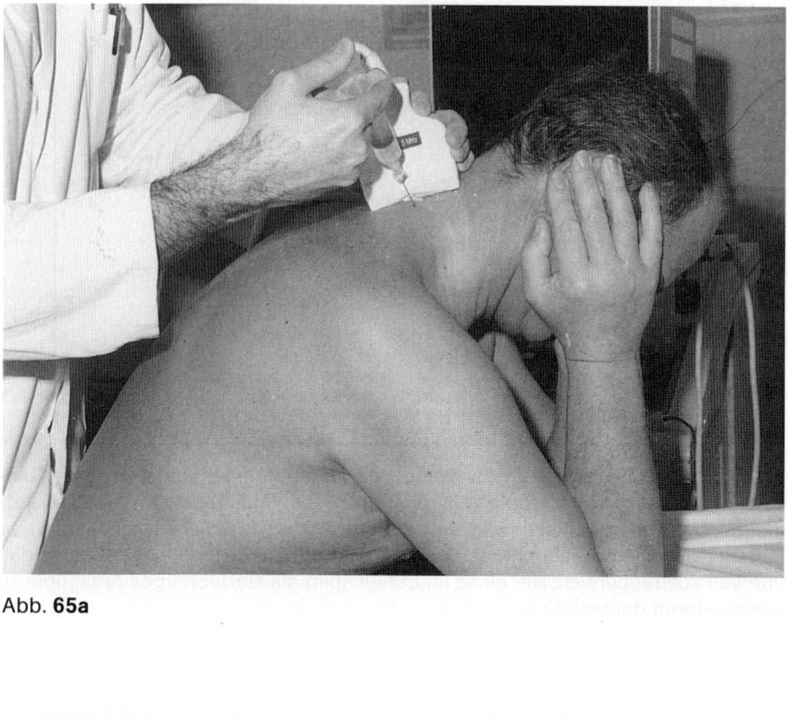

Abb. **65a**

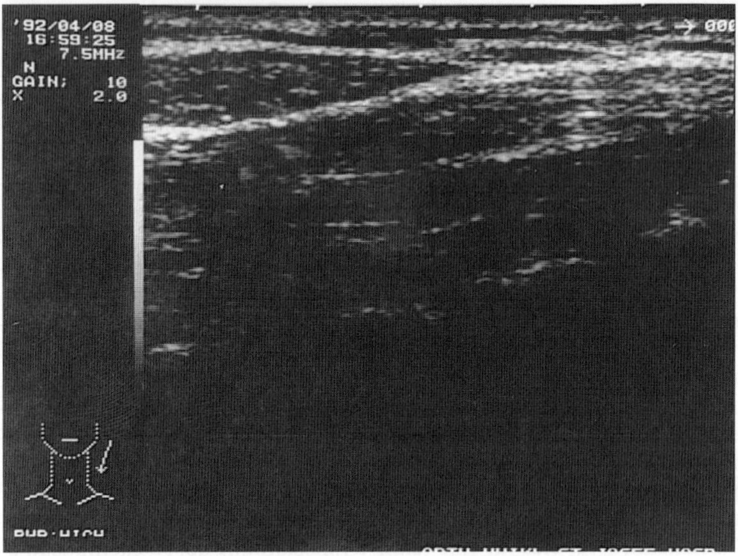

Abb. **65b**

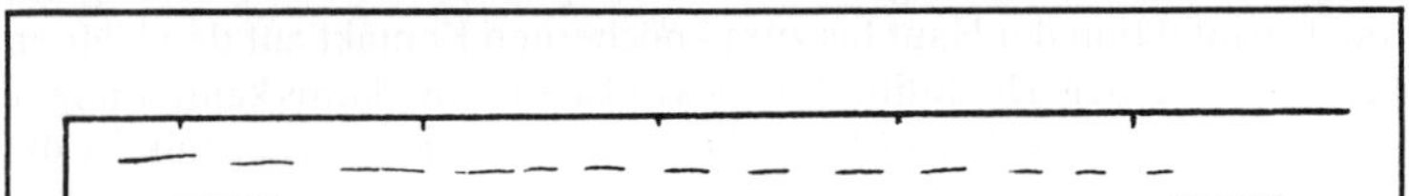

Abb. **65c**

Abb. **65 a-c** Die Infiltration der zervikalen Facetten mit sonographischer Darstellung kann bei Abstützung des Kopfes mit den Händen bei relativ entspannter Muskulatur erfolgen (**a**). Das sonographische Bild (**b**), verdeutlicht mit der Schemazeichnung (**c**), zeigt den Verlauf der Nadeleinstichrichtung sowie unter kontinuierlicher Bildbetrachtung die Infiltration im Facettenbereich, wie diese im Schemabild als sternförmiges Areal über den Knochenkonturen dargestellt ist sonographische Kontrolle der gezielten Infiltration möglich. Somit ist die arthrographische Darstellung für die Überprüfung der Facetteninfiltration (Hove u. Güldenstedt 1990) hinfällig. Bislang sind hierbei keinerlei Komplikationen aufgetreten. Die Beschwerden aufgrund der degenerativen Veränderungen der infiltrierten Facetten sind unmittelbar nach Infiltration gelindert. Auf eine Verwendung markierter Kanülen zur direkten sonographischen Darstellung der Kanülenspitze wird zugunsten dünner Nadeln verzichtet. (Grifka 1992).

Konsequenz

Nach den oben genannten Erörterungen darf die Lokalanästhetikainfiltration als bewährtes Behandlungsprinzip angesehen werden, das auf pharmakophysiologischer Grundlage ein wirkungsvolles Mittel zur Schmerztherapie darstellt. Über reflektorische Prinzipien erklärt sich die gezielte Infiltration in Bereichen, die vom ursächlichen Schmerzort entfernt sind. Wenngleich verschiedene Anwendungsgebiete noch nicht vollständig schulmedizinisch-wissenschaftlich in ihrer Wirksamkeit belegt sind, so kann die Lokalanästhetikainfiltration doch gerade bei unklaren Beschwerdesymptomatiken, wie diese durch Mitbeteiligung vegetativer Strukturen ausgelöst werden, Erfolge verzeichnen. Wie bei allen anderen Injektionstechniken sind auch hierbei die üblichen Desinfektions- bzw. Sterilitätskriterien zu berücksichtigen und alle Maßnahmen zu treffen, um Notfallsituationen vorzubeugen und falls eine solche Situation doch auftritt, unmittelbar adäquat zu reagieren.

Angesichts der Erfolge bei der praktischen Anwendung besteht die berechtigte Annahme, daß durch die Anwendung der Lokalanästhetikatherapie eine bessere und schnellere Beschwerdelinderung, auch bei degenerativen Erkrankungen, erreicht werden kann. Sie dient auf jeden Fall dazu, andere Medikationen zu reduzieren oder ganz einzusparen und trägt damit auch bei gleichzeitiger Anwendung weiterer Behandlungsmaßnahmen zur Senkung von Sekundärkosten bei. Die praktische Erfahrung legt ebenso den Schluß nahe, daß durch eine gezielte Anwendung von Lokalanästhetika aufgrund der schnelleren und guten Schmerzlinderung eine frühere Rehabilitation und somit auch Arbeitsfähigkeit bei erwerbstätigen Patienten zu erreichen ist.

Literatur

Auberger, H., E. Biermann: Praktische Schmerztherapie. Thieme, Stuttgart 1988

Barrack, R. L., H. B. Skinner: The sensory function of knee ligaments. In Daniel, G. et al: Knee Ligaments. Structure Function, Injury and Repair. Raven, New York 1990 (pp. 95-114)

Bernau, A., B. M. Kottler: Notfallbehandlung in der Praxis bei Zwischenfällen nach Injektionen. Z. Orthop. 128 (1990) 322-327

Bernau, A., G. Rompe, H. Rudolph, H.-P. Wemer: Intraartikuläre Injektionen und Punktionen. Dtsch. Ärztebl. 85 (1988)

Bratzke, H., C. Baur, T. Schramm: Verletzung der ärztlichen Sorgfaltspflicht bei „Therapeutischer Lokalanästhesie". Dtsch. med. Wschr. 116 (1991) 1051-1054

Büch, H. P., W. Rummel: Lokalanästhetika. In Forth, W., D. Henschler, W. Rummel: Pharmakologie und Toxikologie, 4. Aufl. Bibliographisches Institut, Zürich 1983 (S. 438-444)

Byrne, T. N., S. K. Wachsman: Spinal Cord Compression. Contemporary Neurology Series. Daveis, Philadelphia 1990

Dorn, T., H.-G. Schaible, R. F. Schmidt: Response properties of thick myelinated group II afferents in the medial articular nerve of normal and inflamed knee joints of the cat. Somatosens. Mot. Res. 8 (1991) 127-138

Dosch, M., P. Dosch: Leitfaden zur Neuraltherapie. Haug, Heidelberg 1990

Dvorak, J., V. Dvorak: Manuelle Medizin - Diagnostik, 2. Aufl., Thieme, Stuttgart 1985

Engel, J.-M., G. Ströbel: Injektionstherapie. In Engel, J.-M., G. Ströbel: Rheumatherapie. VCH Edition medizin, Weinheim 1990

Grifka, J.: Lokale Injektionstherapie bei Zervikalsyndromen. Med. Orthop. Tech. 112 (1992) 210-214

Heppelmann, B., K. Messlinger, W. F. Neiss, R. F. Schmidt: Ultrastructural three-dimensional reconstruction of group III and group IV sensory nerve endings („Free nerve endings") in the knee joint capsule of the cat: Evidence for multiple receptive sites. J. comp. Neurol. 292 (1990a) 103-116

Heppelmann, B., K. Messlinger, W. F. Neiss, R. F. Schmidt: The sensory terminal tree of „free nerve endings" in the articular capsule of the knee. In Zenker, W., W. L. Neuhober: The Primary Afferent Neuron. Plenum, New York 1990b

Hildebrandt, J.: Therapiekonzepte beim chronischen Rückenschmerz. In Dethlefsen, U.: Chronischer Schmerz - Therapiekonzepte. 5. Internationales Schmerz-Symposium. Springer, Berlin 1989 (S. 51-60)

Hove, R., C. Gyldensted: Cervical analgesic facet joint arthrography. Neuroradiology 32 (1990) 456-459

Krämer, J.: Bandscheibenbedingte Erkrankungen, 2. Aufl., Thieme, Stuttgart 1986

Krempen, J. F., B. S. Smith: Nerv-root injection: J. Bone Jt. Surg. 56A (1974) 1435-1444

Lang, J.: Klinische Anatomie der Halswirbelsäule. Thieme, Stuttgart 1991

Lewit, K.: Manuelle Medizin, 5. Aufl., Urban & Schwarzenberg, München 1987

Melzack, R.,: Recent concepts of pain. J. Med. 13 (1982) 147-160

Melzack, R., P. D. Wall: Pain mechanismus: a new theory. Science 150 (1965) 971-979

Möllmann, H.W., B. Armbruster, J. Barth, H. Derendorf, O. W. Flörke, G. Hochhaus, C. R. Möllmann, P. Rohdewald, E. W. Schmidt: Analyse von Form, Korngrößenverteilung und Aggregation der Kristalle in Glukokortikoid-Depotpräparaten. Akt. Rheumatol. 15 (1990) 101-124

Raj, P., H. Nolte, M. Stanton-Hicks: Atlas der Regionalanästhesie. Springer, Berlin 1988

Schmidt, J.: Neuraltherapie. Springer, Wien 1988

Sessle, B. J., J. W. Hu: Mechanisim of pain arrising from particular tissues. Canad. J. Physiol. Pharmacol. 69 (1991) 617-626

Smith, N. T., R. D. Miller, A. N. Corbascio: Arzneimittelwechselwirkungen in der Anästhesie und Intensivtherapie. Fischer, Stuttgart 1985

Tilscher, H., M. Eder: Infiltrationstherapie, 2. Aufl., Hippokrates, Stuttgart 1991

Yoganandan, N., F. A. Pintar, A. Sancres, D. J. Maiman: Strength and motion analysis of the human head-neck complex. J. spin. Dis. 4 (1991) 73-85

Schmerztherapie mit Akupunktur bei degenerativen Gelenkerkrankungen

Eine kontrollierte Studie zur analgetischen Wirkung der Akupunktur bei Gonarthrose

A. Molsberger, G. Böwing, K. U. Jensen und M. Lorek

Einleitung

Die Gonarthrose gehört zu den häufigen orthopädischen Krankheitsbildern. Immer wieder neigt sie zu einem chronischen Beschwerdeverlauf. Typisch sind jahrelange Krankheitsverläufe. Unterschiedlichste Behandlungsversuche bleiben oft unbefriedigend und führen zu unerwünschten Nebenwirkungen (Jäger u. Wirth 1986, Otte 1986, Bernau 1987). Aus diesem Grund untersuchten wir beim Gonarthroseschmerz die analgetische Wirkung der Akupunktur, eine Methode, die bisher als nebenwirkungsfrei eingeschätzt wird (Beijing College of Chinese Medicine 1988, Stux u. Mitarb. 1989).

Methode (Zur Methodik s. auch Flußdiagramm Abb. **66**)

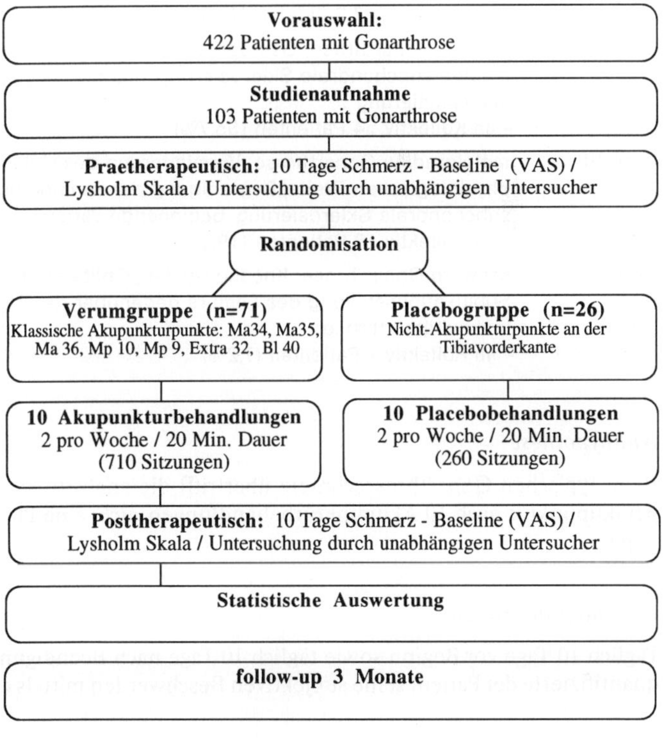

Abb. **66** Flußdiagramm zum methodischen Aufbau und Ablauf der Studie

Patienten:

Aus einem Kollektiv von 422 Patienten mit Gonarthrose wurden 103 Patienten nach folgenden Einschlußkriterien zur Studie zugelassen:

- Diagnosestellung „Gonarthrose" mindestens 1 Jahr zurückliegend,
- chronischer Knieschmerz seit mehr als 2 Monaten,
- röntgenologische Zeichen einer Gonarthrose Grad I - IV nach Wirth (1986) (Stadieneinteilung s. Tab. **11**),
- keine Einnahme von Schmerzmedikamenten,
- keine systemischen Erkrankungen (z. B. rheumatoide Arthritis),
- keine offensichtlichen psychiatrischen Erkrankungen,
- schriftliche Einverständniserklärung.

Ausgeschlossen wurden voroperierte Patienten (z. B. Zustand nach Arthroskopie), Patienten mit anderer Schmerzursache am Kniegelenk (z. B. femuropatellares Schmerzsyndrom).

Tabelle **11** Gonarthrosestadien, Einteilung nach Wirth (1986)

Röntenstadien	
Grad I:	initiale Gonarthrose; minimale Ausziehung der Eminentia intercondylaris und marginale Exophyten an den Patellapolen - im Kollektiv 17 Patienten (17,5%)
Grad II:	mäßige Gonarthrose; Osteophyten an den Femur- und Tibiarändern, mäßige subchondrale Sklerosierung, mäßige Gelenkspaltverschmälerung - im Kollektiv 54 Patienten (55,7%)
Grad III:	mittelgradige Gonarthrose; Verminderung des Gelenkspalts auf 50% der physiologischen Breite, Begradigung der Femurkondylen, ausgeprägte subchondrale Sklerosierung, beginnende Varisierung oder Valgisierung - im Kollektiv 19 Patienten (19,6%)
Grad IV:	schwere Gonarthrose; Knochenzysten, Obliteration des Gelenkspalts, Subluxationsstellung des Femurs gegenüber der Tibia, Inaktivitätsarthrose - im Kollektiv 7 Patienten (7,2%)

Nullhypothese

Beim typischen Gonarthroseschmerz übertrifft die analgetische Wirkung einer Körperakupunktur nach 10 Akupunkturbehandlungen *nicht* eine Placeboakupunkturwirkung.

Erhebung der Daten

Täglich 10 Tage vor Beginn sowie täglich 10 Tage nach Beendigung der Therapieserie quantifizierte der Patient seine subjektiven Beschwerden mittels einer VAS-Skala von

„0 = vollständige Schmerzfreiheit“ bis „10 = unerträglicher Schmerz“. Zusätzlich wurden persönliche, soziale und krankheitsbezogene Daten einschließlich der persönlichen Einstellung zur Akupunktur in einem halboffenen Interview durch einen unabhängigen, unvoreingenommenen Untersucher (Arzt der orthopädischen Klinik der Universität Düsseldorf) erhoben. Zusammen mit den subjektiven Beschwerden des Patienten sowie der funktionellen Belastbarkeit des Kniegelenks erfolgte eine Quantifizierung der Daten in einem nach Lysholm modifizierten Erhebungsbogen. 3 Monate nach Therapiebeendigung erfolgte in gleicher Weise eine Nachuntersuchung (follow-up)

Akupunkturbehandlungen

Die Patienten wurden in 2 Gruppen randomisiert und 2mal wöchentlich behandelt. Insgesamt wurden 10 Therapiesitzungen von je 20 Minuten Dauer je Patient durchgeführt. Alle Patienten erhielten vor und nach jeder Therapiesitzung die gleichen Informationen (s. Abb. **29**).

Verumakupunktur:
Die Patienten (n = 71) wurden mit einer in der Akupunktur allgemein anerkannten Kombination von Akupunkturpunkten behandelt (Beijing College of Chinese Medicine 1988, Stux u. Mitarb. 1989) (Tab. **12**). Die Akupunkturpunkte wurden 0,5 - 1,5 cm tief eingestochen und manuell solange stimuliert, bis der Patient ein deutliches Druck- und Wärmegefühl (sogenanntes De-Qi-Gefühl (Beijing College of Chinese Medicine 1988, Stux u. Mitarb. 1989) im Bereich der Nadeleinstichstelle verspürte

Tabelle **12** Zur Therapie ausgewählte Akupunkturpunkte in der Verum- und in der Placebogruppe

Verumgruppe
- Magen 34, 35, 36 (Liangqiu, Dubi, Zusanli)
- Milz-Pankreas 9, 10 (Yinlingquan,Xuehai)
- Blase 40 (Weizhong)
- Gallenblase 34 (Yanglingquan)
- Extra 31, 32 (Heding, Ex-Le)

Bei allen Punkten wird durch manuelle Stimulation ein Wärme- und Druckgefühl induziert (De-Qi). Therapiedauer je Sitzung: 20 Minuten.

Placebogruppe
Nichtakupunkturpunkte an der Tibiavorderkante. Oberflächliche (intrakutane) Nadelung. Therapiedauer je Sitzung: 20 Minuten.

Placeboakupunktur:
Bei Patienten der Placebogruppe (n = 26) wurden Nichtakupunkturpunkte an der homolateralen Tibiavorderkante gestochen. Die Einstichtiefe betrug 0,5 cm. Die Patienten wurden aufgefordert, sich auf ein für die Akupunktur typisches Wärme- und Druckgefühl (De-Qi-Gefühl) am Unterschenkel zu konzentrieren.

Ergebnisse

Die Ergebnisse beziehen sich auf 97 von 103 (93,9%) Patienten, die die Studie beendeten. An der Studie nahmen 36 männliche und 61 weibliche Probanden teil, das Durchschnittsalter betrug 59,7 Jahre, die durchschnittliche Erkrankungsdauer lag bei 7,8 Jahren. 76 Patienten wurden *vor* Studienbeginn medikamentös behandelt. Kein Patient wurde *während* der Studiendauer medikamentös oder anderweitig therapiert. Bei 32 Patienten war das rechte Kniegelenk und bei 24 Patienten das linke Kniegelenk arthrotisch. 41 Patienten hatten eine beidseitige Gonarthrose. Die Röntgenaufnahmen zeigten bei 54 Patienten ein Gonarthrosestadium Grad II, 17 Patienten wiesen Grad I und 19 Patienten Grad III auf. 7 Patienten wurden Grad IV (Stadien nach Wirth s. Tab. **11** [Wirth 1986]) zugeordnet. Die Verteilung wichtiger Parameter wie Geschlecht, Krankheitsdauer, Schmerzintensität, Durchschnittsalter und Einstellung zur Akupunktur jeweils in der Verum- und der Placebogruppe zeigt Abb. **67**.

Die durchschnittliche Schmerzreduktion nach 10 Akupunktursitzungen, gemessen am Ausgangswert auf der VAS-Skala, betrug in der Verumgruppe - 2,227 Punkte und in der Placebogruppe - 1,164. Dies entspricht einer Schmerzreduktion von 47,5% in der Verumgruppe und einer Schmerzreduktion 26,1% in der Placebogruppe. Eine mindestens 50%ige Schmerzreduktion gaben in der Verumgruppe 36 Patienten an (50,7%) und in der Placebogruppe 8 Patienten (30,8%) (Abb. **68**).

Der Test auf Normalverteilung und gleiche Varianz zeigt, daß in der Verum- und Placebogruppe für die Höhe der Schmerzdifferenz eine Irrtumswahrscheinlichkeit von 5% Normalverteilung und gleiche Varianz anzunehmen ist.

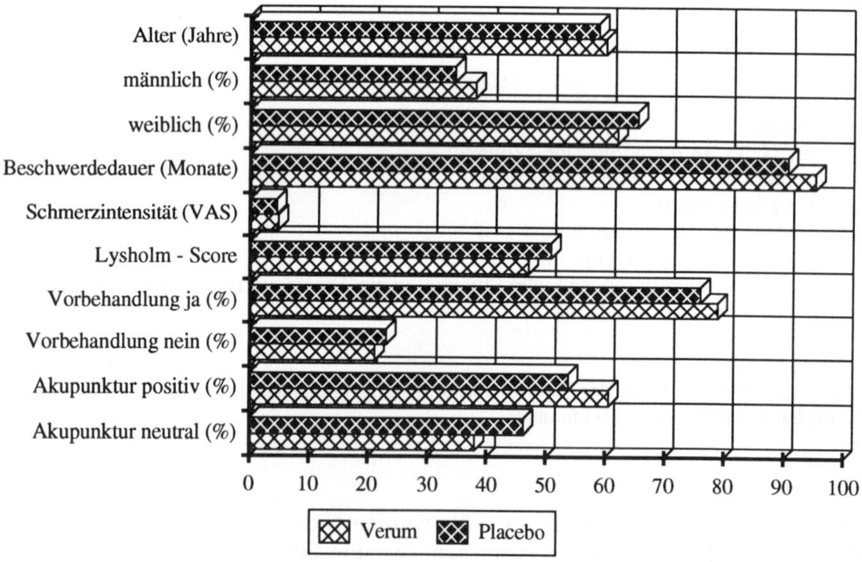

Abb. **67** Vergleichbarkeit der Verum- und Placebogruppe hinsichtlich wichtiger Parameter

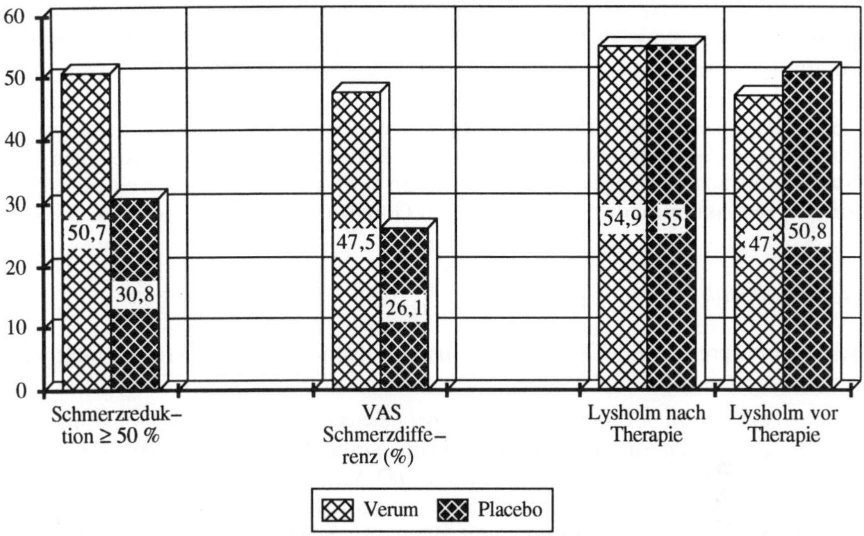

Abb. **68** Darstellung der durch die Akupunkturbehandlung erzielten Schmerzreduktion $\geq$ 50%, prä-/posttherapeutische Schmerzdifferenz und des Lysholm-Scores für die Verum- und Placebogruppe. Signifikanzniveau für die Schmerzdifferenz nach VAS $p < 0,05$

Aus dem t-Test für unverbundene Stichproben ergibt sich ein Signifikanzniveau von $p < 0,05$.

Zwischen der Ausgangsschmerzintensität und der in der Verumgruppe nach der Behandlung gemessenen Schmerzdifferenz zum Ausgangswert besteht eine lineare Korrelation (Korrelationskoeffizient: $r = 0,497$). Das Signifikanzniveau beträgt hierfür $p < 0,001$.

Die durchschnittliche Änderung des Lysholm-Scores und der klinischen Parameter betrug in der Verumgruppe 16,8% und in der Placebogruppe 8,2% (nicht signifikant, $p < 0,22$) (s. Abb. **68**).

Die Follow-up-Untersuchung nach 3 Monaten zeigte in der Verumgruppe eine nahezu unveränderte Schmerzdifferenz zwischen Ausgangsschmerzintensität und posttherapeutischer Schmerzintensität (48,2%). In der Placebogruppe fand sich eine Abnahme der Schmerzdifferenz um 6,1%.

Diskussion

Nachdem in den letzten Jahren besonders die analgetische Wirkung der Akupunktur durch grundlagenwissenschaftliche (Fischer 1982, Han u. Terenius 1982, Han u. Xie 1984, Han u. Xuan 1986, Liu u. Mitarb. 1986, Pomeranz 1989) und zum Teil durch klinische Arbeiten, deren methodische und biometrische Qualität unterschiedlich bewertet wird (Baust u. Stürtzbecher 1978, Vincent u. Richardson 1986, Ter Riet u. Mitarb. 1990), bei bestimmten Krankheitsbildern bestätigt wurde (Fischer 1982, Lewith u.

Machin 1983, Kubiena 1985, Haug u. Robben 1986, Molsberger 1986, Vincent u. Richardson 1986, Stux u. Mitarb. 1989, Molsberger u. Böwing 1990 a u. b, Ter Riet u. Mitarb. 1990), interessieren sich zunehmend schmerztherapeutisch tätige Ärzte aber auch Patienten für eine Schmerztherapie mit Akupunktur (Molsberger u. Mitarb. 1991). Ziel unserer Untersuchung war es, in einer kontrollierten Studie herauszufinden, ob eine Akupunkturbehandlung mit 10 Einzelsitzungen - je 2 Sitzungen pro Woche - eine Schmerzlinderung beim Patienten bewirkt, welche deutlich eine Placebowirkung der Akupunktur beim chronischen Gonarthroseschmerz übertrifft.

Methodenkritik

Bei der Interpretation der Ergebnisse müssen folgende Aspekte berücksichtigt werden:

1. Jede Penetration der Haut mit einer Nadel bewirkt eine Erhöhung des β-Endorphinspiegels im Liquor cerebralis und spinalis, wodurch eine milde Analgesie erfolgt (Han u. Terenius 1982, Lewith u. Machin 1983, Vincent u. Richardson 1986, Stux u. Mitarb. 1989). Es existieren bereits Studien, die in der Placebogruppe eine Penetration der Haut vermeiden und somit allein den Suggestiveffekt der Akupunktur bestimmen (Molsberger u. Böwing 1990a, Molsberger u. Mitarb. 1991). In der vorliegenden Untersuchung erhalten wir eine Aussage zur kombinierten Wirkung von Suggestiveffekt und unspezifischer Akupunktur an Nichtakupunkturpunkten mit hieraus resultierender Endorphinausschüttung. Das Ergebnis dieser Studie erlaubt somit 2 Schlußfolgerungen:
   - Die Verumakupunktur übertrifft in ihrer Wirkung einen reinen Suggestiveffekt.
   - Die Verumakupunktur übertrifft die Wirkung einer unspezifischen Akupunktur - durchgeführt an Nichtakupunkturpunkten

   Insgesamt spricht das vorliegende Ergebnis gegen eine Unspezifität von Akupunkturpunkten in dem Sinn, daß ein Nadelreiz an jeder Stelle der Körperoberfläche eine gleichwertige analgetische Wirkung hätte.
2. Da die Patienten freiwillig an der Studie teilnahmen (wie dies Vorraussetzung jeder klinischen Studie ist), war die Stichprobe selbst selektiert. Patienten mit positiver Einstellung zur Akupunktur waren in der Verum- und der Placebogruppe gleich verteilt, so daß eine Beeinflussung des Signifikanzniveaus unwahrscheinlich ist. Zudem muß man berücksichtigen, daß klinische Studien, die die Kooperation des Patienten zur Voraussetzung haben, nicht an Patienten durchgeführt werden können, die dem zu prüfenden Verfahren negativ gegenüberstehen (Bsp.: Studien zu Operationsergebnissen können sich nur auf Patienten beziehen, die in eine Operation eingewilligt haben). Hinsichtlich der übrigen klinischen Parameter ist die Stichprobe der Studie repräsentativ, da charakteristische Parameter des Patientenkollektivs den Parametern von Patientenkollektiven anderer Studien zur chronischen Gonarthrose entsprechen (Otte 1986, Bernau 1987).
3. Schmerz ist eine rein subjektive Größe. Die VAS-Skalen sind hierfür ein allgemein bekanntes und im klinischen Alltag gut anwendbares Meßverfahren, das die Subjektivität der Meßgröße „Schmerz" berücksichtigt.

4. Die Untersuchung des Patienten vor und nach erfolgter Akupunkturbehandlung durch einen unabhängigen Untersucher (Arzt der Klinik), der nicht mit dem Akupunkturtherapeuten identisch war, stellt eine „modifizierte Doppelblindsituation" dar. Doppelblind in dem Sinn, daß weder Patient noch Untersucher wußten, ob eine Placebo- oder Verumakupunktur durchgeführt worden war und modifiziert in dem Sinn, daß zwar der Untersucher nicht wußte, ob eine Placebo- oder Verumakupunktur durchgeführt worden war, sehr wohl aber der Akupunkturtherapeut. Wir sind der Überzeugung, daß dieses modifizierte Doppelblinddesign eine realistische Anpassung des theoretisch-methodischen Ideals „Doppelblind" an die praktische Durchführbarkeit einer klinischen Studie für diejenigen Fälle (hier die Akupunktur) darstellt, bei denen die Wirksamkeit einer Therapiemethode, die nicht von einem Therapeuten getrennt werden kann, geprüft werden soll (z. B. auch alle chirurgischen Maßnahmen).
5. Eine Studie - und dies gilt besonders für Akupunkturstudien - muß methodisch und besonders auch biometrisch überzeugen. Die Akupunktur, deren Wirkung bei einem bestimmten Krankheitsbild überprüft werden soll, muß tatsächlich korrekt (nach einhelliger Lehrmeinung) durchgeführt und so beschrieben werden, daß die Studie reproduziert werden kann (s. Tab. **12**). Dies betrifft vor allem die Auswahl der Akupunkturpunkte, die Stimulationstechnik, die Dauer und Anzahl der Sitzungen. Bei vielen methodisch gut angelegten Akupunkturstudien fehlen die biometrischen Daten vollständig oder sie sind in wichtigen Punkten lückenhaft. Häufig zeigen aber auch die angegebenen biometrischen Daten, daß die Akupunktur, deren Wirkung überprüft werden soll, unsachgemäß durchgeführt wurde (Baust u. Stürtzbecher 1978, Ter Riet u. Mitarb. 1990).

Erörterung der Ergebnisse

Die durchschnittliche Schmerzreduktion betrug nach 10 Sitzungen in der Verumgruppe 47,5% und in der Placebogruppe 26,1%. Dieser Unterschied ist statistisch signifikant ($p < 0{,}05$). Die Nullhypothese „Beim typischen Gonarthroseschmerz übertrifft die analgetische Wirkung einer Körperakupunktur nach 10 Akupunkturbehandlungen *nicht* eine Placeboakupunkturwirkung", muß somit mit einer Irrtumswahrscheinlichkeit von 5% verworfen werden. Der Anteil der Responder (mindestens 50%ige Schmerzreduktion) betrug in der Verumgruppe 50,7% und in der Placebogruppe 30,8%. Unsere Ergebnisse unterstützen die Resultate anderer Autoren, daß die Akupunktur eine intrinsische analgetische Wirkung hat, die diejenige einer Placeboakupunktur übertrifft (Fischer 1982, Haug u. Robben 1986, Molsberger 1986, Stux u. Mitarb. 1989, Molsberger u. Böwing 1990a).

Der Lysholm-Score zeigt mit 16,8% Besserung in der Verum-Gruppe gegenüber 8,2% Besserung in der Placebogruppe keinen signifikanten Unterschied. Da in den Lysholm-Score klinische Befunde und hierdurch bedingte Beeinträchtigungen des Patienten (z. B. Beweglichkeit des Kniegelenks beim Treppensteigen) eingehen, zeigt sich, daß diese klinischen Befunde durch die Akupunktur nicht signifikant gebessert werden konnten ($p < 0{,}22$).

Nach unseren Ergebnissen ist die Ausgangsschmerzintensität hochsignifikant positiv mit der zu erzielenden analgetischen Wirkung der Akupunktur korreliert

($p < 0{,}001$). Dies erlaubt, eine höhere Ausgangsschmerzintensität beim Gonarthroseschmerz als günstigen Prädiktor für einen Therapieerfolg mit Akupunktur anzusehen.

Die Follow-up-Untersuchung nach 3 Monaten zeigt, daß die analgetische Wirkung der Verumakupunktur mindestens unverändert angehalten hat, während die in der Placebogruppe erzielte prä-/posttherapeutische Schmerzdifferenz sich verminderte.

Zusammenfassung

Die analgetische Wirkung der Akupunktur beim chronischen Gonarthroseschmerz wurde in einer placebokontrollierten Studie an 97 Patienten untersucht. Alle Patienten erhielten eine Behandlungsserie von 10 Akupunkturbehandlungen, jeweils 2 Akupunkturbehandlungen pro Woche. Direkt vor und direkt nach erfolgter Behandlungsserie wurde bei allen Patienten über 10 Tage die durchschnittliche Schmerzintensität mit VAS-Skalen sowie die funktionelle Belastbarkeit des Kniegelenks mit einem nach Lysholm modifizierten Erhebungsbogen gemessen. Die Untersuchung vor und nach der Akupunkturbehandlung erfolgte durch einen unabhängigen, unvoreingenommenen Untersucher, der nicht mit dem Akupunkturtherapeuten identisch war. Patienten der Verumgruppe ($n = 71$) wurden mit Akupunkturpunkten entsprechend der etablierten Akupunkturbehandlungsempfehlungen therapiert, Patienten der Placebogruppe ($n = 26$) wurden mit einer Placeboakupunktur behandelt, bei der Nichtakupunkturpunkte am homolateralen Unterschenkel gestochen wurden. Die durchschnittliche Schmerzreduktion (VAS-Skala) in der Verumgruppe betrug nach 10 Therapiesitzungen 47,5% und in der Placebogruppe 26,1%. Die Ergebnisse sind statistisch signifikant ($p < 0{,}05$) und zeigen, daß die analgetische Wirkung einer Verumakupunktur beim Gonarthroseschmerz die einer Placeboakupunktur übertrifft. Die Messung der funktionellen Belastbarkeit des Kniegelenks (Lyshom-Score) zeigt vor und nach Akupunkturtherapie keine statistisch signifikante Änderung. Eine Fellow-up-Untersuchung nach 3 Monaten zeigte, daß die durchschnittliche Schmerzreduktion in der Verumgruppe mit 48,2% nahezu konstant blieb, während sie sich in der Placebogruppe auf 20,0% erniedrigte.

Literatur

Beijing College of Chinese Medicine: Essentials of Chinese Medicine. Foreign Languages, Beijing 1988

Bernau, A.: Therapie des arthrotischen Reizknies. Orthop. Prax. 9 (1987) 746

Baust, W., K. H. Stürtzbecher: Akupunkturbehandlung der Migräne im Doppelblindversuch. Med. Welt 29 (1978) 669

Fischer, M. V.: Akupunkturtherapie in der Anästhesieambulanz des Universitätsklinikums Heidelberg. Anästhesist 31 (1982) 25

Han, J. S., L. Terenius: Neurochemical basis of acupuncture analgesia. Ann. Rev. Pharmacol. Toxicol. 22 (1982) 193

Han, S. J., G. X. Xie: Dynorphin: Important mediator for electroacupuncture analgesia in the spinal cord of the rabbit. Pain 18 (1984) 367

Han, J. S., Y. T. Xuan: A mesolimbic neuronal loop of analgesia: I Activation by morphine of a serotonergic pathway from periaqueductal gray to nucleus accumbens. Int. J. Neurosci. 29 (1986) 109

Haug, H. U., H. Robben: Die Akupunktur als Objekt allgemeinmedizinischer Forschung, Z. Allg.-Med. 62 (1986) 607

Jäger, M., C. J. Wirth: Praxis der Orthopädie. Thieme, Stuttgart 1986

Kubiena, G.: Akupunktur und peripherer Schmerz. Dtsch. Akupunkt. 5 (1985) 25

Lewith, G. T., D. Machin: On the evaluation of the clinical effects of acupuncture. Pain 16 (1983) 111

Liu, X., B. Zhu, S. X. Zhang: Relationship between electroacupuncture analgesia and descending pain inhibitory mechanism of nucleus raphe magnus. Pain 24 (1986) 383

Lyshom, J.: Evaluation of knee ligament surgery results with special emphasis on use of scoring scale. Amer. J. Sports Med. 10 (1982) 25

Molsberger, A.: The analgesic effect of acupuncture in the treatment of tennis elbow. Brit. J. Acupuncture 9 (1986) 2

Molsberger, A., G. Böwing: Akupunktur und chronischer Tennisarm - Teil 1 - Eine kontrollierte Studie zur sofortanalgetischen Wirkung der Akupunktur bei chronischem Tennisarm. Ärztez. Naturheilverf. 9 (1990a) 684

Molsberger, A., G. Böwing: Akupunktur und chronischer Tennisarm - Teil 2 - Die Akupunkturtherapie des chronischen Tennisarmes. Ärztez. Naturheilverf. 10 (1990b) 740

Molsberger, A., G. Böwing, D. Hermes: Akupunktur und öffentliche Meinung, Dtsch. Ärztebl. 9 (1991) 462

Otte, P.: Über die Beziehung von Alterungsphänomenen und Arthroseentwicklung. Z. Orthop. 124 (1986) 381

Pomeranz, B.: Scientific Bases of Acupuncture. Springer, Berlin 1989

Stux, G., N. Stiller, B. Pomeranz: Akupunktur, Lehrbuch u. Atlas. Springer, Berlin 1989

Ter Riet, G., J. Kleijnen, P. Knipschild: Acupunkture and chronic pain: a criteria-based meta analysis, J. clin. Epidemiol. 43, 11 (1990) 1191

Vincent, C. A., P. H. Richardson: The evaluation of therapeutic acupuncture: concepts and methods. Pain 24 (1986) 1

Wirth, C. J.: Gonarthrose. In Jäger, M., C. J. Wirth (Herausgeber): Praxis der Orthopädie. Thieme, Stuttgart 1986

Physikalische Therapie der Arthrose

W. Krause

Einleitung

Die konservative medikamentöse Therapie der Arthrose, Injektionen und Akupunktur wurden bereits in den vorangegangenen Kapiteln besprochen. Der aktive Teil der physikalischen Therapie, Krankengymnastik, Ergotherapie sowie die orthopädietechnische Versorgung bei Arthrose wird nachfolgend dargestellt. Im folgenden soll eine Übersicht über die passiven physikalischen Maßnahmen in der Therapie der Arthrose gegeben werden.

Von dem griechischen Wort „Physis" (gemeint ist die gesetzmäßig geordnete Natur) leitet sich das Wort physikalisch ab.

Demnach ist die Wirkweise der physikalischen Therapie durch natürliche Heilverfahren gegeben.

Der Mensch der Vorzeit - sich selbst als ein Teil der Natur begreifend - hat sicherlich als erstes durch deren gebotene Möglichkeiten versucht, seine Krankheiten zu behandeln.

So hat ihn Erfahrung früh gelehrt, daß Kälte, Wärme, auch bestimmte Pflanzen schmerzlindernd oder gar heilend wirkten.

Die Bedeutung der physikalischen Therapie wurde im Laufe der Jahrhundertwende wechselnd eingestuft. In Deutschland trat sie in der Nachkriegszeit bis in die 70er Jahre mehr in den Hintergrund. In der Gegenwart wurden und werden natürliche Heilverfahren zunehmend in Anspruch genommen (s. auch Phytotherapie).

Die Wertschätzung der physikalischen Therapie hängt vom gesundheits- und medizinischen Zeitgeist ab. Je nachdem ob nur empirisch belegt oder aber exakt wissenschaftlich bewiesen sein muß, ändert sich die Zuwendung zu einer Therapieart. Bei der passiven physikalischen Therapie ist der Intuitivanteil unbestritten und damit können andererseits Grenzen wissenschaftlicher Beweiskraft auch umgekehrt zu irrationaler Überbewertung führen. Hinzukommt, daß all diese Maßnahmen wie andere Therapien auch als Psychotherapie funktioneller Schmerzzustände eben „funktionieren".

Die Besonderheit der physikalischen Therapie, daß sie vom Arzt initiiert meist über einen Zweitbehandler (Physiotherapeuten) transferiert und am Patienten passiv erbracht wird, beinhaltet zwar therapeutische Effizienzen, erschwert aber die wissenschaftliche Aufarbeitung. Deshalb ist neben genauer Diagnose und ebenso exakter Indikation Voraussetzung für eine erfolgreiche Behandlung nicht nur Kontakt sondern Rückkopplung zwischen Arzt und Physiotherapeut. Rückkopplung im positiven Sinne aber ist nur möglich, wenn auf beiden Seiten ein entsprechendes Kommunikativwissen vorhanden ist.

Die Heilmittelverordnung in der täglichen Praxis steht z. Z. unter dem Damoklesschwert der Budgetierung.

Es wurde eine Budgetempfehlung von 5% weniger als 1992 ausgesprochen.

Dieser Prozentsatz wurde 1993 deutlich unterschritten. Das Budget sollte deshalb nicht Grund sein, die physikalische Therapie soweit einzuschränken, daß hier kurzsichtige *Rationierung* an die Stelle tritt, an der indikationsbezogene *Rationalisierung* richtig wäre.

Hilfestellung hierfür bietet der Bundesausschuß für Ärzte und Krankenkassen mit seiner Verordnungsrichtlinie vom 17. Juli 1992.

Die Maßnahmen der physikalischen Therapie gehören zu den Heilmitteln. Als vertragsärztliche Versorgung wird als *nicht verordnungswürdig* herausgestellt:

- Massagen des ganzen Körpers (Ganz- und Vollmassagen)
- Massagen mittels Gerät,
- Teil- und Wannenbäder soweit sie nicht medizinische Bäder sind,
- römisch-irische, russisch-römische Bäder,
- Sauna,
- Schwimmen und Baden (auch in Thermalbädern),
- isokinetische Muskelrehabilitation,
- Bodybuilding, Fitneßtraining,
- Musik, Tanz, Hippotherapie.

Demgegenüber sind in der vertragsärztlichen Versorgung *verordnungsfähig:*

- Krankengymnastik,
- Ergotherapie,
- Massagen (körperteilbezogen), Lymphdrainage,
- Hydro-, Thermo-, Kryotherapie,
- Elektrotherapie, Lichttherapie,
- Maßnahmen der Balneologie und medizinischen Klimatologie.

Wirtschaftliches Vorgehen ist mehr denn je gefordert! Diagnose - zumindest eine Arbeitsdiagnose - ist Voraussetzung für die richtige Indikation auch einer nur symptomatischen Behandlung. Die technisch-manuelle Ausführung sollte fallbezogen genau verordnet werden und kontrollierbar sein.

Im Rahmen der Arthrose bewirkt die physikalische Therapie vornehmlich:

- Schmerzstillung,
- Muskelentspannung,
- Reizdämpfung,
- Funktionsverbesserung,
- Verhütung von Korrekturen und Fehlstellungen.

In manchen Situationen hat die physikalische Therapie Priorität vor der Pharmakotherapie; in der Prävention und Rehabilitation von Arthrosen und deren Folgen ist sie unverzichtbar.

Da einzelne Verfahren sich gegenseitig unterstützen, können Kombinationen sehr sinnvoll sein. 3 - 4, höchstens 4 Anwendungen am Tag sollten nicht überschritten werden. Nur wirkungspotenzierende Kombinationen sind zu verordnen!

Die klassische Wunschverordnung ist: Fango und Massage. Heißluft und Massage oder heißer Wickel und Massage wäre besser, denn Fango, ein paraffinhaltiges Mischprodukt, führt zu verstärkter Schweißsekretion, zur Auskühlung der Haut und behindert somit die Massage.

Ebenso wird immer wieder nach Ganzkörpermassage gefragt, hierfür besteht - wie bereits aufgezeigt - keine medizinische Indikation. Wirkungsindirekte Elektrotherapieformen sind zu vermeiden, ebenso wie die gleichzeitige Anwendung von klassischer Massage oder Bindegewebsmassage in Folge. Zum anderen ist klassische Massage als Einzelanwendung ebenso unsinnig (von sehr seltenen Ausnahmen abgesehen). Die Behandlungsdauer und -frequenz ist anzugeben und zu kontrollieren. Grundsätzlich gilt für jede Form der physikalischen Therapie, daß sie zeitabhängig ist, da Regulationsvorgänge und Adaptation Reaktionszeit erfordern. Der Wechsel zwischen Reizphase und Reaktionsphase ist für den Heilverlauf entscheidend wichtig.

Eine Dauerbehandlung über Monate und Jahre ist nicht vertretbar. In der Routine gilt für die Serienlänge die Verordnung einer Einheit von 6 Behandlungen 2 - 3mal die Woche, dabei sollte man sich nicht unbedingt an der Zahl 6 festhalten, selbstverständlich können auch 5, 9 oder 12 Behandlungen die notwendige Anzahl sein. Es ist oft günstiger, eine Arbeitsunfähigkeit für etwa 2 Wochen zu testieren, um eine konsequente Intensivtherapie durchzuführen als eine Behandlung 1mal die Woche nach Feierabend über $^1/_4$ Jahr zu verschleppen.

Die Arthrose, in der Regel eine langsam fortschreitende Erkrankung, hat ihre Häufigkeit beim Älteren. Bei Verordnung in der physikalischen Therapie ist auf das Alter Rücksicht zu nehmen.

Massage

Erwiesen ist, daß die klassische Massage die örtliche Durchblutung sowohl an oberflächlichen als auch an tiefen Gewebeschichten steigert. Der Muskeltonus wird nicht griffbezogen mit einer kurzen Steigerung zu Beginn der Massage beeinflußt, im weiteren Verlauf kommt es eher zu einer Aktivierung mit Detonisierung.

Die unmittelbare Wirkung über Haut und der Haut am Muskel ist unwidersprochen, ebenso die an gelenkbegleitenden Weichteilen.

Demnach sind die Tendinosen - Tenomyalgien - Myelogelosen, Peritendinosen, Periarthralgien der klassischen Massage zugänglich. Der Massageerfolg hängt aber nicht selten von Grifftechniken und speziellen Verfahren ab.

Ein Beispiel: Bei der Coxarthrose können die Schmerzen der eigentlich aktivierten Arthrose abgeklungen sein, es bleibt die pseudoradikuläre Schmerzausbreitung in die Glutealmuskulatur (M. gluteus medius) in den M. tensor fasciae latae, den Tractus iliotibialis bis hin zum M. tibialis anterior. Letztere kann auch bei der Gonarthrose mit einem Pes-anserinus-Syndrom kombiniert sehr schmerzhaft sein. Hier sind Querfriktionen mit verbundenen Dehnungsgriffen besonders wirksam, der anfänglich gesteigerte Schmerz läßt bald nach. Ähnliches gilt für die schwierige, weit in die Tiefe zielende Massage des Quadratus lumborum mit Dehnungsgriffen der Bänder am lumbosakralen Übergang.

Es wird hier nicht weiter über ortsgebundene, gelenkbezogene physikalische Therapie bei Arthrose gesprochen, da dies in den Einzelbeiträgen abgehandelt wird.

Bei der Arthrose des alten Menschen ist als besondere Form die Bindegewebsmassage angezeigt, wenn begleitende Durchblutungsstörungen vorliegen.

Bei Lymphstauung oder venösen Rückflußstörungen die manuelle Lymphdrainage.

Eine kombinative Form der Massage mit Hydrotherapie ist die Unterwassermassage. Sicherlich für Mehrgelenksarthrotiker eine günstige Therapieform. Andererseits ist für die schmerzlindernde Wirkung eine sichere Technik erforderlich, es muß sehr einfühlsam vorgegangen werden, der eigentliche Gelenkbereich ist mit dem Wasserstrahl sicher auszulassen.

Eine Kontraindikation stellt die Rechtsinsuffizienz dar - bei alten Menschen nicht gerade selten -. Die Steigerung des hydrostatischen Drucks im Vollbad kann ein Risiko darstellen.

Auch aus gleichem Grund ist dann das Stangerbad kontraindiziert.

Bedacht werden sollte unabhängig vom medizinischen Aspekt, daß für eine Unterwassermassage hohe Investitionskosten und Unterhaltungskosten (Energie) anfallen, die diese Verfahren kostenintensiv gestalten.

Sicherlich bestehen für die Massage bezüglich ihres genauen Wirkmechanismus noch differente Vorstellungen; die Effektivität ist andererseits unwiderlegbar. Wie in anderen Fachbereichen ist es auch in der physikalischen Medizin gelungen, den Wirkmechanismus altbekannter Verfahren mit modernen wissenschaftlichen Methoden besser aufzuklären und ihre Reproduzierbarkeit zu beweisen.

Thermotherapie

Für die im Zusammenhang mit der Massage häufig in Anspruch genommene Thermotherapie gelten die oben genannten Kriterien ebenfalls.

Es gelingt mit einer sogenannten Thermopackung noch in Gewebetiefen von 3 cm eine Temperaturerhöhung von ca. 1° C und mehr nachzuweisen. Damit sind Folgewirkungen erklärt.

Elektromyelographische Untersuchungen zur Wirkungsweise von Moorpakkungen zeigten, daß nach Wärmeanwendung anschließend mit einem geringeren Innervationsaufwand Kontraktionen der Muskulatur (Rückenmuskulatur) erfolgen. Diese Befunde stellten fraglos ein Schlüsselphänomen der physikalischen Therapie objektiv dar und bestätigen den positiven Effekt von Wärmeanwendungen.

In gleicher Weise ist die analgetische-antiphlogistische und detonisierende Wirkung der Kryotherapie bewiesen.

Im akuten Stadium ist Kälte wirkungsvoller, im subchronisch-chronischen Stadium zunehmende Wärme. Eine kurze Anwendungszeit hat eher eine reflektorische Wirkung, eine lange Anwendungszeit bietet dann den direkten Temperatureinfluß.

Vorsicht bei Wärmeanwendungen ist für ältere Herzkranke geboten; auch eine heiße Packung über länger als eine $\frac{1}{4}$ Stunde im Lendenbereich angelegt kann schon zu kardialen Belastungen führen.

Elektrotherapie

Seitens der Elektrotherapie gehört die Hochfrequenz eigentlich in die Wärmebehandlung.

Kurz- und Dezimeterwelle beziehen ihre Wirkung aus einer in das Innere vordringende Erwärmung. Gleichermaßen bietet der Ultraschall im wesentlichen eine lokal begrenzte tiefenwirksame Wärme an, insbesondere dort wo Gewebe verschiedener Dichte aneinander grenzen.

Deshalb hat Hochfrequenz und dynamische Beschallung bei Schmerzbildern, die in den gelenkumliegenden Gewebe ihre Ursachen haben, ihre Berechtigung.

Die Möglichkeit der Elektrostimulation mit Reiz- oder Impulsströmen ist lange bekannt.

Weitere unbestrittene Wirkprinzipien der Elektrotherapie sind:

- Eine anhaltende Verschiebung des Membranpotentials und Veränderung des Elektrolytmilieus. (Das sind die Stützpfeiler für die Erklärung der analgetischen Wirkung z. B. des Gleichstroms.)
- Die Erwärmung des Gewebes. Wärme entsteht zwar prinzipiell bei jeder Stromform, ist aber effektiv bei der Hochfrequenz therapeutisch nutzbar, da hier aufgrund der fehlenden sensiblen Belastung sehr hohe Stromdichten möglich sind.

Andere Eigenschaften, die der Elektrotherapie zugeschrieben werden, wie resorptionsfördernd, hyperämisierend, antiphlogistisch, antiödematös sind nicht unmittelbare Wirkung des Stroms, sondern indirekte Folgen der strombedingten Aktivität im Muskel, in der Hautsensorik oder der Elektrolyse.

Deshalb sollten diese vorgenannten bei der Indikation nicht im Vordergrund stehen, wenn sie auch als begleitender therapeutischer Effekt durchaus willkommen sind.

Die bevorzugte Indikation der Elektrotherapie bei der Arthrose bleibt die Behandlung des chronischen Schmerzzustands im Gelenkbereich und der pseudoradikulären Ausbreitung.

Bevorzugt wird die Mittel- und Niederfrequenz, vor allem der Galvani-Strom in der Sonderform der Iontophorese bei oberflächennahen Gelenken, z. B. Gonarthrose.

Erwägen sollte man noch die TENS-Behandlung (transkutane elektrische Nervenstimulation), die eine beachtenswerte Therapiemöglichkeit bei chronischen Schmerzzuständen (Periarthropathien, Wirbelsäulensyndrom) bietet. Der Erfolg ist allerdings keineswegs gesichert, er tritt bei 30% - (Placebowert) - bis 50% der Fälle ein.

Sicherlich ist ein Nachteil der Elektrotherapie, daß Dosis, Dauer und Intensität in vielen Fällen nur über Rückkoppelung mit dem Patienten anzusetzen ist.

In der Praxis scheint die vorgegebene Einzelbehandlungszeit häufig zu kurz und die notwendige Anzahl zu gering!

Kontraindikationen

Eine schematische Übersicht zeigt die Kontraindikationen:

Niederfrequenz (Galvanisation)
- Hautläsion (dünne Altershaut!).
- *Cave:* Gestörte Sensibilität, Kinder. Metallische Implantate.

Mittelfrequenz
- Entzündungen,
- Gravidität (starke gynäkologische Blutungen),
- frische Thrombosen,
- Lymphödeme,
- Herzschrittmacher!

(Die beschriebene Lockerung zementierter Gelenkendoprothesen nach Mittelfrequenztherapie beruht auf Ergebnissen von Tierversuchen. Dieser Interpretation wird von den Autoren inzwischen widersprochen. Heute bestehen keine Bedenken in dieser Hinsicht.) Eventuell Einschränkung durch juristische Vorgaben!

Hochfrequenz
Metallteile sind vom Behandlungsgebiet fernzuhalten (z. B. Schmuck, Uhren. Reißverschlüsse, Schlüssel, Münzen usw.

Metallische Intrauterinpessare, Endoprothesen und Osteosynthesematerial stellen normalerweise keine Gefahr dar, weil das umgebende Gewebe ausreichend abschirmt.

Dennoch sollte nicht unmittelbar im Gebiet metallischer Implantate mit Hochfrequenz therapiert werden. Keinesfalls dürfen Herzschrittmacher mit Hochfrequenzen behandelt werden, Patienten sollten noch nicht einmal in die Nähe eingeschalteter Geräte kommen.

Wenn vor oder nach passiven physikalischen Therapien Infiltrationen mit einem Anästhetikum ausgeführt werden, sollten freie Intervalle von 30 - 60 Minuten eingehalten werden.

Zusammenfassung

Sowohl aktive als auch passive Maßnahmen der physikalischen Therapie werden aufgrund jener Kräfte wirksam, die sie auf Strukturen zumeist der Bewegungsorgane und der Haut ausüben.

Ob diese Kräfte von Patienten selbst (aktiv) oder dem Therapeuten (passiv) ausgehen, ist zunächst von untergeordneter Bedeutung.

Richtig ist, daß im Verlaufe der Besserung des Krankheitsbilds in den meisten Fällen die Selbständigkeit des Patienten anzustreben ist und damit die Behandlung sich eher auf aktive Maßnahmen reduzieren läßt.

Bei allen Überlegungen über den Stellenwert der physikalischen Medizin geht es neben der kritischen Prüfung von Wirksamkeit und Wirkmethode gleichwertig auch darum, wie man mit diesen Möglichkeiten umgeht. Hier sind Arzt/Ärztin, Krankengymnast/in, Masseur/in oder andere Therapeuten/innen aufgerufen, miteinander zu arbeiten, das Können des anderen zu respektieren und so der physikalischen Medizin zu einer Effektivität zu verhelfen, deren sie wirklich fähig ist.

Es gilt, daß Kostendämpfung durch Rationalisierung erreicht werden muß und nicht durch fachunkundige Rationierung, die die Interessen des kranken Menschen nicht gleichermaßen wahrnehmen kann.

Literatur

Kern, H.: Konservative Therapie bei Arthrose - Grundlagen und Anwendung der Thermotherapie und Hydrotherapie. Med.-orthop. Techn. 104, 2 (1984) 33 - 39

Liebermeister, R. G. A.: Muskeltonus und Massage. Physiotherapie 79 (1988) 613 - 615

Magyarosy, K., H. Krause et al.: Elektromyelographische Untersuchungen zur Wirkungsweise von Moorpackungen. Z. phys. Med. 18 (1989) 279

Schlapbach, P.: Transcutane Elektrostimulation: Placebo oder wirksames Analgetikum. Z. phys. Med. 19 (1990) 159 - 165

Schmidt, K. L.: Die Besonderheiten der physikalischen Therapie bei Erkrankungen des Bewegungsapparates im Alter. Z. Gerontol. 26 (1993) 44 - 49

Schoberth, H.: Die Möglichkeiten und Grenzen der Massagebehandlung. Physiotherapie 78, 9 461 - 463

Seichert, N.: Elektrotherapie bei chronischen Schmerzen am Bewegungsapparat. Arthr. u. Rheuma 13, 1 (1993) 22 - 30

Senn, E., M. Gadonski: Zum heutigen Stellenwert physikalisch-medizinischer Wirkmethoden. Phys. Ther. 8, 7 (1987) 408 - 409

Weintraub, A.: Physikalische Therapie als Psychotherapie funktioneller Schmerzzustände. Z. phys. Med. 9 (1980) 272 - 276

Besonderheiten der krankengymnastischen Übungsbehandlung bei arthrotischen Veränderungen

H. P. Bischoff

Gezielte Anwendung der Krankengymnastik bei Gelenkarthrose

Im Rahmen der konservativen Arthrosetherapie nimmt die Gesamtheit der physikalisch-therapeutischen Anwendungen einen besonders breiten Raum ein. Während die Maßnahmen der Thermo-, Hydro- und Elektrotherapie in der Arztpraxis verabreicht oder thermo- und hydrotherapeutische Anwendungen dem Patienten (zu Recht) als selbst durchzuführende Maßnahmen empfohlen werden, wird die Krankengymnastik zunächst immer verordnet und kann auch später nur in begrenztem Rahmen dem Patienten als Hausaufgabenprogramm an die Hand gegeben werden. Dabei muß leider festgestellt werden, daß die ärztlichen Verordnungen oft alles andere als eine klare Arbeitsanweisung an die ausführenden Krankengymnasten sind.

Die Ziele der vom Orthopäden zu verordnenden und logischerweise auch zu überwachenden Krankengymnastik sind klar. Es sind dies:

- Gelenkentlastung,
- Verbesserung der Gelenkführung,
- Abbau von muskulären Dysbalancen,
- Verbesserung der Gelenktrophik,
- Abbau von Stauungen,
- Verbesserung der Statik.

Unter Berücksichtigung dieser Ziele orientiert sich die Anwendung der Krankengymnastik in der Arthrosebehandlung an folgenden Faktoren:

- Gelenkanatomie,
- Arthrosegrad und -aktivität,
- Gelenkbelastung (Sport, Beruf, Körpergewicht),
- Zustand von Bandapparat und gelenkführender Muskulatur,
- Statik.

An den Extremitätengelenken soll die Krankengymnastik zunächst bereits vorhandene kapsuläre oder ligamentäre Kontrakturen behandeln oder diesen vorbeugen. Es gilt, einen knorpelschädigenden muskulären Preßdruck vom Gelenk oder den betroffenen Teilen desselben zu nehmen, weshalb nicht nur auf verhärtete Muskeln dehnend einzuwirken ist, sondern auch der Muskeltonus normalisiert werden soll. Dabei ist nicht nur der muskuläre Hypertonus, der zunächst das Gelenk vor einer Bewegung in eine schädigende Richtung schützen soll, abzubauen. Dieser zunächst schützende muskuläre Hypertonus beeinflußt später durch seinen Preßdruck die Trophik von Knorpel und Synovia negativ. Es ist auch der Tonus der reflektorisch gehemmten Muskeln weiter aufzubauen und durch die Wiederherstellung des muskulären Gleichgewichts die Muskelführung des Gelenks entscheidend zu verbessern. Das wiederum dient dazu, die negativen Folgen der Gelenkinstabilität einzudämmen.

Deshalb kommen zunächst intermittierende oder dosierte Dauertraktionen zur Anwendung. Diese werden anfangs aus entspannter Lagerung, später an der Spannungsgrenze durchgeführt. Es eignen sich dazu vor allem die Traktionstechniken der manuellen Medizin, die mit ihrer „weich-rhythmisch-federnd“ durchgeführten repetitiven Traktion nicht nur sehr gewebeschonend arbeiten, sondern durch die Verminderung des Gelenkbinnendrucks bis hin zu einem geringen Unterdruck im Gelenk auch zu einer Verbesserung der Gelenktrophik führen. Diese rhythmisch-repetitiv durchgeführten Traktionen begünstigen die Produktion der Synovialflüssigkeit und tragen durch die rhythmische Druckentlastung mit einem gewissen Pumpeffekt insgesamt zur Verbesserung der Knorpelernährung bei.

Unterstützende apparative Traktionen sollen sehr dosiert gehandhabt werden. Besonders für die Hüfte bietet sich hier die Gamaschenextension auf dem Schrägbrett an. Für Hüfte und Knie haben wir in der Argentalklinik ein ebenso einfaches wie praktisches Extensionsgerät konstruiert, das auf Gelenkkonturen Rücksicht nimmt und auch zur aktiven Übungsbehandlung eingesetzt werden kann. Durch die Lagerung des Fußes auf dem Rollschuh läßt sich die einwirkende Kraft wesentlich exakter dosieren. Der Aktivität angepaßte intermittierende oder Dauertraktionen können auch schon im Stadium der aktivierten Arthrose angewandt werden. Im übrigen wird im Stadium der aktivierten Arthrose vor allem entlastend, unter Anwendung des Schlingentischs oder unter Ausnutzung von Auftrieb und Stabilisierung durch das umgebende Wasser im Bewegungsbad gearbeitet. Hier kommen für alle großen Gelenke Auftriebskörper zur Anwendung. Vorsichtig dosierte anguläre Dehnungen sind bei zu Aktivierung neigenden Arthrosen unter dem Schutz der Kryotherapie einzusetzen.

In ihrer Intensität dem Schweregrad der Arthrose angepaßte Muskeldehntechniken werden ebenfalls möglichst zeitig in die krankengymnastische Behandlung einbezogen. Hierbei müssen nicht nur direkt am Gelenk angreifende Muskelgruppen, sondern auch sich in ihrem Tonus beeinflussende Muskelketten insgesamt einbezogen werden.

Die passiven weichteildehnenden Maßnahmen begleiten die anschließende, mehr aktiv ausgerichtete Übungstherapie auch weiterhin. In der aktiv ausgerichteten Übungstherapie kommen vor allem die PNF-Übungen (besonders auch zur Korrektur muskulärer Dysbalancen) und die Übungen der funktionellen Bewegungslehre nach Klein-Vogelbach zum Einsatz. So wie es die Gelenkstabilität und die Belastbarkeit zulassen, wird der Patient auch in das Gerätetraining (besonders Sequenztraining) eingewiesen, wobei ihm Belastung, Frequenz und Gesamtdauer der Übungen unter regelmäßiger Befundüberprüfung vorgegeben werden.

An der Wirbelsäule (als Beispiel wird hier die Spondylarthrose der Wirbelsäule gewählt) gilt es vor allem, eine gelenkbelastende Hyperlordose ab- und ein haltungssicherndes Muskelkorsett aufzubauen. Die Kräftigung und Aufrichtung hat am Glutaeus maximus zu beginnen und vor allem auch die Bauchmuskulatur einzubeziehen. Gedehnt werden müssen hierbei meist der Erector trunci, der Psoas, der Quadratus lumborum, der Rectus femoris und die ischiokruralen Muskeln. Bei vorliegender Indikation kann der Arzt dann auch manuelle Mobilisationen im Bereich der Lendenwirbelsäule und des Sakroiliakalgelenks verordnen. Bei aktivierter Spondylarthrose ist der Schlingentisch angezeigt. Später sind es neben dem Bewegungsbad vor allem die Stemmführung nach Brunkow und die Übungen aus der funktionellen Bewegungslehre nach Klein-Vogelbach, teilweise auf dem Pezziball, die zum Einsatz kommen.

Nach dem vorher Gesagten ergeben sich jetzt für einige Gelenke die nachfolgend aufgeführten, bei Arthrose einzusetzenden krankengymnastischen Maßnahmen.

Coxarthrose

Bei der Coxarthrose sind es vor allem die mit einer Kapseldehnung einhergehende manuelle Therapie, die meist zur Entlastung des Pfannendachs, bei der Protrusionscoxarthrose aber auch zur Entlastung des Pfannengrunds eingesetzt wird. Die Muskeldehntechniken werden entsprechend der kapsulären Einschränkung angewandt. Meist werden die Hüftadduktoren, der Piriformis, Iliopsoas und Quadriceps gedehnt.

Selbstverständlich sollte deshalb der verordnende Arzt auch in der Lage sein, die entsprechenden Muskeln hinsichtlich Tonus, Kraft und Verkürzung zu beurteilen. In jedem Stadium der Coxarthrose sollte auch die Auftriebskörpergymnastik im Bewegungsbad verordnet werden. Im Stadium der aktivierten Coxarthrose sowie bei weit fortgeschrittenen Fällen ist die Schlingentischtherapie indiziert. Im Rahmen der PNF sollte hauptsächlich das Extensionsmuster beübt werden. Aus den Übungen der funktionellen Bewegungslehre kommt vor allem die hubfreie Mobilisation zum Einsatz.

Es werden als Beispiel 2 Musterverordnungen angeführt:

1. 6 mal krankengymnastische Einzelbehandlung rechtes Hüftgelenk unter Einsatz manueller Traktionsmobilisationen und des Schlingentischs 4 mal wöchentlich.

   – *Diagnose: Aktivierte Coxarthrose rechts.*

2. 6 mal (12 mal) manuelle Mobilisation und PNF-Behandlung (besonders Extensionsmuster rechtes Hüftgelenk).
   6 mal (12 mal) Auftriebskörpergymnastik im Bewegungsbad 2 - 3 mal wöchentlich.

   – *Diagnose: Coxarthrose rechts.*

Bei der *Coxarthrose* muß aber auche eine Mitbeteiligung der Lendenwirbelsäule und des SIG (primär oder sekundär) in den Behandlungsplan einbezogen werden.

Gonarthrose

Im Rahmen der krankengymnastischen Behandlung einer Gonarthrose werden manuelle Traktionen unter Beachtung des im allgemeinen Teil Gesagten angewandt. Translatorische Gleitmobilisationen werden nur am entspannt gelagerten Kniegelenk durchgeführt. Sie können am Knie auch mit Schwerpunkt am medialen oder lateralen Gelenkspalt ausgeführt werden. Hierfür bieten sich vor allem auf dem medialen und lateralen Gelenkspalt beschränkte ventrale Gleitmobilisierungen oder das Seitneigungsfedern an. Die Muskeldehntechnik betrifft am Kniegelenk vor allem die ischiokruralen Muskeln, den Triceps surae und den Tensor fasciae latae. Muskelkräftigende Maßnahmen sind vor allem hinsichtlich des Vastus medialis erforderlich, der neben einer aktiven Krankengymnastik auch mit einer Elektrogymnastik gekräftigt werden kann. Die krankengymnastische Behandlung der Gonarthrose ist ein besonders dankbares Feld für die PNF-Übungen. Hier werden Beuge- und Streckmuster (auch für die Hüfte) eingesetzt. Für das Bewegungsbad gilt im wesentlichen das bereits bei der Hüfte Gesagte.

Auch hier werden 2 Musterverordnungen aufgeführt:

1. 6 mal (12 mal) krankengymnastische Einzelbehandlung unter Einsatz manueller Mobilisationen und PNF-Techniken (Beuge- und Streckmuster) 3 mal wöchentlich.
   – *Diagnose: Kniekontraktur links bei Gonarthrose.*
2. 6 mal manuelle Mobilisierung linkes Knie unter Eisanwendung und Kräftigung des Vastus medialis links 4 mal wöchentlich.
   – *Diagnose: Aktivierte Gonarthrose links.*

Omathrose

Bei der krankengymnastischen Behandlung der Omarthrose, die fast immer zu einer Mitbeteiligung des subakromialen Gleitwegs führt, sind es neben hier schwerpunktmäßig einzusetzenden manuellen Mobilisationen auch Querfriktionen an den Ansätzen der Muskulatur, die Kräftigung der Außenrotatoren und Schulterblattfixatoren mittels PNF-Technik, die Dehnung einer im einzelnen genau zu bestimmenden verkürzten Muskulatur und FBL-Übungen (z. B. widerlagernde Mobilisation der Skapula), die zur Anwendung kommen. Wie bei der Hüfte ist es aber bei diesem stammnahen Gelenk von besonderer Bedeutung, eine eventuelle Wechselwirkung mit Störungen der Halswirbelsäule, der oberen Brustwirbelsäule oder der Rippenwirbelgelenke in die Therapie einzubeziehen.

Als Musterverordnung für die Omarthrose gilt folgender Vorschlag:

1. 10 mal krankengymnastische Einzelbehandlung, kombiniert mit manueller Mobilisation.
   6 mal Querfriktion des Ansatzes des Deltoideus 3 - 4 mal wöchentlich.
   – *Diagnose: Omarthrose mit konsekutiver Schultersteife und Ansatztendinose des Musculus deltoideus.*

Arthrosen des oberen und unteren Sprunggelenks sind Domänen der manuellen Therapie und der FBL-Übungen. Letztere dienen dabei vor allem der Gewölbestabilisierung und Fußmobilisation. Muskeldehntechniken betreffen in diesem Bereich vor allen Dingen den Triceps surae.

Zusammenfassung

Der Orthopäde wird sich bei der Behandlung arthrotischer Gelenke im Rahmen der konservativen Therapie bei Funktionseinschränkung sowie prä- oder postoperativ selbstverständlich der Möglichkeiten der Krankengymnastik bedienen, wobei er ergänzend oder parallel zur Krankengymnastik auch ergotherapeutische Maßnahmen berücksichtigen wird. Das setzt aber neben der Kenntnis des Organbefunds auch die Kenntnis der verschiedenen krankengymnastischen Behandlungsverfahren und deren

Differentialindikation voraus. Wenn wir unseren berechtigten Anspruch, die Fachärzte für die Erkrankungen, Verletzungen, Fehlbildungen und Funktionsstörungen der Bewegungsorgane zu sein, zu Recht aufrechterhalten wollen (was wir im Interesse unserer Patienten unbedingt tun sollten), dann müssen wir die Möglichkeiten der neuen Weiterbildungsordnung unbedingt nutzen. Diese betont endlich wieder auch die konservativen Anteile der Orthopädie. Sonst laufen wir Gefahr, daß Fachfremde, die zwar die Möglichkeiten der physikalischen Therapie kennen, aber nicht die erforderlichen fundierten Kenntnisse über Differentialdiagnose und Pathophysiologie der Bewegungsorgane im Rahmen ihrer Ausbildung erwerben, uns diesen Bereich streitig machen.

Literatur

Bischoff, H. P.: Manuelle Therapie für Physiotherapeuten. Perimed-Spitta, Nürnberg (1993)

Bischoff, H. P.: Die Physikalische Therapie der Arthrose. Orthopäde 15 (1986) 388-393

Bischoff, H. P.: Physikalische Therapie bei Spondylose und Spondylarthrose. Krankengymnastik 39 (1987) 317-320

Bold, R., A. Grossmann: Stemmführung nach R. Brunkow, 2. Aufl., Enke, Stuttgart 1983

Cotta, H., W. Heipertz, A. Hüter-Becker, G. Rompe: Krankengymnastik. Thieme, Stuttgart (1985)

Klein-Vogelbach, S.: Funktionelle Bewegungslehre. Springer, Berlin (1978)

Sachse, Jochen: Manuelle Untersuchung und Mobilisationsbehandlung der Extremitätengelenke, 5. Aufl. Verlag Gesundheit, Berlin (1991)

Ergotherapeutische Behandlungen bei arthrotischen Gelenkdeformierungen

J. Fischer und U. Sterz

Einleitung

Die Arthrose kann an allen synovialen Gelenken auftreten. Sie beginnt mit einer zunehmenden Zerstörung des Knorpelbelags, kann aber auf alle Gelenkstrukturen übergreifen. Sie führt zu einer fortschreitenden Destruktion mit zunehmender Funktionseinbuße. Die Störung der Gelenkfunktion führt wiederum zu einer Kette von Folgeerscheinungen in den umgebenden und benachbarten Weichteilstrukturen, welche sich im Laufe der Erkrankung verselbständigen können und vorübergehende Funktionseinschränkungen der Gelenke festschreiben. So kann eine kurzfristige Funktionsstörung durch beginnende arthrotische Veränderungen des Gelenks über eine Schonhaltung zur Entwicklung einer Kontraktur und damit dauerhaften Funktionseinschränkung des Gelenks führen.

Trotz zunehmender Entschlüsselung der primären zellulären Ursachen läßt sich eine ätiologische einheitliche Arthrosetherapie derzeit hieraus nicht ableiten.

Die Therapie jeder Arthrose wird grundsätzlich individuell gestaltet. Ziel ist es, die Funktion des Gelenks möglichst umfassend zu erhalten und Knorpel-Knochen-Schäden sowie periartikuläre Weichteilveränderungen zu verhindern. Während die operativen Maßnahmen bei Sekundärarthrosen früh einsetzen sollten, kommen sie bei primären Arthrosen überwiegend in Spätstadien zur Anwendung.

Die konservative Behandlung gliedert sich in prophylaktische Maßnahmen in der Frühphase, physikalische und funktionelle Behandlungsformen, medikamentöse Behandlungen und Hilfsmittelausstattung.

Sowohl in der operativen wie in der konservativen Behandlung der Arthrose ist die Ergotherapie in der Phase der Rehabilitation unverzichtbar.

Aufgaben der Ergotherapie

Der Begriff der Ergotherapie umfaßt die Inhalte der Beschäftigung und der Arbeitstherapie. Sie ist durch keine andere therapeutische Disziplin ersetzbar. Hierbei wird versucht, mit Hilfe veränderter Bewegungsmuster in Beruf, Freizeit und Alltagsleben die gestörte Funktion der Gelenke zu normalisieren und dauerhafte Funktionsbehinderungen zu vermeiden. Hierbei ist der Erhalt bzw. das Wiedererlangen einer größtmöglichen Selbständigkeit im sozialen sowie beruflichen Umfeld oberstes Ziel. Hierin begründet sich der umfassende Therapieansatz, der sich weniger auf lokale, auf die einzelne betroffene Gelenkspartie abgestimmte Behandlungsformen beschränkt, sondern ganzheitliche Behandlungsansätze verfolgt. Hierdurch können die Ergebnisse der operativen und konservativen Behandlungen optimiert werden.

Die Ergotherapie beschäftigt sich primär mit dem Gelenkschutz. Hierunter werden Maßnahmen verstanden, die arthrotisch veränderte Gelenke vor überstarker Beanspruchung, Belastung oder Überlastung schützen. Hierdurch wird arthrotisch bedingten Fehlstellungen vorgebeugt und gestörte Gelenk- und Muskelfunktion verbessert.

Durch ein gezieltes Funktions- und Kompensationstraining können bestimmte Bewegungsprinzipien in das alltägliche Leben sowie in das Arbeitsumfeld aufgenommen und integriert werden. Diese Umorganisierung von Alltag und Beruf schont die deformierten Gelenke.

Geschult werden hierbei insbesondere die gelenkschonenden Komplexbewegungen. Der Patient wird geschult, einförmige und einseitige Belastungen sowie statische Belastungen zu vermeiden. Die Verteilung von Belastung und Gewicht, die Umwandlung von statischer in dynamische Belastung sowie das Einschalten von Ruhepausen wird trainiert.

Die Gelenkmobilisierung der Ergotherapie ist eine aktive. Sie ist den rein passiven Mobilisierungen zu bevorzugen. Hierbei wird die Trophik der intraartikulären und periartikulären Strukturen verbessert. Hierbei eignen sich, z. B. im Bereich des Schultergelenks zur Verbesserung des Bewegungsspielraums, Arbeiten am Hochwebrahmen. Aktivmobilisationen des Ellenbogengelenks werden dagegen durch Therapien, welche den gesamten Arm mit Flexions-/Extensionsmuster des Ellenbogengelenks beinhalten, z. B. Hobeln und Schleifen, erreicht.

Die Kräftigung der Muskulatur wird durch Bewegungsmuster gegen Widerstand erreicht. Hierbei muß auf die verzögerte Adaptation der durch die Arthrose geschwächten Muskeln Rücksicht genommen werden. Hierbei ist Komplexbewegungsmustern den repetitiv-monotonen Arbeitsmustern der Vorzug zu geben. Hierbei eignen sich oft die gleichen Therapieformen, die zur Gelenkmobilisierung eingesetzt werden. Die Schulung der Sensibilität und Koordination erfolgt nicht nur bei neurologischen Erkrankungen. Wie experimentelle Untersuchungen zeigen, wird mit zunehmendem Funktionsverlust des Gelenks auch die Koordination und Sensibilität der distal gelegenen Extremitätenabschnitte reduziert. Die Übung der Restfunktion sowie die Verbesserung der Sensibilität sowie die Koordinationsschulung sind daher schon bei mittelgradigen arthrotischen Deformierungen insbesondere der oberen Extremität indiziert (Abb. **69**).

ERGOTHERAPIE

- Gelenkschutz
- Funktionstraining
- Hilfsmittelversorgung
- Orthesen/Schienen
- Kompensationstraining
- Selbsthilfetraining
- psychosoziale Therapie
- berufliche Reintegration

Abb. **69**
Aufgaben der Ergotherapie

Schienen und Hilfsmittel

Die Versorgung mit Hilfsmitteln, Orthesen und Schienen ist Aufgabe der Ergotherapie. Hierbei werden Lagerungs-, Stütz- und Funktions- sowie Quengelschienen unterschieden. Die Erfahrung zeigt, daß die Stadienadaptierte Individualversorgung durch den Ergotherapeuten der Versorgung mit Konfektionsschienen überlegen ist. Gerade in der systematischen Funktionsschulung der Arme und Hände hat die Schienenversorgung ihren festen Platz. Hierbei können die Schienen sowohl zur Mobilisierung wie zur Ruhigstellung oder Lastenverteilung benutzt werden.

Wir unterscheiden hierbei passive von funktionellen Schienen (Abb. **70** u. **71**.)

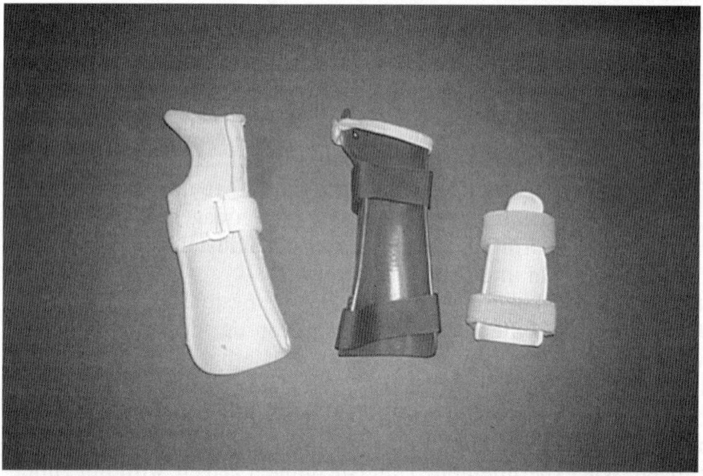

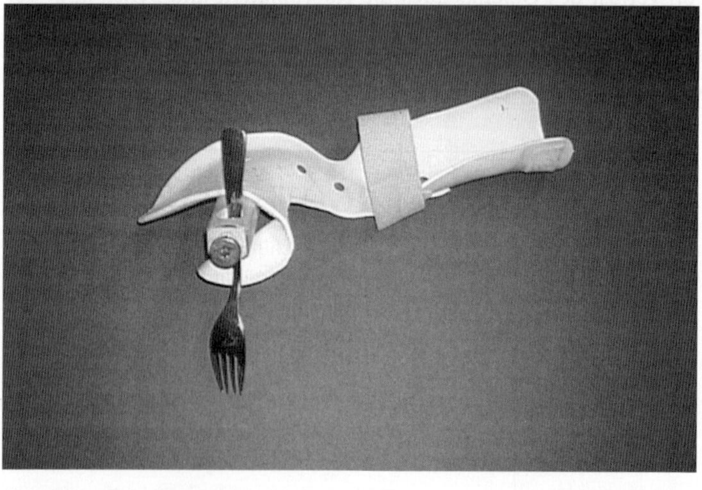

Abb. **70** u. **71** Beispiele individuell gefertigter Unterarm- und Handschienen

Die Hilfsmittelversorgung gliedert sich in die Bereiche des Alltags, der Freizeit und des Berufs. Oft ist durch Einsatz einfachster Hilfsmittel, beispielsweise einer 3-dimensional schwenkbaren Unterarmauflage (Abb. **72**) der Patient in der Lage, wieder seinem gewohnten Beruf nachzugehen.

Im Alltag bilden die 3 Abschnitte der Körperpflege, der An- und Ausziehhilfen sowie der Mund- und Eßhilfen die Basis der Versorgung.

Griffverlängerungen an Gegenständen helfen durch den größeren Hebelarm, Armkraft einzusparen. Griffverdickungen entlasten die Fingergrundgelenke, und durch eine Aufrauhung der Oberfläche sind größere Auflageflächen und ein erhöhter Reibungswiderstand zu erreichen, so daß die Anspannung der Beugesehne reduziert werden kann (Abb. **73** u. **74**).

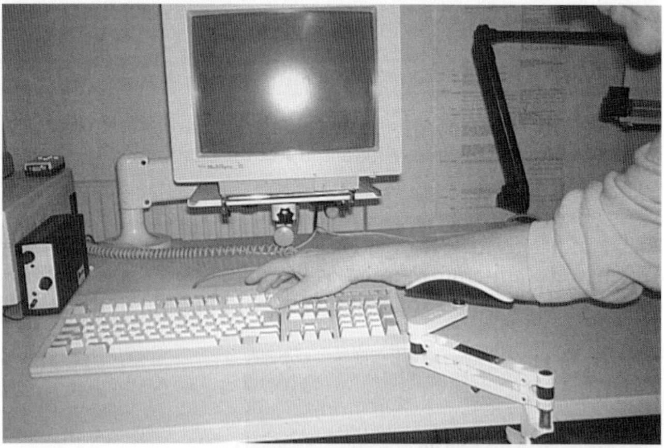

Abb. **72** Einfaches Hilfsmittel zur Reduzierung der Hand- und Ellenbogengelenksbelastung. 3-dimensional schwenkbare Unterarmauflage zum Einsatz an Schreibmaschine und PC

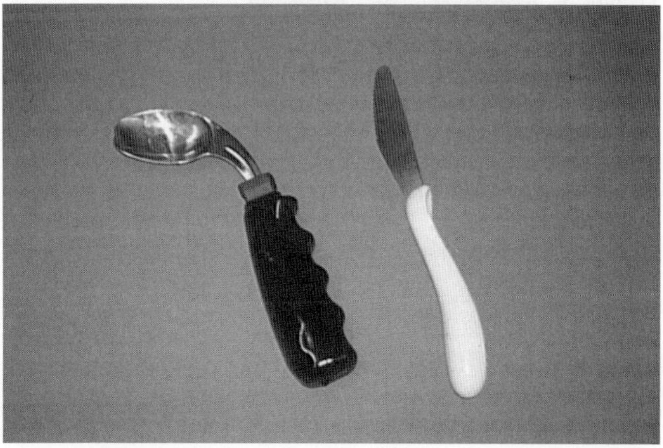

Abb. **73** Individuelle Griffverdickungen, Winkeladaptation des Bestecks, Greifhilfsmittel

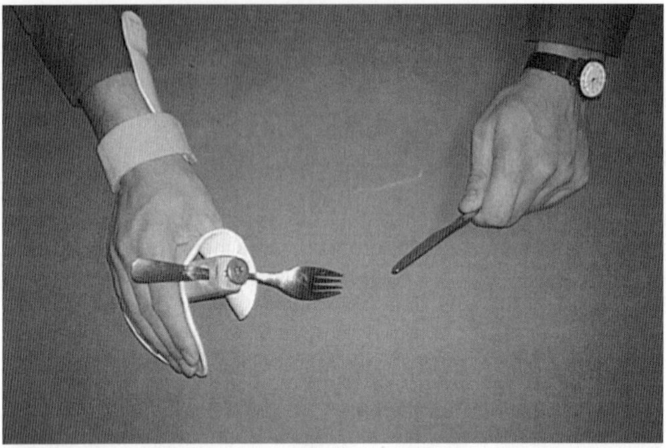

Abb. **73** u. **74** Einfache Hilfsmittel zur Verbesserung der Greiffunktion beim Essen. Individuelle Griffverdickungen, Winkeladaptation des Bestecks, Greifshilfsmittel

Die An- und Ausziehhilfen erstatten oft eine wesentliche Verbesserung der Selbständigkeit des Patienten. Gerade nach alloplastischem Ersatz der großen Gelenke der unteren Extremität komplettieren diese Hilfsmittel die Rehabilitation und ermöglichen die vollständige soziale und familiäre Reintegration (Abb. 75).

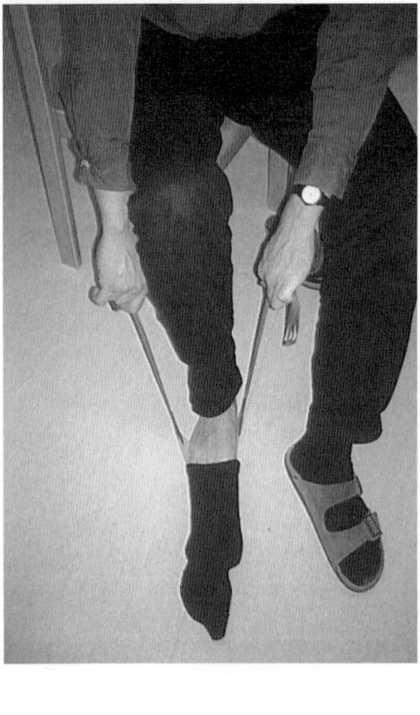

Abb. **75** Strumpfanzieher als Beispiel für An- und Ausziehhilfsmittel

Zur Hilfsmittelversorgung zur Verbesserung der Körperpflege bietet sich eine Vielzahl teils individueller Anfertigungen, teils industriell vorgefertigter Produkte an. Diese reichen von einfachen Hilfsmitteln mit Griffverlängerung beim Nagelschneider (Abb. **76**) bis hin zum wasserdruckgesteuerten Badewannenlifter (Abb. **77**) und zur umfassenden Neugestaltung der Bad- und Toiletteneinrichtung (Abb. **78**), z. B. mit Sitzhöhenadaptation der Toilette, Ausstattung mit Greifhilfen und Aufrichtehilfsmitteln.

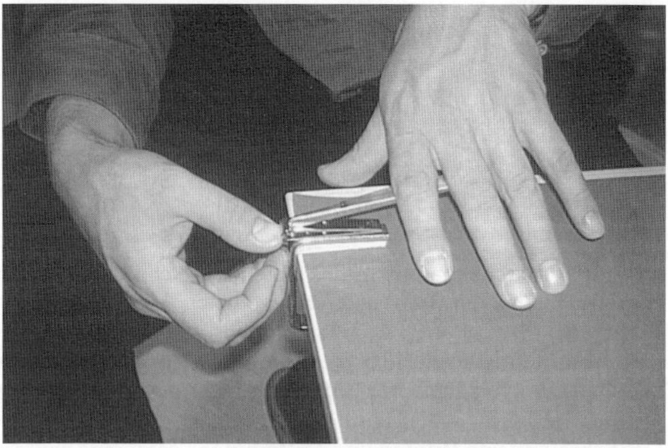

Abb. **76** Beispielhafter Einsatz einer Griffverlängerung zur Verbesserung der Hebelverhältnisse bei der Körperpflege, hier: Nagelschneidgerät

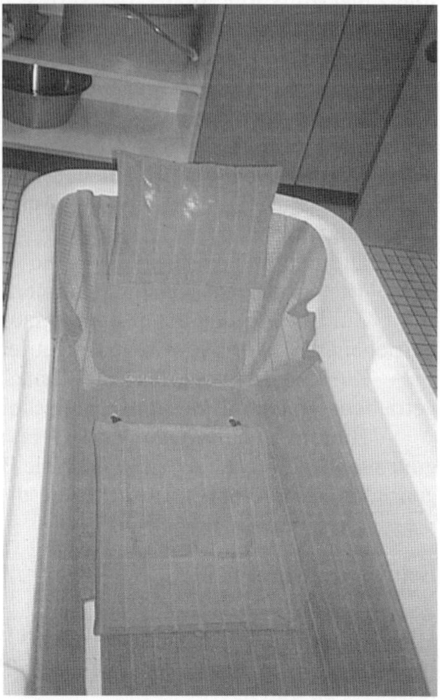

Abb. **77** Wasserdruckgesteuerte Badewannenlifter

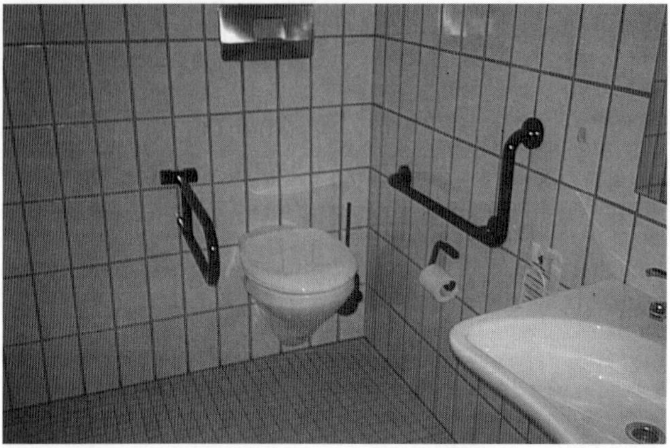

Abb. **78** Arthroseadaptation des Sanitärbereichs durch Erhöhung des Toilettensitzes und Anbringung von Greif- und Aufrichtehilfen

Ein häufig vernachlässigtes Gebiet stellt der Bereich der Kommunikation dar. So ist es dem von schwerer Finger- und Handgelenksarthrose betroffenen Patienten oft nicht möglich, Alltagskommunikationsmittel wie z. B. ein Telefon zu benutzen. Das Schreiben von Briefen und Mitteilungen setzt eine weitestgehend gesunde Hand- und Fingerfunktion voraus. Bei Verlust dieser Kommunikationswege müssen Kompensationsmechanismen in Zusammenarbeit mit dem Patienten entwickelt und trainiert werden.

Der Einsatz ergotherapeutischer Techniken erfolgt immer gelenkbezogen.

Für die Hand eignen sich gut Lederfädeln und Töpfern, bedingt der Webstuhl sowie das Flechten.

Für das Ellenbogengelenk hat sich das Knüpfen sowie das Lederfädeln als optimal erwiesen; auch der Einsatz des Webstuhls und das Töpfern ist bedingt zur Schulung geeignet.

Die Schulter wird überwiegend durch den Webstuhl und das Korbflechten sowie durch Laubsägearbeiten, Knüpfen und Töpfern geschult.

Zur Erweiterung der Bewegungsausschläge des Hüftgelenks eignet sich der fußbetriebene Webstuhl sowie die fußgetriebene Töpferscheibe.

Zur Mobilisierung des Kniegelenks kommt sowohl die Fahrradsäge wie der fußgetriebene Webstuhl und die Töpferscheibe zum Einsatz.

Hierbei muß individuell das Gerät und die Technik an den jeweiligen Arthrosegrad adaptiert werden. Hierbei muß die Behandlung in der Stellung erfolgen, die die geringsten Schmerzen verursacht und die Belastung auf mehrere Gelenke verteilt.

Befund und Verordnung

Um die umfassenden Möglichkeiten der Ergotherapie optimal einzusetzen, ist es notwendig, vor Behandlung eine exakte Befundaufnahme vorzunehmen und das Behandlungsziel zu definieren.

Der Arzt beschreibt hierzu die lokalen Verhältnisse in bezug auf Leistungsfähigkeit und Belastbarkeit sowie Komplikationsmöglichkeiten. Er definiert das Behandlungsziel sowie den Beginn der Behandlung.

Vom Ergotherapeuten wird vor Beginn der Behandlung des Gelenkbewegungsausmaß nach der Neutralnullmethode bestimmt. Gerade im Bereich der Hand haben sich jedoch auch Abstandsmessungen, z. B. Daumen-Fingerkuppen-Oppositionsabstand, als nützlich erwiesen. Es wird die Muskelkraft objektiv erfaßt, z. B. im Vigorimeter oder mittels Dynamometrie. Der Ergotherapeut erfaßt die Störung der Koordination und Sensibilität und die Störung des funktionellen Gebrauchs sowie den Verlust von komplexen Bewegungsmustern.

Die Verordnung (Rezept) umfaßt das Behandlungsziel, die Art der Ergotherapie sowie die Frequenz der Behandlung.

Hierbei kann nicht eingehend genug auf die Funktionsbezogenheit der Verordnung hingewiesen werden. Es wird somit nicht grundsätzlich die Bewegungsstörung, z. B. Beugeeinschränkung des proximalen Interphalangialgelenks Digitus II rechts, sondern der auf die Funktion bezogene Ausfall, z. B. Verlust des Spitz- und Schlüsselgriffs, behandelt. Gerade bei fortgeschrittenen arthrotischen Gelenkdeformierungen sowie in der postoperativen Phase wirkt die Ergotherapie der latenten Inaktivitätstendenz des Patienten entgegen. Durch konsequente stadienadaptierte Schulung wird die Selbständigkeit des Patienten schrittweise verbessert. Durch diese kleinschrittigen Erfolgserlebnisse wird auch depressiven Stimmungslagen ängstlicher Patienten entgegengewirkt. Hierdurch wird die soziale und berufliche Reintegration vorangetrieben.

Unvermeidbar ist eine Einordnung der Ergotherapie in das Komplexprogramm der Rehabilitation. Durch eine Abstimmung des Gesamtplans der Rehabilitation ist mehr als die Summe der Einzeltherapien zu erreichen.

Zusammenfassung

Die Behandlung der Arthrose geschieht konservativ oder operativ. Unabhängig von der Wahl des Verfahrens muß der knöchern-knorpelige Gelenkanteil und der umgebende Weichteilapparat als Bewegungseinheit behandelt werden. Ziel ist es, die Bewegung und die Kraftentfaltung zu erhalten, die Schmerzen zu reduzieren und Fehlstellungen der Gelenke zu vermeiden. Sowohl bei operativem wie konservativem Vorgehen sind krankengymnastische und ergotherapeutische Behandlungsmaßnahmen unabdingbar. Die Ergotherapie übernimmt hierbei das Funktionstraining sowie den Gelenkschutz. Integrierend berücksichtigt werden hierbei Hilfsmittel und orthetische Versorgungen, wobei es Aufgabe der Ergotherapie ist, auch individuelle Spezialschienen herzustellen. Diese erlauben den nahtlosen Übergang zum Kompensations- und Selbsthilfetraining. Abschließend versucht die Ergotherapie durch Einleitung psychosozialer Therapieformen die berufliche und soziale Integration.

Anschrift des Verfassers:
Dr. Jürgen Fischer
Luisenplatz 1
64283 Darmstadt

Orthopädietechnische Möglichkeiten in der Behandlung arthrotischer Gelenke der oberen Extremität

R. Baumgartner

Einleitung

Die Behandlung der Arthrose mit Hilfe von Orthesen verfolgt grundsätzlich das Ziel, den schmerzhaften Bewegungsbereich des betroffenen Gelenks auszuschalten. Eine vollständige Ruhigstellung mittels Orthesen ist in keinem Fall möglich, aber auch kaum je erforderlich. Dazu ist nur die Arthrodese in der Lage.

Nicht jedes Gelenk ist einer akzeptablen Ruhigstellung durch äußere Fixation zugänglich. Dazu gehören aus anatomischen und funktionellen Gründen die Gelenke des Schultergürtels. Sie sind aber hauptsächlich auf Zug belastet und nicht auf Druck.

Eine Ruhigstellung der Gelenke von Schultergürtel (und auch Ellbogen) mag bei einer schweren posttraumatischen Arthrose indiziert sein, doch läßt sich dieses Ziel mit einer Arthrodese weit besser erreichen als mit Orthesen. Die technische Orthopädie erreicht es bestenfalls mit Monstern wie der Abduktionsschiene für das Schultergelenk, indiziert zur postoperativen Behandlung, nicht jedoch als Dauertherapie. Andere Orthesen für Schulter und Ellbogen haben ihren Platz bei der Behandlung der Instabilität, kaum jedoch der Arthrose.

Weit günstiger sind indessen die Voraussetzungen zur Ruhigstellung arthrotisch veränderter Gelenke der Handwurzel, und hier vor allem des Handgelenks und des Daumensattelgelenks.

Handgelenk

Für die Ruhigstellung des Handgelenks eignen sich dorsale, volare und zirkuläre Orthesen.

Die dorsale Orthese hat den Vorteil, die Hohlhand nur mit einem queren Bügel oder Band zu bedecken. Dadurch wird die wichtige Sensibilität der Hohlhand nicht beeinträchtigt. Der Handrücken ist jedoch weniger gut gepolstert als die Gegenseite. Die dorsale Lagerungsorthese ist daher überdurchschnittlicher mechanischer Beanspruchung nicht gewachsen. Sie findet daher bestenfalls Verwendung zur Ruhigstellung schwer gestörter, mechanisch nur leicht beanspruchter polyarthritischer Hände.

Weit besser sind die funktionellen und anatomischen Voraussetzungen für die volare Lagerungsschiene (Abb. **79**). Ob sie aus Gips, thermoplastischem Material oder aus Metall und Leder hergestellt wird: Sie erfüllt ihre Funktion nur dann, wenn folgende Punkte beachtet werden:

- Hand- und Handgelenksteil ist ruhigzustellen im schmerzfreien Bereich. In Regel entspricht dies der sogenannten Funktionsstellung. Abweichungen sind jedoch möglich, etwa bei der posttraumatischen Arthrose, bei Polyarthritis.

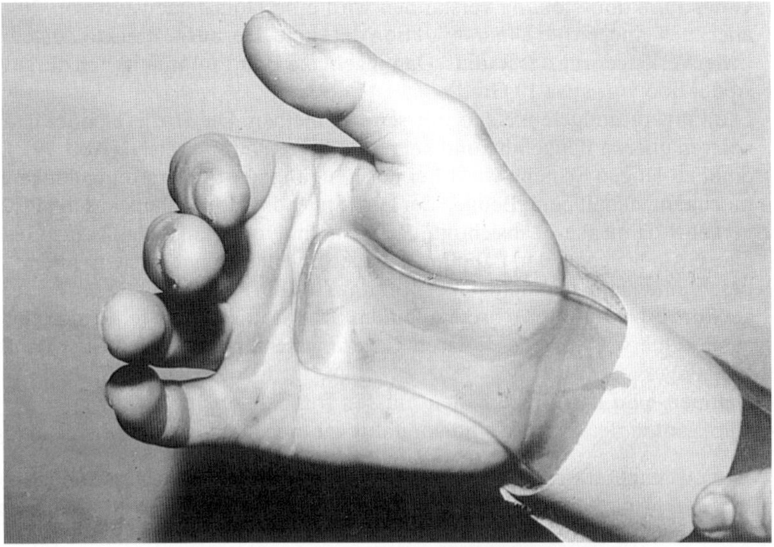

Abb. **79** Volare Lagerungsschiene (cock-up splint). Daumen- und Kleinfingerballen bleiben frei. Damit die Fingergrundgelenke 2 - 5 frei beweglich bleiben, reicht die Schiene nicht über die Querfalte der Hohlhand hinaus. Befestigung mit einem einzigen breiten Klettverschluß (aus Malick, M. H., R. Baumgartner: Lagerungsschienen für die Hand. Hamburg 1978)

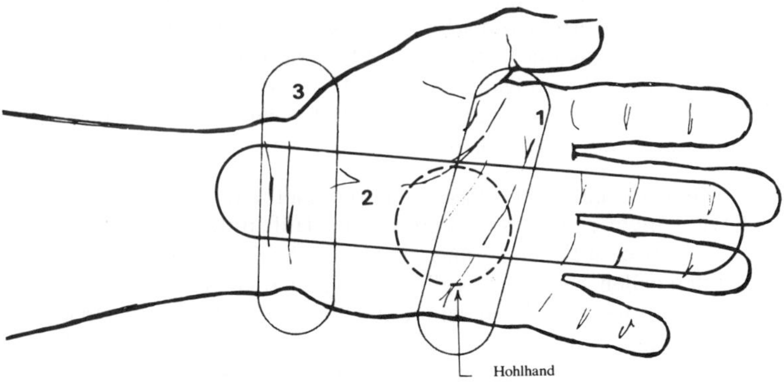

Abb. **80** Die natürlichen Wölbungen der Hand sind zu berücksichtigen.
1 = distale oder metakarpale Querwölbung,
2 = Längswölbung,
3 = proximale Querwölbung.
Die Wölbung 1. und 2. bilden gemeinsam die kreisförmige Vertiefung der Hohlhand (aus Malick, M. H, R. Baumgartner: Lagerungsschienen für die Hand. Hamburg 1978)

- Unter Funktionsstellung verstanden wird eine Dorsalextension von 20-30 Grad, aber auch eine leichte Ulnarabduktion der Hand. Der ausgestreckte Zeigefinger liegt in der Verlängerung des Radius. Damit geht die Hand automatisch in die gewünschte Abduktion von etwa 10 Grad.
- Die Fingergrundgelenke 2-5 müssen frei bleiben. Die Orthese endet daher in der volaren queren Beugefalte und keinen Millimeter weiter distal (Abb. **79**). Der Rand einer zu langen Schiene wirkt bei der Beugung der Fingergrundgelenke als Hypomochleon, hebelt beim Beugen der Langfinger das Handgelenk aus der Orthese und verkehrt damit die beabsichtigte Ruhigstellung des Handgelenks ins Gegenteil.
- Die Grundgelenke der Langfinger liegen nicht in einer flachen Ebene, sondern beschreiben eine markante Querwölbung (s. Abb. **80**). Bei der Beugung der Langfinger konvergieren ihre Achsen zu einem Schnittpunkt. Eine fehlende oder ungenügende Querwölbung der volaren Lagerungsschiene behindert die Funktion der Langfinger.
- Daumen- und Kleinfingerballen müssen frei bleiben.
- Alle Kanten der Orthese sind sorgfältig zu brechen, die Ränder auszukragen.

Zusammenfassend ist die Wirkung einer volaren Lagerungsschiene weit besser, wenn der Handteil möglichst klein gehalten wird. „Weniger ist also mehr“, aber „gewußt wo“.

Für den Unterarmteil gilt das Gegenteil, was die Fläche anbetrifft.
- Die Orthese bedeckt die distalen Zweidrittel des Unterarms.
- Die volare Seite von Handgelenk und Unterarm sind nicht kreisrund wie eine Dachrinne. Im distalen Drittel ist die volare Seite des Unterarms flach gestaltet, am Handgelenk sogar leicht konkav.
- Der proximale Rand der Schiene ist sorgfältig auszukragen. Er darf die Pro-/Supinationsbewegungen nicht behindern.
- Processus styloides von Radius und Ulna sind freizulegen.
- Bei einwandfreier anatomischer Anpassung genügt ein einziger breiter Klettverschluß zur Befestigung der Schiene am Unterarm. Dieser Klettverschluß muß jedoch über eine Schlaufe erfolgen, welche die Form eines umgekehrten D aufweist. Nur so läßt sich vermeiden, daß der Verschluß sich nicht wirft und ohne Kraftaufwand stufenlos eingestellt werden kann.

Zu den zirkulären Orthesen gehört das altbewährte Kraftband aus Leder. Es ist nach wie vor ein einfaches und preiswertes Hilfsmittel für leichte Fälle (Abb. **81**).

In schweren Fällen vermag eine volare Schiene nicht zu genügen. Dies besonders in den Fällen, bei denen es gilt, eine schmerzhafte Pseudarthrose des Scaphoid in Schranken zu halten. Hierzu sei an die ebenso altbewährte sogenannte Navikulareschiene erinnert. Anstelle von Leder und Metall sind heute hygienische und leichte Kunststoffe getreten (Abb. **82**). Am Bauprinzip hat sich indes nichts geändert.

Diese zirkuläre Orthese umschließt auch das Daumengrundglied, läßt das Daumenendgelenk jedoch frei, ebenso die Grundgelenke der Langfinger. Dorsal umfaßt die Orthese den ganzen Handrücken, der Festigkeit halber, aber auch deshalb, um ein Ödem des Handrückens zu vermeiden. Als Verschluß ist die Einhänderschnürung nach wie vor unübertroffen. Die Kostruktionsprinzipien sind die gleichen wie bei der volaren Lagerungsschiene.

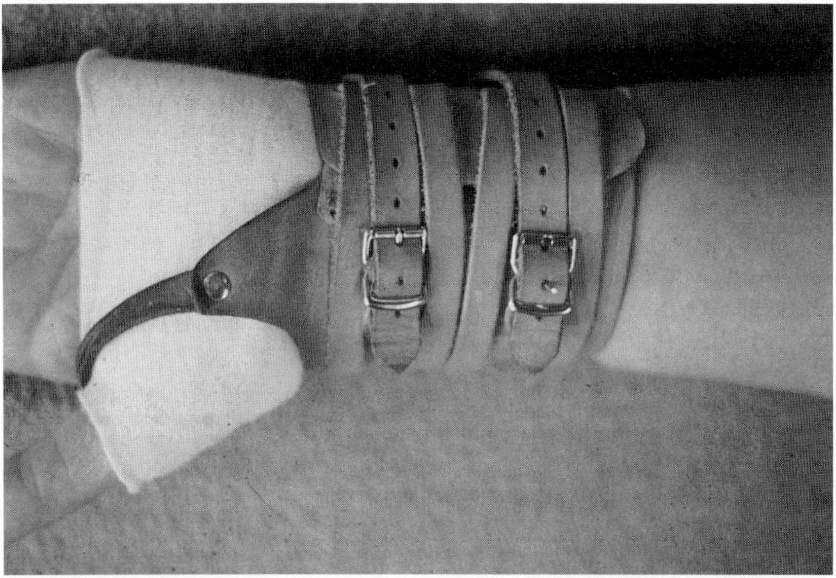

Abb. **81** Kraftband aus Leder

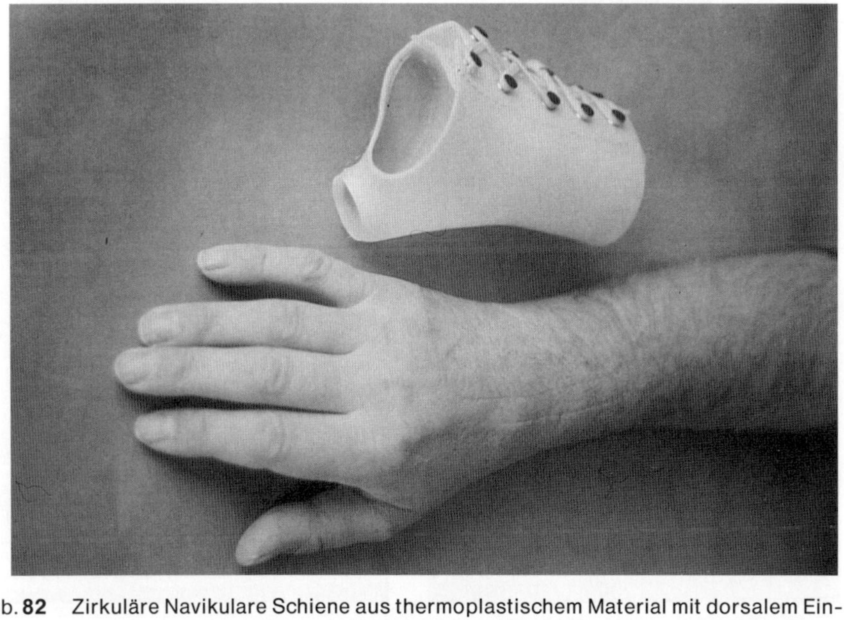

Abb. **82** Zirkuläre Navikulare Schiene aus thermoplastischem Material mit dorsalem Einhänderverschluß (Abb. **82** u. **83** aus Rebstock, W., A. Bernau: Orthesen zur Ruhigstellung von Daumensattel- und Handgelenk. Med.-orthop. Techn. 107 (1987) 116)

Daumensattelgelenk

Zur Ruhigstellung des Daumensattelgelenks ist die sogenannte Opponensschiene erfunden worden. Sie stellt das Gelenk ruhig, ohne die Beweglichkeit des Handgelenks einerseits, des Daumenendgelenks und der Grundgelenke der Langfinger andererseits einzuschränken. Die Ruhigstellung erfolgt wiederum in Funktionsstellung: Die Daumenkuppe ist nach wie vor in der Lage, die Kuppen aller Langfinger zu berühren.

Eine genügende Festigkeit dieser Orthese wird nur durch eine zirkuläre Konstruktion aus thermoplastischem Material erreicht (Abb. **83**).

Schlußfolgerungen

Orthesen für Handgelenk und Daumensattelgelenk sind altbewährte und wirksame orthopädische Behandlungmethoden. Die Grundsätze sind seit Urzeiten klar erarbeitet. Neu hinzugekommen sind Werkstoffe und Verarbeitungsmethoden, welche Tragekomfort, Hygiene und Akzeptanz erheblich verbessern.

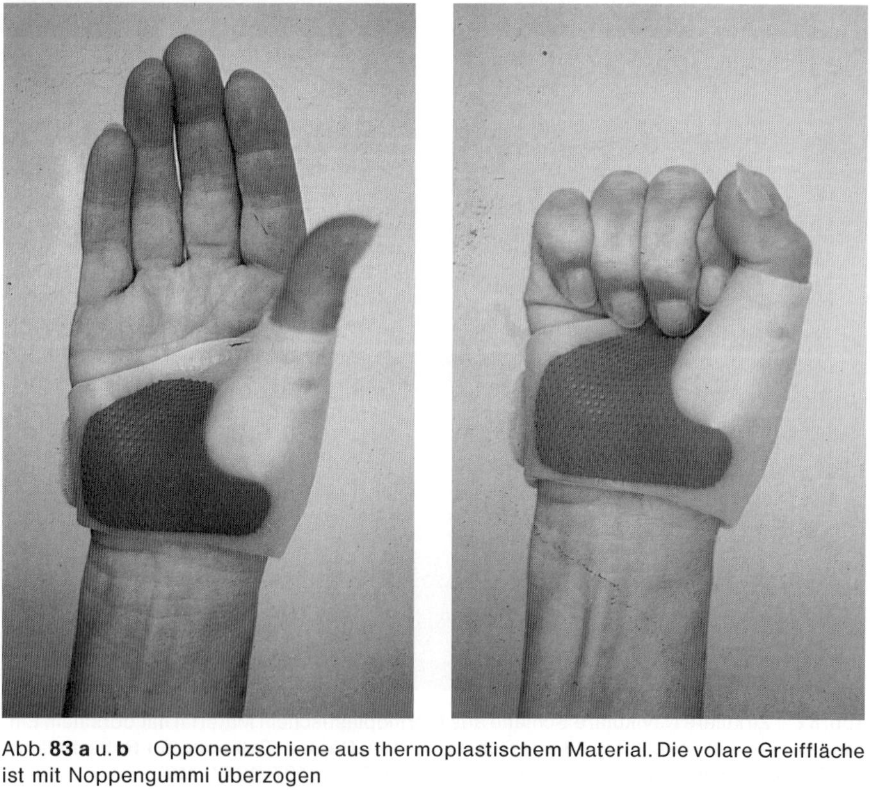

Abb. **83 a** u. **b** Opponenzschiene aus thermoplastischem Material. Die volare Greiffläche ist mit Noppengummi überzogen

Trotzdem können nur wenige Orthopäden und Orthopädietechniker behaupten, sie seien mit diesen Orthesen wirklich vertraut. Vielleicht liegt hier der Grund, warum sich vorgefertigte Orthesen für die Hand in immer besserer Qualität auf dem Markt befinden. Es ist aber kaum vorstellbar, daß zur Behandlung arthrotisch veränderter Gelenke auf eine individuelle Abformung und Anpassung verzichtet werden kann.

Die amerikanische Ergotherapeutin Malick hat vor 20 Jahren Lehrgänge für die Herstellung von Handorthesen erarbeitet, die als beispielhaft gelten. Ihre praxisbezogenen Seminare in aller Welt haben begeisterte Anhänger und Nachahmer gefunden auch im deutschen Sprachgebiet. Moderne Werkstoffe mit niedriger Verarbeitungstemperatur ermöglichen ein einfaches Zuschneiden des Schnittmusters (Abb. **84**) und ein Anpassen der Orthese direkt auf der Haut. Der Umtrag über Gipsnegativ und -positiv gilt aber immer noch für Orthesen aus themoplastischem Material von höherer Verarbeitungstemperatur und damit von längerer Lebensdauer.

Schlüsselwörter

Arthrose, obere Extremität, Rhizarthrose, Handgelenk, Orthesen.

Zusammenfassung

Zur Behandlung von Arthrosen an Gelenken der oberen Extremität eignen sich Orthesen praktisch nur für das Handgelenk und das Daumensattelgelenk. Das Ziel ist die Ruhigstellung im schmerzhaften Bewegungsbereich, ohne die Funktion der benachbarten Gelenke und damit der Hand zu beeinträchtigen. Die Orthese ist auch ein wichtiges Hilfsmittel zur Indikationsstellung zur Arthrodese des betroffenen Gelenks. Eine einwandfreie Paßform ist Voraussetzung für den Erfolg der Behandlung. Auf häufige Fehlerquellen wird daher besonders hingewiesen.

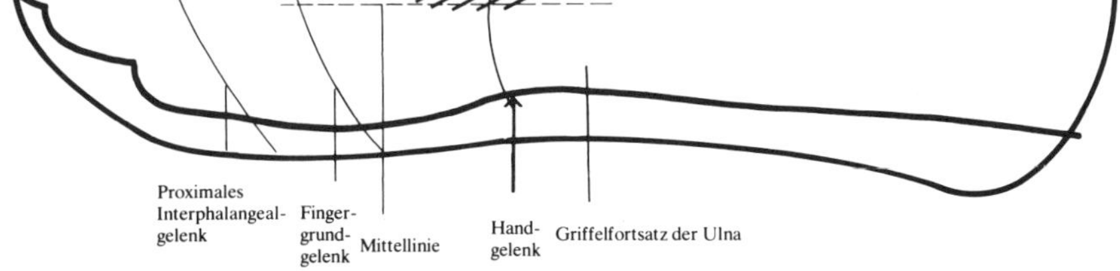

Abb. **84** Beispiel eines Schnittmusters für Lagerungsschiene für die ganze Hand (aus Malick, M. H., R. Baumgartner: Lagerungsschienen für die Hand. Hamburg 1978)

Literatur

Baumgartner, R.: Handschienen aus Kunststoff. Unfallheilk. 114 (1972) 297-298)

Malick, M. H.: Manual on Static Hand Splinting. 5th ed. Pittsburgh (1976)

Malick, M. H.: Dynamische Schienen für die Hand. Pittsburgh (1978)

Malick, M. H., R. Baumgartner: Lagerungsschienen für die Hand. Berkemann, Hamburg (1978)

Rebstock, W., A. Bernau: Orthesen zur Ruhigstellung von Daumensattel- und Handgelenk. Med.-orthop. Techn. 107 (1987) 116

Orthesenversorgung bei Arthrose der unteren Extremität

G. Neff

Einleitung

Bei Arthrose der unteren Extremität steht die operative Behandlung heute im Vordergrund – im Frühstadium durch Umstellungs- bzw. Korrekturosteotomie, im Spätstadium der alloarthroplastische Ersatz des Hüft- und Kniegelenks, die sub- oder pantalare Arthrodese bzw. Arthrodesen der Fußwurzel sowie Korrektur- oder Resektionsoperationen der Zehengelenke.

Jedoch nicht jeder Patient kann oder will operiert werden, selbst wenn die übliche konservativ-medikamentöse und physikalisch-physiotherapeutische Therapie keine ausreichende Beschwerdelinderung bewirkt hat.

In diesem Zustand kann die zusätzliche Versorgung mit einer dem individuellen Leidensdruck und körperlichen Zustand des Patienten entsprechende Orthese angezeigt sein.

Für die Orthesenversorgung gilt das Prinzip:

„Soviel Orthese wie nötig,
sowenig Orthese wie möglich!"

Die Indikation zur Orthesenversorgung besteht immer dann, wenn die Ergebnisse operativer und konservativer Therapie mit externen Mitteln vorübergehend gesichert oder auf Dauer ergänzt werden müssen.

Orthesen können dabei unterschiedliche Aufgaben übernehmen; an der unteren Extremität dienen sie besonders zur

- Führung und Stabilisierung,
- Korrektur,
- Entlastung,
- Immobilisierung,
- Mobilisierung,
- Längenausgleich und
- Prävention bzw. Protektion.

Häufig kommt die gewünschte Wirkung einer bestimmten Orthese nur durch Kombination mehrerer Qualitätsmerkmale zustande.

Hüftgelenk

Vor Verfügbarkeit von Endoprothesen hatte die *Hohmann Rotationsbandage* einen hohen Bekanntheitsgrad – ehedem entwickelt zur Einschränkung der meist zuerst als schmerzhaft empfundenen Rotation bei beginnender Arthrose, aber auch bei fortgeschrittenen Veränderungen am Hüftgelenk.

Mit zunehmender Verbreitung der Hüftgelenkendoprothetik traten zwei wesentliche Komplikationen in Erscheinung – die Lockerung und der Infekt – beides Indikationen zum Ausbau des Kunstgelenks mit der Folge einer „sine-sine-Plastik".

In solchen Fällen kann die *Erlanger Hüftorthesenbandage* (Abb. **85**) – eine Weiterentwicklung der ursprünglichen Hohmann-Rotationsbandage – zur externen Stabilisierung und Führung des „gelenklosen Hüftgelenks" beitragen und ebenso bei beginnender Arthrose und operationsunwilligen bzw. -unfähigen Patienten Verwendung finden.

Nach Auswechselungsoperationen kann dem erhöhten Risiko einer Luxation des Kunstgelenks mit einer *Antiluxationsbandage* (Abb. **86**) aus Drell als „Becken-Oberschenkel-Mieder" – mit straffer Schnürung und verstärkt durch Blanchettestahlstäbe auf der Außenseite – entgegengewirkt werden.

Ein vergleichbares therapeutisches Ziel hat die von Thom entwickelte und jetzt industriell gefertigte *EFO-Orthese.*

Schließlich soll die *Hüfthose* nach Hildebrandt Erwähnung finden; durch eine spezielle dicklagige laterale Polsterung der Hüftregion – integriert in eine schlüpferartige „Hose" – wird der Narbenbereich vor Druck geschützt und damit zur Beschwerdelinderung nach Hüftoperationen beigetragen.

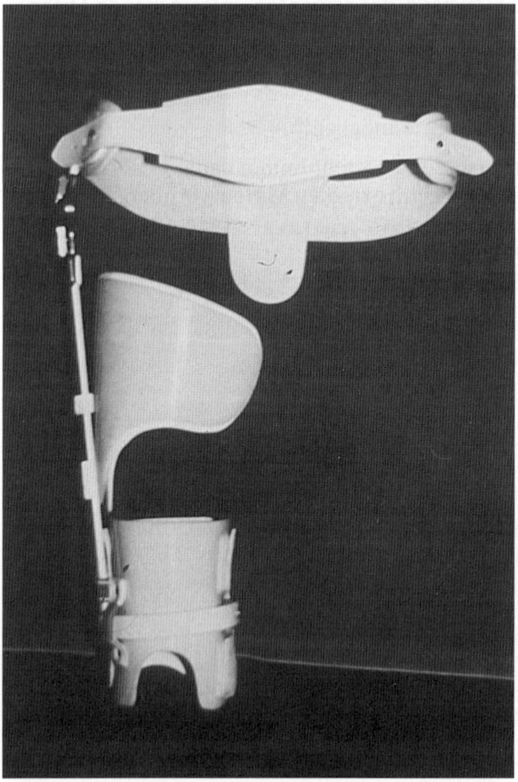

Abb. **85** Erlanger Orthesenbandage mit suprakondylärer Abstützung, Beckenführung und elastischer, die Rotation einschränkender seitlicher Stabverbindung

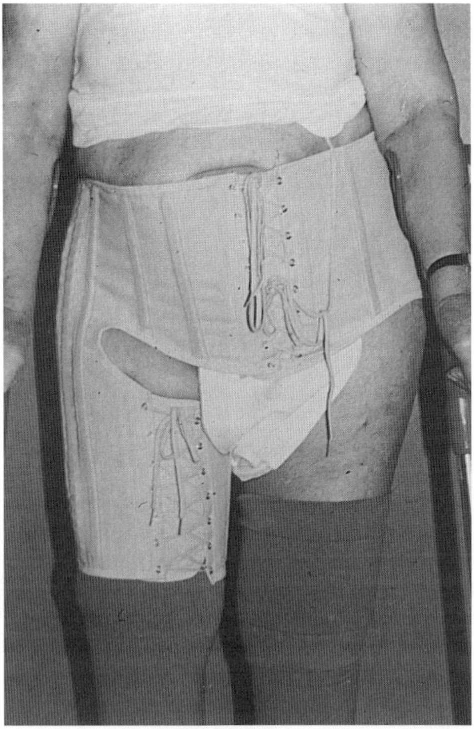

Abb. **86** Antiluxationsbandage nach TEP-Wechsel aus Drell mit seitlichen Verstärkungsstäben; Individualanfertigung

Kniegelenk

Bei beginnenden arthrotischen Veränderungen des Kniegelenks wird von vielen Betroffenen ein *textiles Wärmesegment* – z. B. aus Angorawolle – oder eine *elastische Gummikniekappe* als schmerzlindernd geschätzt, obwohl hiervon keinerlei stabilisierende Wirkung zu erwarten ist. Selbst seitliche Verstärkungen einschließlich gelenkig miteinander verbundener Schienen eines *„Kniekorsetts"* vermögen diesen Anspruch nicht zu erfüllen; der von Benutzern durchaus glaubhaft geschilderte „Halt" ist weniger in einem mechanischen als vielmehr im psychisch aktivierenden und über einen erhöhten Muskeltonus indirekt stabilisierend wirksamen Effekt zu vermuten.

Stabilität – allerdings um den Preis der Immobilisierung des Kniegelenks in Streckstellung – bewirkt die starre *Knieschiene nach Kreuz* (Abb. **87**) mit einem vorderen schnürbaren Drellteil unter Freilegung der Kniescheibe; sie wird zur vorübergehenden Ruhigstellung noch gelegentlich verwendet.

Heute weitaus gebräuchlicher – insbesondere nach Operationen am Kniegelenk – sind gutgepolsterte, gelenklose, den Ober- und Unterschenkel umfassende *Lagerungs- und Übungsschienen* (Abb. **88**), die dem Patienten erste Steh- und Gehübungen ohne Gefährdung der Stabilität im Knieglenk erlauben und bei Bettruhe eine ausreichende Immobilisierung in Streckstellung gewährleisten.

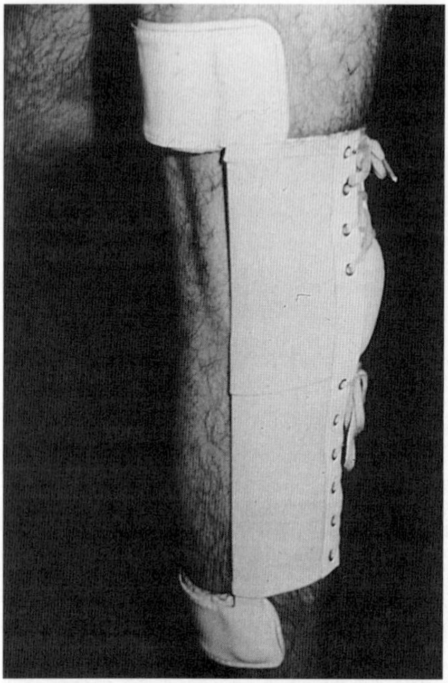

Abb. **87** Knieschiene zur Immobilisierung und Stabilisierung des Kniegelenks nach Kreuz

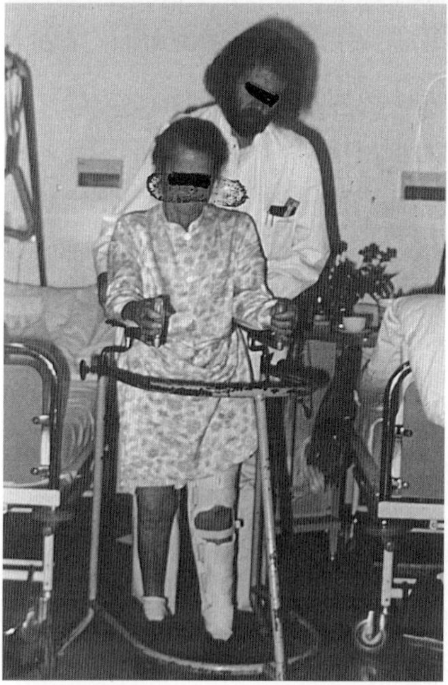

Abb. **88** Patientin mit langer kniegelenkstabilisierender Lagerungs- und Übungsorthese bei ersten postoperativen Steh- und Gehübungen

Mehr Funktion – nämlich limitierte Bewegung bei gleichzeitiger Führung – wird z. B. mit der *IOWA-Orthese* (Abb. **89**) erreicht, deren Oberschenkel- und Unterschenkelhülse mit einem Doppelgelenkzahnsegment oder einfachen Schienengelenken verbunden sind. Durch Einsetzen unterschiedlicher Begrenzungskeile kann die maximale Beugung und Streckung individuell vorgegeben und damit das gewünschte Maß an Bewegungsfreiheit exakt festgelegt werden, – eine Voraussetzung für die gezielte frühfunktionelle Behandlung eines geschädigten Kniegelenks.

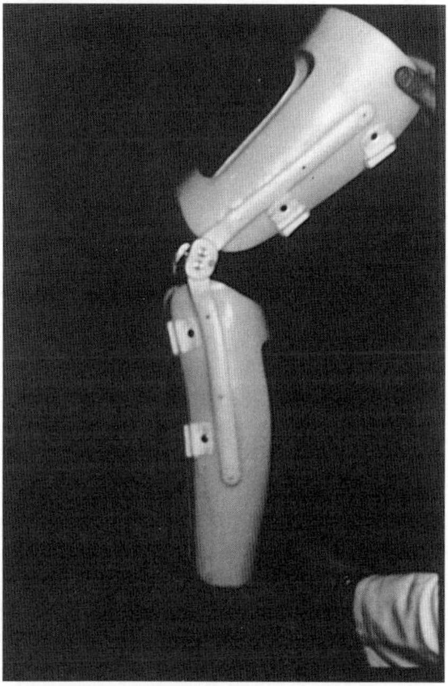

Abb. **89** IOWA-Schiene mit austauschbaren Begrenzungskeilen zur definierten Bewegungsübung nach Kniegelenkoperation

Für die mittelfristige Behandlung arthrotischer Veränderungen nach Unfällen oder als Folge degenerativer Bandlockerungen und instabiler Kniegelenkverhältnisse wird werbewirksam eine nicht mehr überschaubare Zahl unterschiedlicher, nur das Kniegelenk umfassender *Knieorthesen* (Abb. **90**) angeboten. Die nur an Ober- und Unterschenkel fixierten Orthesen haben jedoch alle den entscheidenden Nachteil, daß sie früher oder später verrutschen, so daß die ausgeklügelten und nicht selten als „physiologisch" bezeichneten mechanischen Gelenke nicht mehr mit der anatomischen Gelenkführung übereinstimmen und damit ihren Zweck nur sehr bedingt erfüllen können. Die „Pseudarthrose" - durch reichliche Weichteile zwischen Knochen und Orthese verursacht – lassen die vorgebliche „Präzision" derartiger Kostruktionen überdies als fragwürdig erscheinen.

Einfache Orthesen für definierte Indikationen – z. B. die *TKS-Orthese* zur Verhinderung einer Überstreckung im Kniegelenk – werden jedoch aufgrund des geringen Gewichts trotz der geschilderten Nachteile von vielen Betroffenen als das „kleinere Übel" eher akzeptiert als umfangreichere Hilfsmittelversorgungen.

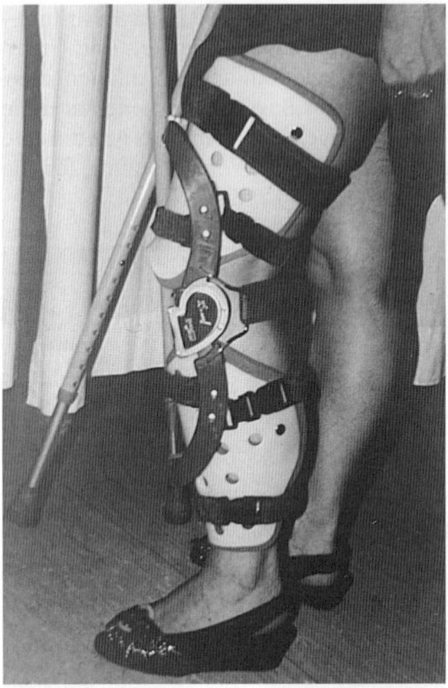

Abb. **90** Kurze Knieorthese zur postoperativen Nachbehandlung aufgrund arthrotischer Kniegelenkveränderungen

Ausgeprägte Instabilitäten – vereint mit schmerzhaften Bewegungen im arthrotischen Gelenk oder nach Gelenkersatz, zusätzlicher Fraktur und anderen komplexen Veränderungen – bedürfen einer weitaus stabileren Orthese. Diese muß den gesamten Ober- und Unterschenkel einschließen – z. B. als durchgehende *geschlossene Hülse* (Abb. **91**) aus Gießharz mit einer ansprechenden Plastazotekosmetik, als *konventioneller Schienenhülsenapparat* oder als *Kunststoffhalbschale* mit Klettverschlüssen zur Fixierung des gesamten Beins in der gewünschten Position unter Freilassung des Fußes und der Sprunggelenke. Bei ungenügendem Halt am Bein kann der Apparat mit Steckgelenken (Abb. **92**) am Schuh fixiert werden.

Polyarthrosen in Knie-, Sprung- und in den Fußgelenken werden mit einer durchgehend *steifen Orthesenkonstruktion* im Sinne eines *„fracture-brace"* (Abb. **93**) mit einem vorderen Deckel und einem stabilen Fußteil mit Abrollsohle versorgt, um Stabilität und damit Steh- und Gehfähigkeit wiederherzustellen.

Varus- oder Valgusdeformitäten in Kombination mit arthrotischen Veränderungen lassen sich – soweit passiv korrigierbar – ebenfalls mit Orthesen in Korrekturstellung nach dem *Dreipunktprinzip* stabilisieren unter Erhaltung der Beweglichkeit.

Neben dem üblichen und bewährten *Oberschenkelschienenschellen-* oder *-schienenhülsenapparat* mit freibeweglichen, bei geringgradiger Kniebeugekontraktur zurückverlagerten Knieschienengelenken oder – bei ungenügender aktiver Kniestrekkung – mit Schweizer- oder Fallschloßsperre hat sich zur Korrektur von Varus- und Valgusfehlhaltungen die *unilaterale Hüft- Knie-Sprunggelenk-Fußorthese nach Nitschke* (Abb. **94**) bewährt; die leichtgewichtige Orthese ist auf die minimal notwendigen Angriffspunkte zur Korrektur reduziert – Steckgelenk im Schuh, vornanliegende

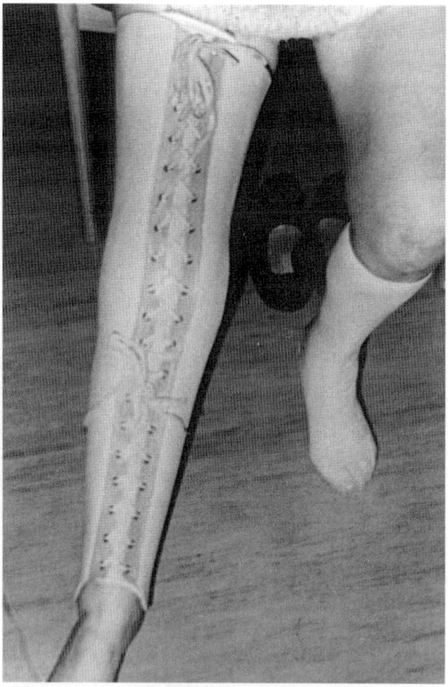

Abb. **91** Geschlossener Hülsenapparat zur Stabilisierung und Immobilisierung des schmerzhaft instabil teilversteiften Kniegelenks

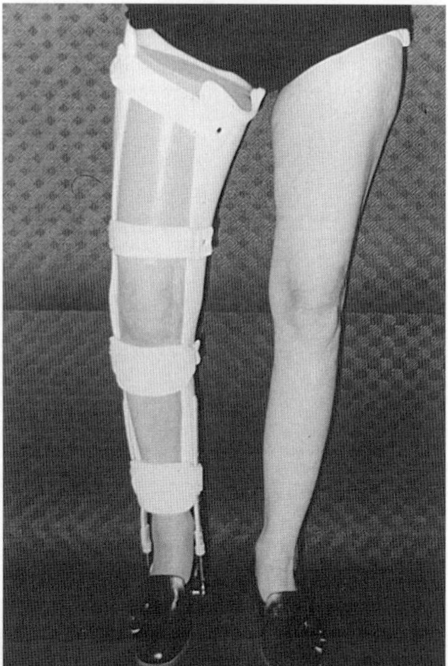

Abb. **92** Kunststoffhalbschale mit Klettverschlüssen und Steckgelenken zur Fixierung am Schuhwerk

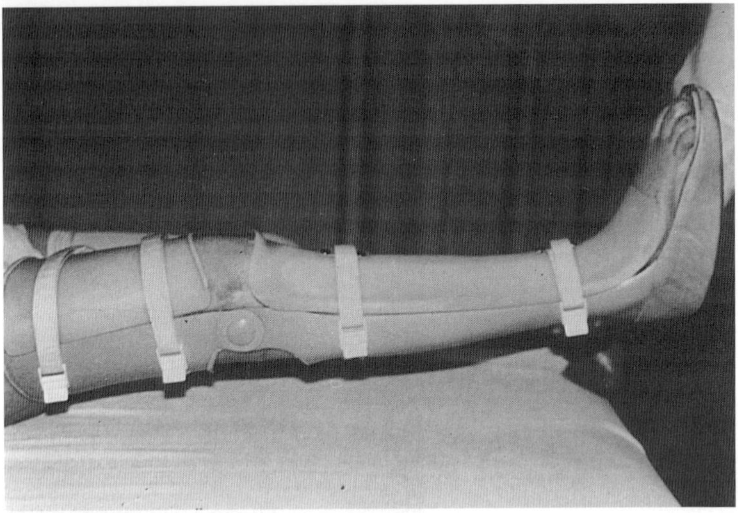

Abb. **93** Durchgehend steife Orthesenkonstruktion („fracture-brace") zur Stabilisierung und Immobilisierung arthrotisch schmerzhafter Gelenke der unteren Gliedmaße

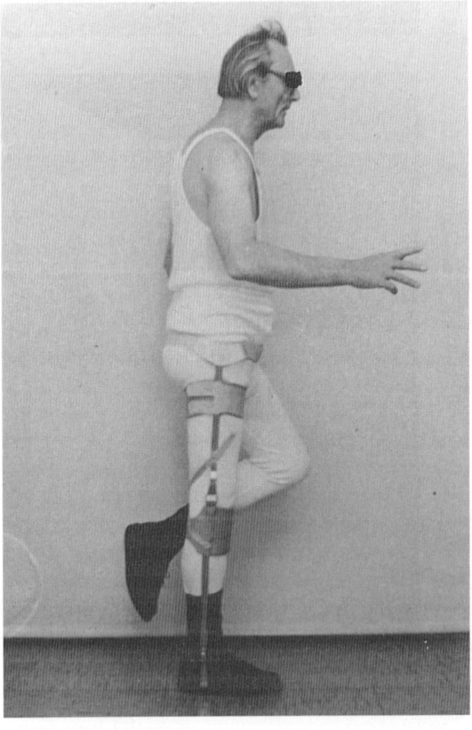

Abb. **94** Unilaterale Hüft-Knie-Sprunggelenk-Fuß-Orthese nach Nitschke

Schienbeinkopfschelle mit Gurtfixierung in der Kniekehle, proximale Oberschenkelschelle und ggf. Beckengurt sowie eine außenverlaufende stabile Schiene mit freibeweglichem Kniegelenk; bedauerlicherweise hat diese Konstruktion nicht die Verbreitung gefunden, die ihr zu wünschen ist.

Leichte und trotzdem robuste Orthesen wurden in den letzten Jahren mit *Carbonfaserlaminaten* (Abb. **95**) entwickelt; ein entscheidender Nachteil dieser Orthesen liegt jedoch in der fehlenden Nachpaßbarkeit, d. h. bei ungenügender Paßform kann der Apparat nicht mehr weiterverwendet werden. Gerade für Patienten mit sehr schlechten Kräfteverhältnissen einerseits und arthrotischen schmerzhaften Veränderungen des Kniegelenks andererseits sind diese neuen extrem leichten Materialien oft mitentscheidend, ob ihnen die Steh- und Gehfähigkeit erhalten bzw. wiedergegeben werden kann.

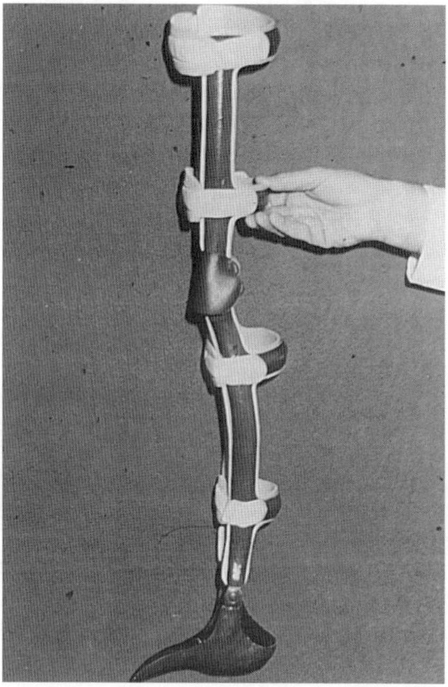

Abb. **95** Leichtgewichtiger Oberschenkelschienenschellenapparat aus Carbonfaserlaminat

Sprunggelenke und Fuß

Auch für die Stabilisierung schmerzhaft arthrotischer Sprunggelenke haben sich *Kunststofforthesen* bewährt einschließlich Gießharzlaminaten mit Carbonfaserverstärkung. Das obere Sprunggelenk kann darin völlig immobilisiert, mit einem teilgesperrten Knöchelgelenk eingeschränkt oder freibeweglich geführt werden.

Bei ungenügender Fußheberfunktion ist die Kombination mit unterschiedlichen *Fußhebermechanismen* vorgegeben - z. B. durch die Rückstellkraft des verwendeten Orthesenmaterials (Kunststoff-Fußheberschiene), durch äußere mechanische

Federwirkung oder Gummizügel bzw. durch eine in das Schienengelenk integrierte einstellbare Feder (Glenzak). Damit lassen sich beispielsweise auch Lähmungszustände einschließlich milder, spastisch bedingter Fußfehlhaltungen – z. B. nach Apoplex – wirkungsvoll korrigieren.

Als alternative Versorgungsmöglichkeit kommt orthopädisches Schuhwerk – sei es als *Innenschuh* oder als *orthopädischer Stiefel* (Abb. **96**) – in Frage. Die Ausführung dürfte dann im allgemeinen als Peronäus- oder Arthrodesenstiefel, zumindest aber mit einem teilversteiften und verlängerten Schaft, einer mittleren Rolle als Abrollhilfe und einer protektiven Fußbettung nach Gipsabdruck, erforderlich sein.

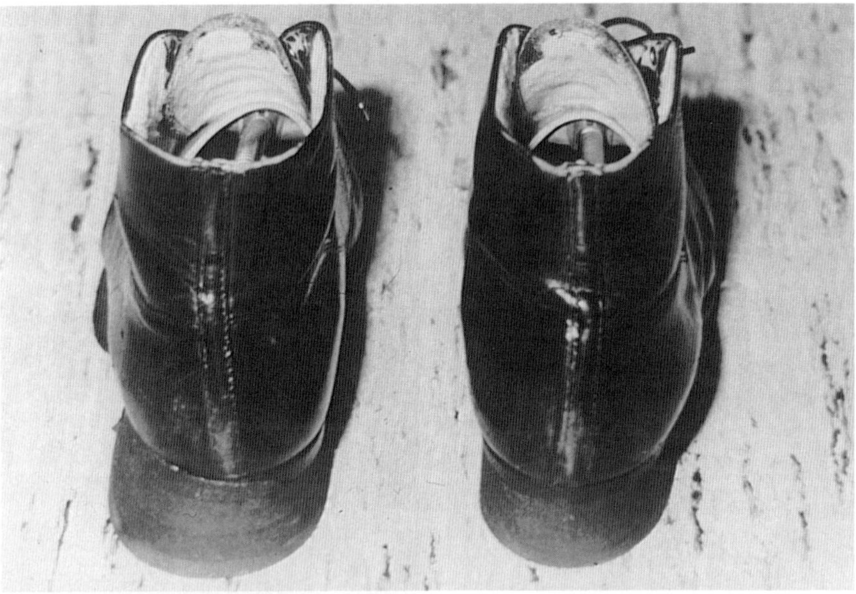

Abb. **96** Orthopädische Schuhe zur Stabilisierung von Fuß- und Sprunggelenken

Zusammenfassung

Diese möglicherweise zu euphorisch scheinenden Ausführungen und der Eindruck, daß alles, was nicht mehr operativ dann schließlich und endlich doch apparativ zufriedenstellend zu versorgen sei, müssen auf die realen Möglichkeiten zurückgeführt werden: Ausgeprägte Kontrakturen und nur ungenügend zu korrigierende Fehlstellungen an der unteren Gliedmaße geben nicht nur dem verordnenden Arzt, sondern auch dem ausführenden Orthopädietechniker bzw. am Fuß dem Orthopädieschuhtechniker eine manchmal unlösbare Situation vor. Hier kann dann allenfalls eine *„palliative Orthesenversorgung"* (Abb. **97**) zum zeitweisen Gebrauch noch ein letzter Versuch sein, um dem Betroffenen wenigstens einen – wenn auch eingegrenzten Aktionsradius - zu erhalten.

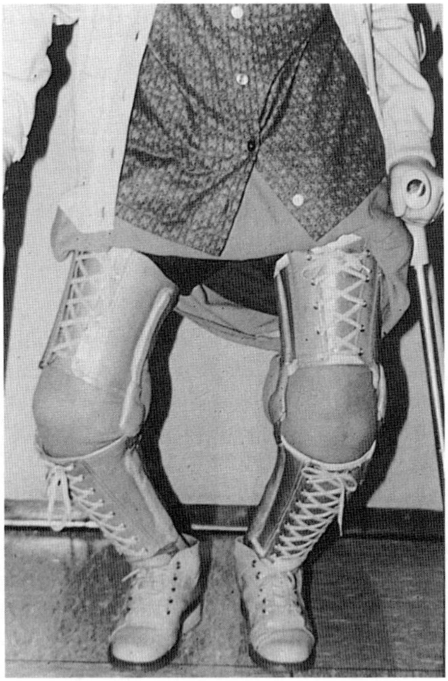

Abb. **97** „Palliative Orthesenversorgung" bei ausgeprägter Varusgonarthrose beidseits

Literatur

Gocht, H.: Orthopädische Technik, 2. Aufl. Enke, Stuttgart (1917)

Hohmann, B., R. Uhlig: Orthopädische Technik, 8. Aufl. Enke, Stuttgart 1990

Neff, G.: Orthopädietechnische Hilfen bei Gonarthrose – einschließlich präarthrotischer Deformitäten, In: Hohmann, D.: Das Knie. Stork, Bruchsal (1981)

Neff, G.: Orthopädietechnische Versorgung. In: Jäger M., C. J. Wirth: Praxis der Orthopädie, 2. Aufl. Thieme, Stuttgart (1992)

Einlagenversorgung in der Arthrosetherapie

J. Grifka

Einleitung

Einlagenversorgungen werden bei den unterschiedlichsten Fußveränderungen durchgeführt. Dank der Vielzahl von Materialien und Formen sind die Therapiemöglichkeiten durch eine Einlagenversorgung heute besser denn je. Gleichzeitig besteht aber auch die Gefahr, daß aufgrund der Vielfalt der Ausführungsmöglichkeiten und -fehler bei der Versorgung nicht das beabsichtigte Therapieziel erreicht wird.

Die Versorgung von Arthrosepatienten ist wegen der Veränderungen im gesamten Fußbereich und einer schmerzbedingt verminderten Belastungsfähigkeit vor besondere Probleme gestellt. Die speziellen Versorgungsprinzipien für arthrosebedingte Fußbeschwerden sollen daher im einzelnen bezüglich der besonderen Anforderungen hinsichtlich Materialwahl, Formgebung und Wirkungsweise dargestellt werden. Diese Versorgungsprinzipien müssen Arzt wie Techniker bekannt sein, um eine für den Einzelfall effiziente Therapie einzuleiten und den Besonderheiten der arthrosebedingten Funktionsstörungen gerecht zu werden.

Mitunter ist der Arzt mit speziellen Fragestellungen konfrontiert, wenn der Patient mit persistierenden Beschwerden trotz vorgenommener Einlagenversorgung vorstellig wird. Hierbei ist es die ärztliche Aufgabe, die Korrektheit der Ausführung zu überprüfen und gegebenenfalls konkrete Änderungsvorgaben zu machen.

Grundsätze der Einlagentherapie

Die Wirkungsweise von Einlagen kann grundsätzlich in drei Gruppen unterteilt werden, die die Einlagenausführung und das Therapieziel beschreiben. In einer systematischen Einteilung wird die Wirkungsweise unterschieden in (Grifka 1989):

- korrigierend,
- stützend,
- entlastend oder bettend.

Bei einer korrigierenden Einlagenversorgung werden durch gezielte Druckpunkte formende Kräfte auf den Fuß ausgeübt. Dies ist ausschließlich beim wachsenden, also kindlichen Fuß indiziert.

Eine stützende Wirkungsweise kommt bei Haltungs- oder Stellungsfehlern zum Einsatz. Insbesondere durch die spezielle Anlage der Längsgewölbspelotte kann die Belastung des Fußes im Fersenbereich so aufgefangen werden, daß die Einlagenversorgung für eine belastungsfähige Stellung und Form des Fußes sorgt.

Bei umschriebenen Druckschmerzhaftigkeiten oder insgesamt belastungsempfindlicher Fußsohle ist eine entlastende oder bettende Wirkungsweise angezeigt. Dies ist insbesondere bei arthrotischen Veränderungen mit isolierten Druckschmerzen oder diffus schmerzhafter, belastungsempfindlicher Fußsohle indiziert. Solche Ausführungen verfolgen nicht das Ziel, die Gewölbe aufzurichten. Sie kommen vielmehr dann zum Einsatz, wenn die Fußsohle beispielsweise durch Kontrakturen nicht in ihrer Stellung zu beeinflussen ist und auftretende Druckkräfte beim Gehen oder unter Standbelastung nur durch eine weiche Ausarbeitung aufzufangen sind.

Grundsätzliche Bedeutung hat die Längs- und Querwölbsausarbeitung der Einlage. Die Gewölbeverspannung des Fußes mit der Dreipunktauflage von Ferse, I. Mittelfußköpfchen und V. Mittelfußköpfchen leitet sich aus der knöchernen Formvorgabe des Fußes und der ligamentären und muskulären Verspannung ab. Sie ist entscheidend für die Lastverteilung und erfüllt eine federnde, dämpfende Funktion beim Auftreten. Vor allem bei der stützenden Einlagenversorgung sollen die Gewölbe unterstützt werden, wodurch Last abgefangen wird und so die Funktionsfähigkeit und Belastbarkeit des Fußes gebessert werden. Bei nichtkontrakten Längsgewölbesenkungen soll die Gewölbefunktion in diesem Sinne unterstützt werden.

Unter dem Längsgewölbe werden häufig Schmerzen angegeben, die mitunter auch erst nach längerer Belastung des Fußes eintreten, also in der Ermüdungsphase. Diese verminderte Belastbarkeit mit Schmerzen im Bereich des Längsgewölbes wird von Schanz (1902) mit dem Begriff der Insufficientia pedis beschrieben.

Die stützende Einlagenversorgung zielt auf eine Verminderung der Überlastung des inneren Längsgewölbebereichs. Die Druckkräfte müssen bei dem unter der Belastung einsinkenden Längsgewölbe von der Einlage übernommen werden und das Längsgewölbe muß in seiner Wölbung erhalten bleiben. Für diesen Zweck muß die Längsgewölbestütze ihren Scheitelpunkt am Sustentaculum talare haben. Auf keinen Fall sollte der Scheitelpunkt bei dieser Indikation unter dem Navikulare lokalisiert sein (Abb. **98**). In diesem Fall würde das abgesunkene Fersenbein nicht gefaßt und der Gewölbesenkung nicht begegnet. Der hintere Pfeiler des Längsgewölbes bleibt dann ohne Aufrichtung und unter dem erst als Folge gesunkenen Navikulare wird ein erhöhter, meist schmerzverstärkender Druck ausgelöst. Bei zu distaler Anbringung des Längspelottenscheitels kann schon rein mechanisch von einer supinatorischen Aufbiegung des Vorfußes ausgegangen werden. Das bedeutet, daß das Gewölbe durch eine distal angebrachte Pelotte weiter abgeflacht wird. Das Längsgewölbe sollte also durch eine Pelottenunterstützung unter dem Sustentaculum talare gestützt werden. Auch bei einer bettenden Einlagenversorgung ist darauf zu achten, daß die Ferse ausreichend gefaßt ist und der Scheitelpunkt der Längspelotte in der Nähe des Sustentaculum talare zu finden kommt. Die Pelotte darf lediglich in ihrem distalen Anteil weiter ausgezogen sein, so daß sie am medialen Fußrand insgesamt der Fußsohle anliegt. Eine solche Pelotte, die das Längsgewölbe im wesentlichen ausfüllt, sollte aber zugleich durch ihre Materialwahl, in der Regel weichere, elastische Kunststoffe, die physiologischerweise bestehende Dämpfungsfunktion des Längsgewölbe bei Belastung anteilig übernehmen.

Beim Senken des vorderen Quergewölbes im Sinne eines Spreizfußes geraten sämtliche Mittelfußköpfchen belastungstragend in Bodenkontakt. Dadurch erscheint der gesamte Vorfuß breiter und an der Fußsohle finden sich oft schmerzhafte Hyperkeratosen und Bursitiden unter den Metatarsaleköpfchen. Das Gangbild kann derart verändert sein, daß die Abstoßung über die schmerzhaften Mittelfußköpfchen gemieden und der Fuß nicht mehr regelrecht abgerollt wird.

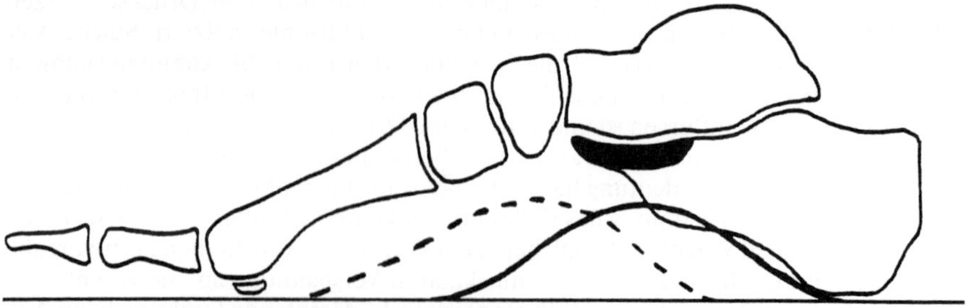

Abb. **98** Für eine stützende Einlagenversorgung ist die Längsgewölbspelotte (durchgezogene Linie) mit ihrem Scheitel unter dem Sustentaculum talare (schwarz markiert) positioniert. Ist der Pelottenscheitel nach distal unter das Os naviculare verschoben, so erfüllt dies keine stützende, sondern lediglich eine bettende Funktion, indem das gesamte Gewölbe ausgefüllt wird. Eine noch weiter nach distal plazierte Längsgewölbspelotte führt zu einer supinatorischen Aufbiegung der Vorfußplatte und damit zu einer weiteren Längsgewölbsabflachung

Je nach Ausmaß der Bescherdesymptomatik kann die Wirkungsweise der Einlagenversorgung vorwiegend auf eine stützende oder bei vermehrter Schmerzhaftigkeit auf eine druckentlastende Versorgung der Mittelfußköpfchen von jeglichem Druck befreit werden müssen, so ist neben der streng retrokapitalen Abstützung eine Entlastung der Köpfchen erforderlich. Die empfindlichen Mittelfußköpfchen sollen dann im Stand ohne Druckbelastung sein (Grifka 1993).

Von besonderer Bedeutung ist die korrekte Lage der Pelotte. Wird die Pelotte zu weit nach distal angebracht, so drückt sie auf die ohnehin schon druckempfindlichen Metatarsaleköpfchen, wirkt also schmerzverstärkend. Ist sie zu weit proximal lokalisiert, so zeigt sie keine Wirkung, da die Köpfchen nach wir vor in Druckbelastung sind und somit Schmerzen ausgelöst werden. Die Pelotte muß also mit ihrem Scheitel unmittelbar hinter dem betreffenden Köpfchen am Metatarsaleschaft stützen. Nach distal hin soll die Pelotte steil abfallen, damit das Köpfchen möglichst freiliegt. Ist die Pelotte statt dessen nach distal flach ausgezogen, so kommt das Köpfchen auf der auslaufenden Pelotte in Druckkontakt (Abb. **99**). Nach proximal soll die Pelotte flach auslaufen, um breitflächig stützen zu können.

Stets ist darauf zu achten, daß I. und V. Metatarsaleköpfchen regelrechten Bodenkontakt haben und nicht seitlich auf dem abfallenden Pelottenanteil lokalisiert sind. Bei einer derart zu großen Pelotte liegen I. und V. Mittelfußköpfchen der Bodenfläche auf und sind direkt belastungstragend, während die übrigen Metatarsalia von der Pelotte gestützt werden und die Köpfchen druckfrei sind (Abb. **100**).

Ist auch unter I. und V. Mittelfußköpfchen keine Belastungsfähigkeit gegeben, so hilft neben einer Weichbettung im Köpfchenbereich, wie diese durch umschriebene Einlassung von weicheren Materialien möglich ist, lediglich eine retrokapitale Querabstützung. Hierbei wird statt einer tropfen- oder nierenförmigen, seitlich abfallenden Pelotte, die lediglich die mittleren Metatarsaleköpfchen durch die Anlage im Schaftbereich druckentlastet, eine Pelottenanlage unter sämtlichen Metatarsaleschäften entsprechend der individuellen Anordnung der Mittelfußköpfchen gewählt. Durch den stufenförmig erscheinenden Abfall der Pelotte unter den Metatarsaleköpfchen wird eine gute Entlastung bei Standbeanspruchung des Fußes erreicht (Abb. **101**).

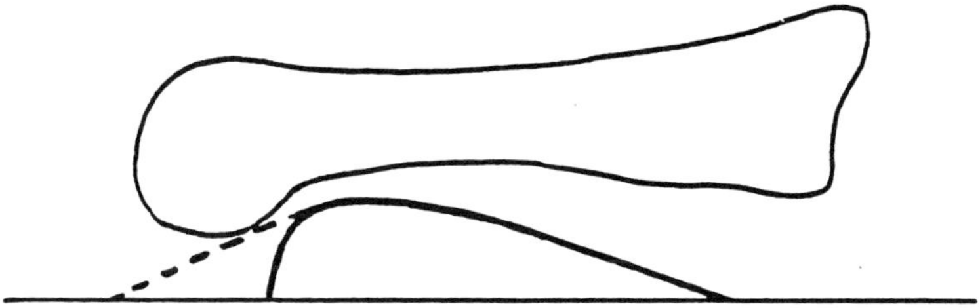

Abb. **99** Die seitliche Ansicht einer Quergewölbspelotte im Schnitt zeigt das steile Abfallen der Pelotte nach distal (durchgezogene Linie), so daß das Metatarsaleköpfchen frei liegt. Bei einer nach distal flach auslaufenden Pelotte gerät das Metatarsaleköpfchen weiterhin unter Druckbelastung (gestrichelte Linie). Nach proximal soll die Pelotte flach auslaufen, damit die stütztende Wirkung des Metatarsaleschafts auf eine angemessene Fläche verteilt wird

Abb. **100 a**

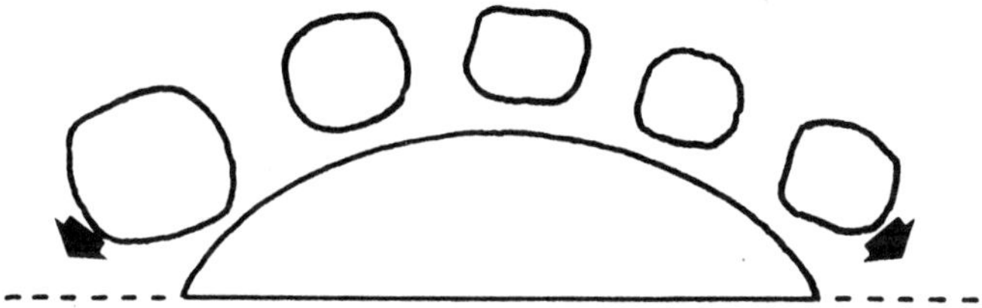

Abb. **100 b**

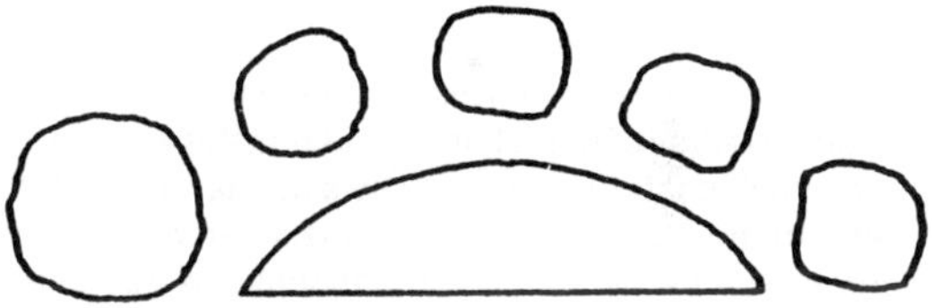

Abb. **100 a** u. **b** Das Schnittbild des Vorfußes zeigt, daß bei einer zu großen Quergewölbspelotte (**a**) die seitlichen Metatarsaleköpfchen wie auf einer schiefen Ebene weiter auseinandergedrängt werden. Der Spreizfuß nimmt zu. Die richtige Pelottengröße (**b**) hebt die betroffenen mittleren Metatarsaleköpfchen an, während I. und V. Metatarsaleköpfchen druckbelasteten Bodenkontakt haben

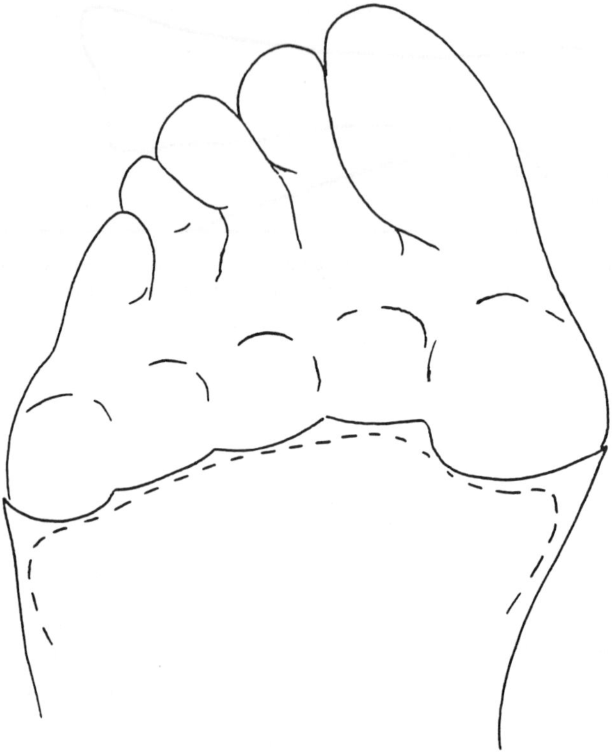

Abb. **101** Durch eine retrokapitale Abstützung vom I. bis zum V. Mittelfußknochen können sämtliche Mittelfußköpfchen druckentlastet werden. Die Ausarbeitung erfordert unabdingbar einen Gipsabdruck. Ebenso wie auf der dargestellten Ausführung kann eine derartige breite Abstützfläche mit einer zusätzlichen Weichpolsterung im Vorfußbereich kombiniert werden, was den Vorteil einer langsohligen Ausführung ausmacht

Arthrosebedingte Probleme

Bei Füßen älterer Menschen sind das Erscheinungsbild des Fußes und die geäußerten Beschwerden oft durch arthrotische Veränderungen geprägt. Aufgrund der Anhäufung des während des Lebens eingetretenen Fußveränderungen liegen nur selten lokal begrenzte, isolierte Beschwerden vor. Zumeist handelt es sich um ausgeprägte Formveränderungen, die teilweise mit Kontrakturen, einhergehen.

In einer Reihenuntersuchung bei Altenheimbewohnern zeigte sich insbesondere bei weiblichen Probanden in einer Rate von mehr als 80 % eine ausgeprägte Fußgewölbesenkung (Grifka u. Hochbruck 1986). Bei Männern wie Frauen lag allein schon die Spreizfußinzidenz bei etwa 80 %. Die Folge sind neben lokalen Problemen mit diffusen Belastungsbeschwerden oftmals schmerzbedingte Veränderungen des Gangbilds, mit verkürzter Stand- und Abwicklungsphase des Fußes und unökonomischer Belastung der Gelenke der unteren Extremität bis hin zu vertebragenen Beschwerden. Rütt u. Spranger (1979) fanden auch bei hauptsächlicher Betroffenheit einzelner Gelenke aufgrund fehlender Kompensationsmöglichkeiten funktionelle Bewegungsminderungen in Nachbargelenken.

Zur Differenzierung der Hauptbeschwerdesymptomatik können verschiedene Tests angewendet werden. Neben einer diffusen Schmerzhaftigkeit und Belastungsminderung der gesamten Fußsohle, die durch Druckbelastung und Palpation zu verifizieren ist, können die am häufigsten betroffenen Metatarsaleköpfchen in typischer Weise durch lokalen Fingerdruck untersucht werden. Dazu kann am besten beim liegenden Patienten mit freier Fußsohle mit Daumen- oder Fingerdruck von distal auf die Mittelfußköpfchen gedrückt werden (Abb. **102**). Die Druckrichtung entspricht der Krafteinleitung, wie sie im Bereich der Metatarsaleköpfchen in der Abstoßphase auftritt. Bei einer lokalen Druckschmerzhaftigkeit ist in vielen Fällen ein Phänomen der Fluktuation zu palpieren, wie dies typischerweise vorliegenden Bursitiden unter den betroffenen Mittelfußköpfchen entspricht. In der Regel findet sich in diesen Bereichen auch eine auffällige plantare Hyperkeratose. Auf diese Weise sind sämtliche Mittelfußköpfchen einschließlich der Randstrahlen zu palpieren, um die Versorgung entsprechend auf das Beschwerdebild abzustellen. Diese Untersuchung erlaubt eine bessere Differenzierung als die bloße Feststellung der verminderten Abwicklungsfähigkeit über den Vorfuß oder die bloße Feststellung einer Druckschmerzhaftigkeit im Zehenstand.

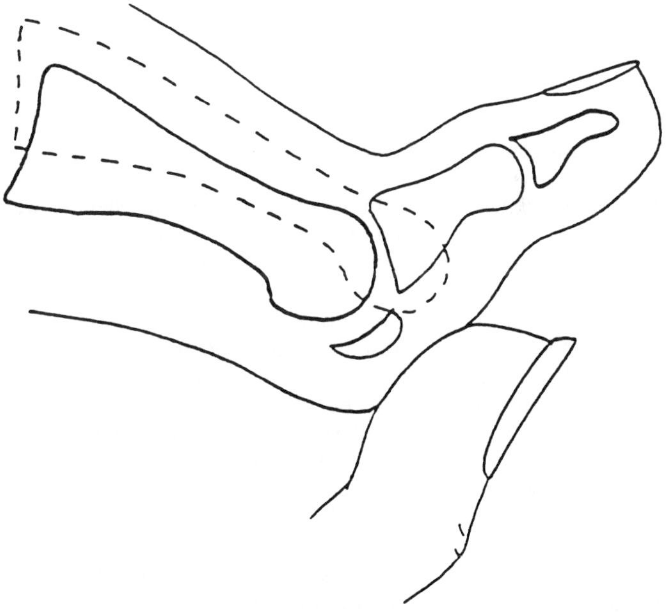

Abb. **102** Der typische Metatarsalgiedruckschmerz der Mittelfußköpfchen beim Spreizfuß läßt sich durch frontalen Druck von distal auf das jeweilige Köpfchen auflösen. Die Richtung der Krafteinleitung entspricht der Druckbelastung der Köpfchen in der Abstoßphase

Schon bei Inspektion werden Zehendeformitäten offenbar. Die Bewegungsfähigkeit und Stellung im Grundgelenk zeigt klinisch, ob arthrotische Beschwerden mit Einschränkung des Bewegungsausmaßes vorliegen, wie diese ebenfalls die Abrollung über den Vorfuß beeinträchtigen. Zusätzlich kann die Dorsalextension passiv geprüft werden, um endgradige Bewegungsschmerzen festzustellen. Bei plantar prominenten mittleren Metatarsaleköpfchen sei auch an eine relative Dorsalsubluxation oder Luxation im Zehengrundgelenk des betreffenden Metatarsaleköpfchens gedacht.

Eine Morton-Neuralgie läßt sich durch die Schmerzhaftigkeit bei Palpation zwischen den Metatarsaleköpfchen und den typischen Vorfußzangenschmerz analog dem Gaensslen-Handgriff eingrenzen.

Bei degenerativen Veränderungen mit Belastungsschmerzhaftigkeit im Bereich der Amphiarthrosen kann neben lokaler Druckdolenz eine Torison der Fußplatte zur Orientierung dienen. Dazu wird der Rückfuß von der Ferse her umfaßt und fixiert, während die andere Hand des Untersuchers vom Vorfußbereich gegenläufige Torsionsbewegungen der Fußplatte ausführt. Äußert der Patient hierbei Schmerzen, so ist eine weitere Palpation in der angegebenen Region angezeigt. Oft hilft erst die röntgenologische Darstellung zur weiteren Eingrenzung. Bei ausgeprägten Fußlängsgewölbssenkungen sind die Überlastungen am inneren Fußrand und Kompressionen der Amphiarthrosen zum dorsalen Fußbereich hin verständlich.

Die Sprunggelenke sind durch Bewegungsschmerzen bei Bewegungsauslösung von der Ferse her sowie durch lokalen Druckschmerz leicht zu kontrollieren. Ebenso führen hier Kapselreizungen und -schwellungen zur Eingrenzung des betroffenen Gelenks.

Durch die mit dem Alter auftretende Verminderung des Fußsohlenpolsters ist die plantare Palpation der knöchernen Strukturen meist erleichtert.

Anforderungen an die Versorgung

Entsprechend des Untersuchungsbefunds ist zu entscheiden, welche Ausführung der Einlage bezüglich Form und Material dem Therapieziel gerecht wird. In vielen Fällen wird eine auf stützende Wirkungsweise abzielende Versorgung nicht das Therapieziel erfüllen, insbesondere wenn die alterstypische Verminderung der Fußsohlendicke vorliegt. Damit die Einlage diese Funktion erfüllen kann, muß sie entsprechend weich gepolstert sein und der Fußsohle weitgehend anliegen, wie dies bei bettender Ausarbeitung der Fall ist. Um einen möglichst guten, 3-dimensionalen Kontakt zur Fußsohlenform herzustellen, ist daher bei Altersfüßen in aller Regel eine Fertigung nach Gipsabdruck oder nach dem moderneren Tretschaumverfahren erforderlich. Auch bei Arthrosen mit genügender Fußsohlendicke sorgt eine Bettungsausführung in relativem Vollkontakt für eine verminderte Scherbeanspruchung der arthrotischen Gelenke, wie diese insbesondere bei Belastungsbeanspruchung des Längsgewölbes in stützend-dämpfender Funktion auftritt.

Bei Neuropathien, wie diese insbesondere im Alter und bei Diabetes mellitus vorliegen, ist prinzipiell eine weiche Bettung des Fußes angeraten. Jegliche Scheuerstelle ist aufgrund des ohnehin vorliegenden Sensibilitätsdefizits streng zu vermeiden.

Ziel dieser Vorgehensweise ist nicht nur eine Weichbettung bei diffus empfindlicher oder gefährdeter Fußsohle, sondern zugleich eine Reduktion von Belastungsspitzen, wie diese schon beim normalen Gehen durch Druckmaxima in der Auftritts- und Abstoßphase aufgrund der einwirkenden dynamischen Kräfte auftreten (Diebschlag u. Mitarb. 1977). Mäder (1977) quantifiziert diese Werte beim „normalen" Gehen auf 110 - 120 % des Körpergewichts in der Auftrittsphase und 100 - 110 % in der Abstoßphase für einen Fuß. Diese Kraft wird in Auftritts- und Abstoßphase jeweils auf eine deutlich verkleinerte Auftrittsfläche eingeleitet.

Mittels elektronischer Druckmessungen wird versucht, Belastungsspitzen im Abrollvorgang zu analysieren. Ein Rückschluß vom Druckverteilungsmuster, wie dieses auf Meßplattformen oder durch Meßsohlen im Schuh ermittelt wird, auf die Einlagenversorgung, ist allerdings nur unter speziellen Kautelen und somit mit gebotener Vorsicht möglich (Schaff 1992).

Für die achsgerechte Krafteinleitung in den Sprunggelenken empfiehlt sich eine gute Fersenfassung, bei der die Einlage in etwa Halbschalenform in Verbindung mit der Hinterkappe des Fußes eine gute Fersenfassung gewährleistet (Abb. **103**). Eine solche Anordnung schützt vor einseitigen vermehrten Gelenkbelastungen, wie diese beispielsweise bei Knickfußstellung bestehen.

Für die Einschätzung der federnd-nachgebenden Weichheit des Materials sei darauf hingewiesen, daß die Einteilung in Shorehärten, wie diese für einzelne Kunststoffmaterialien angegeben werden, in 2 verschiedenen Skalierungen vorliegen und daher nicht generell vergleichbar sind.

Die bevorzugte Wahl weicher Materialien, wie diese bei Arthrotikern, insbesondere durch Verarbeitung von Kunststoffmaterialien möglich ist, zeigte sich auch in einer prospektiven, randomisierten Studie von 100 Patienten mit reinen Längs- und Quergewölbssenkungen (Grifka 1990). Dazu wurde gleichzeitig ein Fuß mit einer

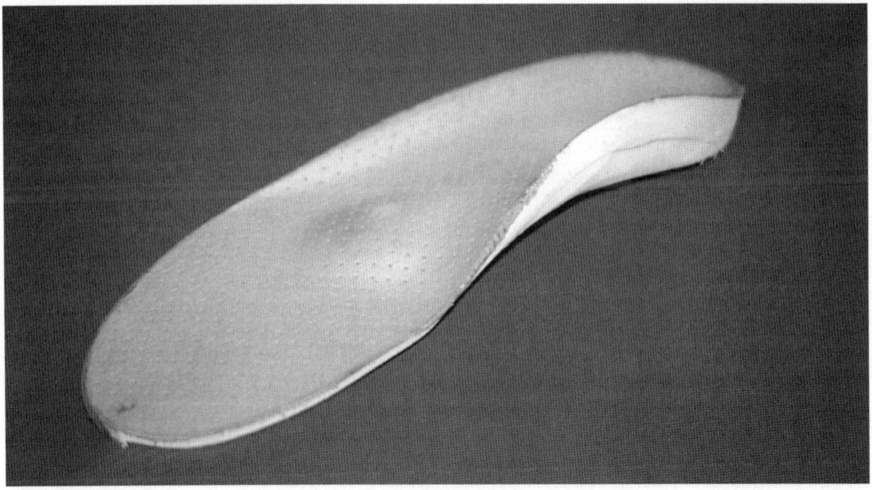

Abb. **103** Neben der insgesamt langsohligen weichen Ausführung ist insbesonder eine zum Rand hohe Fersenfassung in halbschalenähnlicher Form für die Aufrichtung und Stabilisierung des Rückfußes bei Arthrose von Bedeutung. Die Fersenfassung der Einlage und Fersenkappe des Schuhs bilden eine funktionelle Einheit

Kork-Leder-Einlage und der andere mit einer Metalleinlage für eine Tragezeit von 3 Wochen versorgt. Insbesondere ältere Patienten bevorzugten die Korkeinlage und gaben als wesentliche Gründe hierfür an, daß das Material weicher sei und aufgrund seiner Fußsohlenfassung einen besseren Halt bietet.

Liegen vorrangig Beschwerden im Vorfußbereich im Sinne einer Metatarsalgie vor, so kann eine entlastende Versorgung der betroffenen Metatarsaleköpfchen in der Weise durchgeführt werden, daß eine Einlassung eines weicheren Kunststoffmaterials in das übrige Einlagenmaterial vorgenommen wird. Solche Kunststoffkombinationen werden analog zur bekannten Versorgung bei Sesamoiditis durchgeführt.

Liegt nicht etwa eine lokalisierte Druckempfindlichkeit einzelner Metatarsaleköpfchen vor, sondern sind mehrere betroffen, dann empfiehlt sich eine Vorfußweichpolsterung, wie diese auch mit der Ausführung einer Kork-Leder-Einlage durch Einarbeitung eines entsprechenden Kunststoffmaterials möglich ist (Abb. **104**). In Kombination mit der Quergewölbspelotte wird eine gute Druckentlastung erreicht, die zum Abklingen der Bursitiden beiträgt. Mitunter ist sogar bei ausgeprägten Spreizfüßen eine gute Belastbarkeit im Stand und deutliche Verbesserung im Abrollvorgang zu erzielen.

Nur in Ausnahmefällen sollten solche Kombinationen für eine retrokapitale Querabstützung verwendet werden. Hierbei ist es wesentlich günstiger, eine langsohlige Fußbettung vorzunehmen, die exakt die Metatarsaleschäfte stützt und die Mittelfußköpfchen zusätzlich zur Weichpolsterung druckentlastet (s. Abb. **100**).

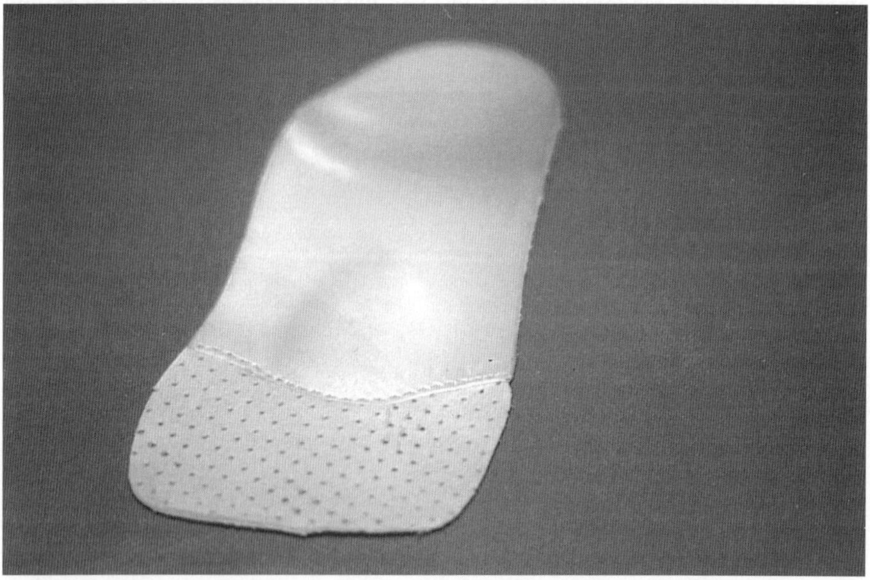

Abb. **104** Bei kurzsohligen Einlagen kann eine Vorfußweichpolsterung in der Art kombiniert werden, daß gezielt unter den Metatarsaleköpfchen ein zusätzliches Polstermaterial angebracht wird. Das Beispiel zeigt die Kombination einer Kork-Leder-Einlage mit Polstermaterial

Immer wieder kontrovers diskutiert wird der Effekt von Inlays zur Innen- oder Außenranderhöhung des Fußes, um durch Stellungsänderungen im Fersenbereich eine Veränderung der Gewichtsdistribution im Kniegelenk zu erreichen. Während Breitenfelder u. Mitarb. (1991) davon ausgehen, daß eine biomechanisch nachweisbare Besserung mit relativer Kompartmententlastung zu erreichen ist, vertreten Yasuda u. Sasaki (1987) den Standpunkt, daß zunächst wesentlich die Beweglichkeit in den Sprunggelenken ausgenutzt wird, was über die Positionsänderung des Kalkaneus zu einer Belastungsveränderung insbesondere am oberen Sprunggelenk führt. Auch Rabl u. Nyga (1982) beschreiben die primäre Wirkung im Bereich des Rückfußes.

Für die Kontrolle der durchgeführten Versorgung ist es angeraten, sich die Schweißspuren des Fußes mit der typischen Abzeichnung der Hyperpressionsareale auf der Decksohle der Einlage im einzelnen anzusehen. Bei einer effizienten Quergewölbsstütze sind die impressions- und arthrosebedingten Änderungen des Obermaterials unmittelbar distal des steil abfallenden Anteils der Quergewölbspelotte festzustellen. Liegen diese Belastungsspuren deutlich distal der Quergewölbspelottenbegrenzung, so ist davon auszugehen, daß die Pelotte selbst ineffizient ist und nur ungenügend stützt und entlastet. Hier kann entsprechend bei neuen Einlagen eine Nachbearbeitung gefordert werden. Grundsätzlich geben alle Hyperpressionsareale Hinweise darauf, daß eine zusätzliche Entlastung in dem betreffenden Areal angeraten ist, um die Bettung besser formentsprechend zu modellieren.

Grenzen der Einlagenanwendung

Bei komplexen Veränderungen der Schrittabwicklung, ausgeprägten Belastungsschmerzhaftigkeiten, die eine dickvolumige Bettung erforderlich machen, sprunggelenksbedingten Bewegungsstörungen und derart ausgeprägten Deformitäten, daß eine Konfektionsschuhzurichtung und Einlagenversorgung nicht möglich sind, ist eine weitergehende Versorgung mit speziellen Schuhzurichtungen oder orthopädischen Schuhen von Nöten. Als unmittelbar angrenzender Versorgungsbereich sei insbesondere für arthrosebedingte Fußbeschwerden auf die spezielle Schuhzurichtung mit einer gedeckten Schmetterlingsrolle nach Marquardt, Vorfußweichpolsterung und Quer- und Längsgewölbsstütze hingewiesen (Marquardt 1965). Durch diese Kombination einer Vorfußweichbettung mit Ausschneidung der Schuhsohle und Abwicklungsrolle ist bei ausgeprägten Vorfußdeformitäten und -beschwerden sogar eine Alternative zu orthopädischen Maßschuhen gegeben.

Bei einer Befragung von 89 Patienten, die mit einer solchen Ausführung der gedeckten Schmetterlingsrolle versorgt waren, zeigte sich ein deutlicher Anstieg der Versorgungsfälle jenseits des 50. Lebensjahres. In über 53 % der Fälle waren massive Vorfußbeschwerden mit Bursitiden und Belastungsschmerzen, bei jedem Auftritt, Grund für die Versorgung. Bei über der Hälfte der Fälle war die gesamte Fußsohle schmerzhaft. Zudem zeigte sich eine deutliche Häufung gleichzeitiger Knie-, Hüft- und Wirbelsäulenbeschwerden. Die prozentuale Angabe zur Besserung der Fußbeschwerden wurde nach Versorgung mit durchschnittlich 83 % angegeben. Etwa 1/3 der Patienten benutzten ausschließlich Schuhe mit dieser Zurichtung. Die vollständige Zufriedenheit mit dieser Zurichtung lag mit einem Prozentsatz von86,5 % außerordentlich hoch (Grifka 1991).

Damit ergibt sich eine gute Möglichkeit der effizienten orthopädischen Zurichtung am Konfektionsschuh bei ausgeprägter Vorfußbeschwerdesymptomatik. Selbstverständlich kann diese Ausführung ebenso mit einer gesamten Fußbettung kombiniert werden, so daß dies als nächste Versorgungsstufe angesehen werden kann, wenn eine Einlagenversorgung bei arthrosebedingten Fußbeschwerden nicht mehr ausreichend ist.

Konsequenz

Insbesondere aufgrund der breiten Palette zur Verfügung stehender, weichbettender Kunststoffmaterialien besteht eine gute Möglichkeit zur effizienten konservativen Therapie bei arthrosebedingten Fußbeschwerden mittels Einlagenversorgung. Unabdingbar ist eine profunde klinische Untersuchung zur sicheren Feststellung der Hauptbeschwerdesymptomatik, um entsprechend eine gezielte Vorgabe für die Einlagenversorgung zu machen. Aufgrund der arthrosebedingten Belastungsbeschwerden, die einerseits durch Scherbeanspruchung der betroffenen Gelenkbereiche, andererseits durch die verminderte Dämpfungsfähigkeit von Druckbelastungsspitzen durch die verdünnte Fußsohlenstruktur bedingt ist, muß die Einlage in bettender Ausführung für eine genügende Ruhigstellung und Übernahme der Dämpfungsfunktion sorgen.

Bei der ärztlichen Kontrolle ist insbesondere auf Druckspuren im Decksohlenmaterial der Einlage zu achten. Bei Grenzfällen einer alleinigen Versorgungsmöglichkeit mit Einlagen ergibt sich eine gute Alternative durch die Versorgung mit einer gedeckten Schmetterlingsrolle nach Marquardt mit Vorfußweichpolsterung und entsprechender Fußbettung.

Somit sind insbesondere Belastungsbeschwerden bei arthrosebedingten Fußveränderungen durch eine gezielte orthopädietechnische Versorgung gut zu behandeln, was entscheidend für die Mobilität und damit die Lebensqualität gerade im Alter ist.

Literatur

Breitenfeler J., H. Gadiel, A. Goldschmidt, M. Yücel: Der Einfluß der Schuhaußenrand- und Schuhinnenranderhöhrung auf das Kniegelenk – Ergebnisse einer biomechanischen Untersuchung unter Verwendung von Dehnungsmeßstreifen. Orthop. Prax. 27 (1991) 88-91

Diebschlag, W., W. Müller-Limmroth, H.-R. Beierlein: Die Komponenten der resultierenden Kraft unter der Fußsohle des Menschen beim Gehen. Das Leder 28 (1977) 202-209

Grifka, J.: Systematik der Einlagenversorgung. Orthop.-Techn. (1989) 710-715

Grifka, J., B. Hochbruck (1986): Verbreitung von Fußerkrankungen im Alter. Schuh-Technik + abc 80 (1986) 821-823

Grifka, J.: Indikationen der Zurichtungen am Konfektionsschuh. Orthop. Prax. 27 (1991) 74-82

Grifka, J.: Einlagen – Indikation, Verordnung, Ausführung, 2. Aufl., Enke, Stuttgart 1993

Grifka, J., R. Gritzan, L. Fehlberg: Kontrollierte Studie zum Vergleich von Kork und Metall für die Einlagenversorgung. Orthop. Prax. 26 (1990) 365-368

Mäder, G.: Ganguntersuchungen mit Hilfe der Mehrkomponenten-Meßplattform. Med.-orthop. Techn. 97 (1977) 172-173

Marquardt, W.: Die theoretischen Grundlagen der Orthopädie-Schuhmacherei. Maurer, Geislingen (1965)

Rabl, C., W. Nyga: Orthopädie des Fußes, 6. Aufl., Enke, Stuttgart (1992)

Rütt, A., M. Spranger: Der arthrotische Fuß. In Imhäuser, G.: Der Fuß. Praktische Orthopädie. Stork Formularverlag Bruchsal (1979) 297-306

Schaff, P.: Standardisierte Auswertemethode. Orthop. Schuhtechn. 46 (1992) 26-36

Schanz, A.: Fortschritte in der Behandlung der Insuffizientia pedis. Dtsch. med. Wschr. 28 (1902) 754

Yasuda, K., T. Sasaki: The mechanics of treatment of the osteoarthritic knee with a wedged insole. Clin. Orthop. 215 (1987) 162-172

Orthopädische Schuhzurichtung im Behandlungskonzept der Arthrose

J. Eltze

Die Domäne orthopädischer Behandlung der Arthrose der unteren Extremitäten nach funktionellen Gesichtspunkten liegt in der zuvor dargestellten Bettungsmaßnahme durch Einlagen und in der durch Zurichtung des Konfektionsschuhs zu beeinflussenden funktionellen Bettung und Abwicklung des Fußes.

Der Schuhmacher als Handwerker – aus dem das Spezialgebiet des *Orthopädie-Schuhmachers* hervorgegangen ist – hat sich, seitdem Fußbekleidung nach Maß hergestellt wurde, bemüht, die Eigenart der Fuß- und Beinstatik in der Konstruktion des Schuhs zu berücksichtigen, soweit in den letzten Jahrhunderten die Mode solche Überlegungen zuließ. Die Statik und Funktion des Fußes war Grundlage orthopädieschuhtechnischer Überlegungen bei der Anfertigung des Maßschuhs.

Ich zitiere jedoch den Altmeister orthopädischer Behandlungspraxis des Fußes *Carl Rabl* aus der 5. Auflage seines Buches von 1975:

„Aber eines hat man vernachlässigt, auf das ich besonders Wert lege: Die Kräfte, die beim Gehen auf den Fuß einwirken und von ihm ausgehen. Sowohl Ärzte als auch Handwerker haben bisher ihren Blick zu sehr auf die Statik, also auf die Kräfte des stehenden Menschen gerichtet. Beim Gehen kommen noch andere hinzu. Erst ihre Kenntnis läßt uns manche Fußleiden verstehen und richtige Maßnahmen ergreifen."

Die Rabl-Abbildung läßt in der Übersicht erkennen, wie die Vielfalt der Bein- und Fußgelenke Entlastung finden können (Abb. **105**). Der Anatom *Kummer* hat die funktionellen Aspekte der *Fußabrollung* unter muskelmechanischer Kraftanalyse dargestellt. Die *Phasen der Fußbelastung* sind in den letzten 10 Jahren eingehend durch sensomotorische Meßmethoden und Schwingungsmessungen des Beins bis zum Hüftgelenk und weiter der Wirbelsäule untersucht worden. Hieraus leitet sich die notwendige Maßnahme zur Entlastung der arthrotischen Gelenke der unteren Extremitäten ab.

Im Schuh anzubringende *Bettungsmaßnahmen* setzen die gleichen Überlegungen wie bei der Einlagenversorgung voraus. Der Unterschied besteht im festen Einbau in den Schuh. Gerade bei älteren Menschen bedingen Begleiterkrankungen oftmals eine Volumenvermehrung des Fußes häufig mit Vorfußformveränderung (Abb. **106**), so daß Bettungsmaßnahmen im Konfektionsschuh nicht unterzubringen sind oder der Fuß mit einem Konfektionsschuh nicht mehr zu beschuhen ist.

Um eine kostenaufwendige, orthopädische Maßschuhversorgung zu vermeiden, sind in den letzten Jahren konfektionierte Schuhe mit *vergrößertem Innenvolumen* entwickelt worden. Gemeinsam mit dem Handwerk und dem ärztlichen Berater der Spitzenverbände der gesetzlichen Krankenkassen *Dr. Hardt* hat der Beratungsausschuß für das Orthopädie-Schuhmacher-Handwerk der DGOT einen solchen Schuh als *orthopädischer Aufbauschuh mit orthopädieschuhtechnischer Zurichtung* definiert (Abb. **107**).

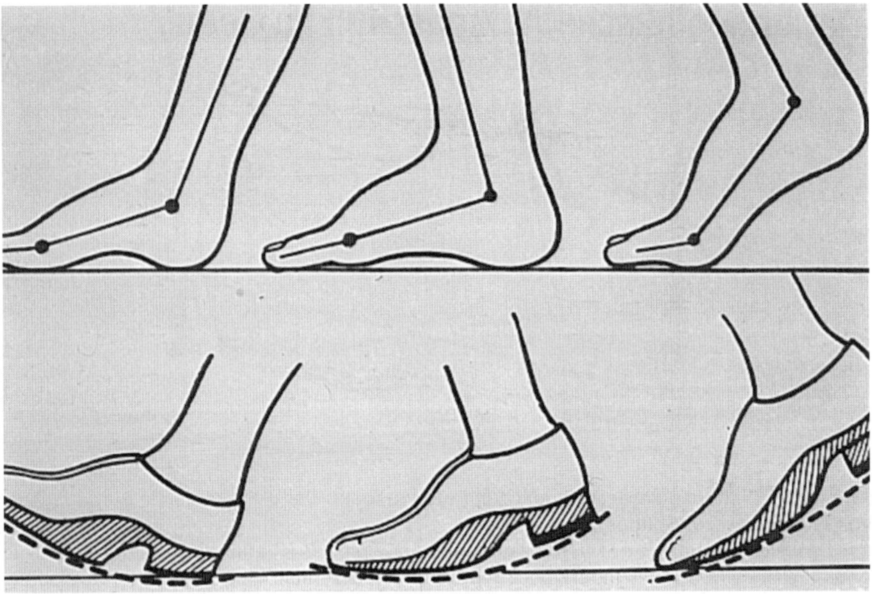

Abb. **105** Bein- und Fußgelenksentlastung nach Rabl

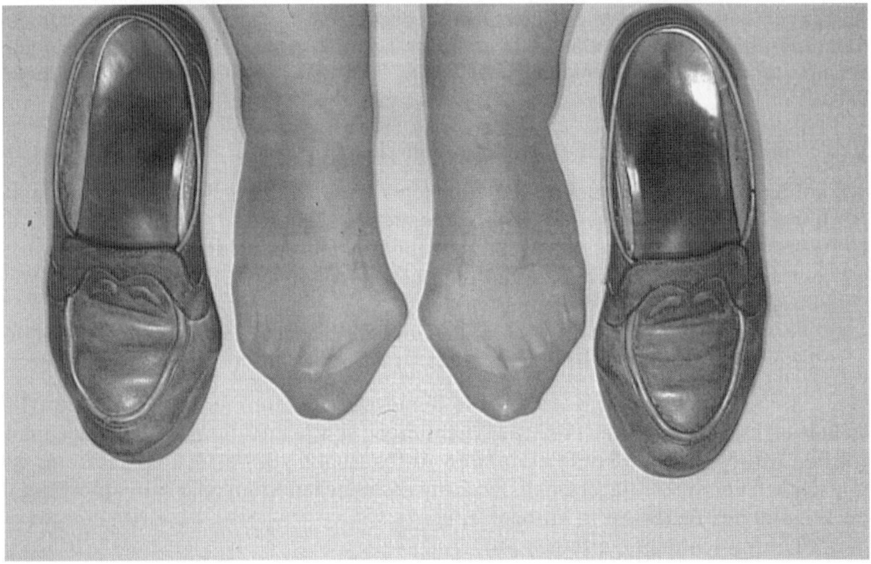

Abb. **106** Vorfußformveränderung beim älteren Menschen

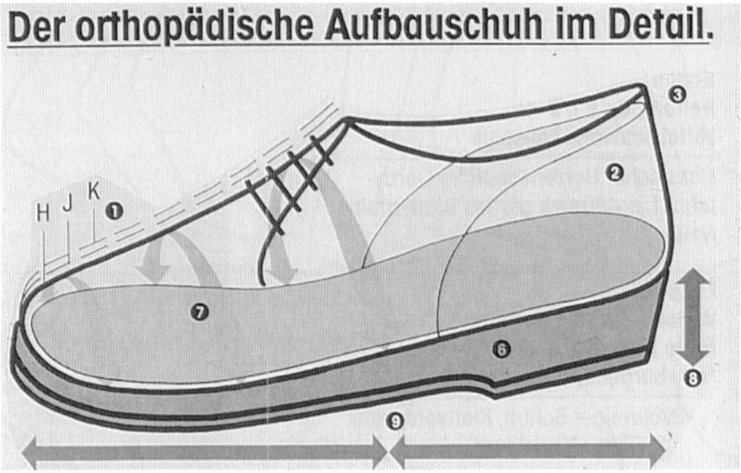

Abb. **107** Orthopädischer Aufbauschuh (aus Prospekt: Der orthopädische Aufbauschuh von Orthotech und Solidus).
1 = Das Weitenprogramm H, J, K für genaues Anpassen. 2 = Verlängerte Hinterkappe für guten Fersensitz. 3 = Besonders hochgearbeitetes Fersenteil. 4 = Echte Lederbrandsohle, Lederschaft, dadurch gutes Fußklima. 5 = Breiter Absatzauftritt für sicheren Stand. 6 = Lunaboden bietet beste Zurichtmöglichkeiten. 7 = Mehrraum über Zehen, Ballen und Rist für die individuelle Fußbettung. 8 = Bequeme Absatzhöhe, dämpfende Laufsohle und Absatz zur Schonung von Wirbelsäule und Bandscheiben. 9 = Günstige Vorfuß- und Rückfußproportionen, Engferse. Dadurch garantiert gute Paßform. 10 = Ausgesuchte Modellschnitte zur Schonung des empfindlichen Fußes. 11 = Plane Brandsohle für guten Sitz der Einlage.

Es handelt sich um industriell hergestellte Module mit:

- erhöhtem Innenraum, der umfangreichere orthopädische Bettungen auch mit erhöhtem Rand, Weichbettung u. ä. ermöglicht,
- erweitertem und erhöhtem Zehenraum ohne lokaldruckausübende Elemente,
- Diese ermöglichen im weiteren die Zurichtung des Bodens (Einbringung von Versteifungs- und Entlastungselementen),
- mit der Möglichkeit, Abrollvorrichtungen und Stellkorrekturen zwischen Laufsohle und Boden anzubringen und den Absatz funktionell und lotgerecht zu gestalten.

Somit hat der Arzt für Orthopädie Beratungsspielraum für seine Patienten. Es stehen orthopädieschuhtechnische Zurichtungen am Konfektionsschuh und einem solchen orthopädischen konfektionierten Aufbauschuh zur Verfügung. Letzteres ist hinsichtlich der Kostenträgerschaft durch die gesetzlichen Krankenkassen unter Eigenbeteiligung des Patienten in Vorbereitung.

Die Zurichtungen erfolgen an:

- Absatz,
- Laufsohle,
- Brandsohle,
- Hinterkappe,
- Schaft.

Während des 1. Bodenkontaks bei Fersenauftritt wird ein erhebliches Kraftpotential über die Ferse zum oberen Sprunggelenk – Kniegelenk – Hüftgelenk übertragen. Diese Kraft kann in 2 facher Form gedämpft und abgeleitet werden:

- Durch *Pufferabsatz,* wobei auf die richtige Anbringung nur im dorsalen Drittel des Absatzes zu achten ist (Abb. **108**),
- Durch *Abrollabsatz,* dieser vermittelt eine schnelle Verlagerung der Auftrittskräfte auf den Vorfuß durch Verkürzung der Abrollphase (Abb. **109**).

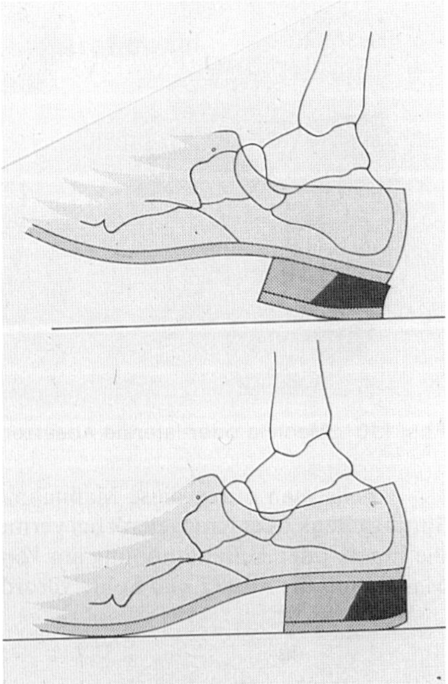

Abb. **108** Pufferabsatz

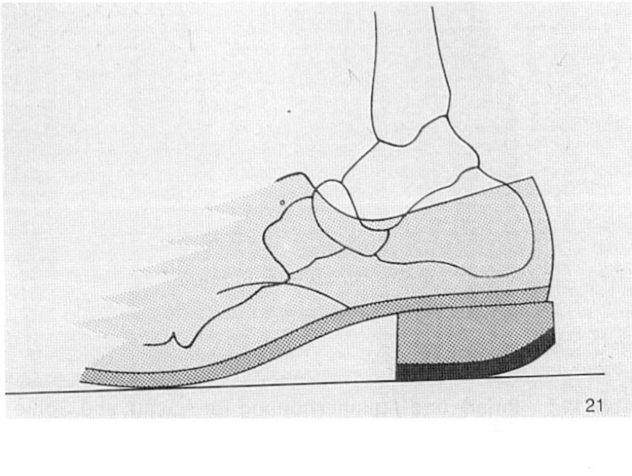

Abb. **109** Abrollabsatz

Die stoßempfindlichen, arthrotischen Gelenke der unteren Extremität werden entlastet, Schmerzauslösung wird gedämpft.

Die Auftrittsebene der Ferse kann nach innen und außen verändert werden durch *mediale* oder *laterale* Absatzerhöhung. Als zweckmäßig haben sich Erhöhungen um 5 mm erwiesen (Abb. **110**).

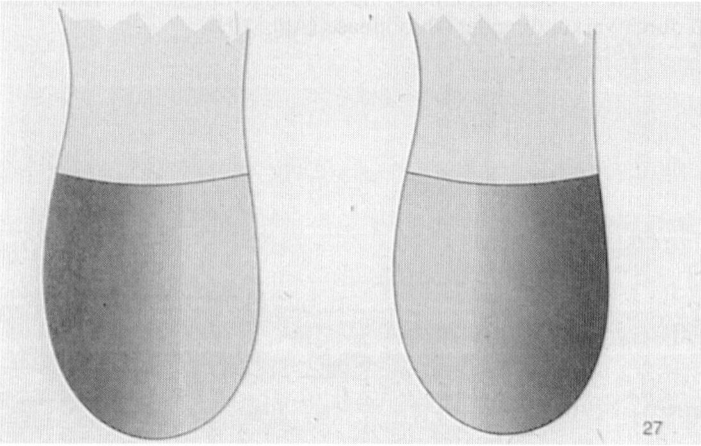

Abb. **110** Mediale oder laterale Absatzerhöhungen

Falls man durch diese Maßnahmen eine vorwiegende Entlastung im oberen Sprunggelenk oder Kniegelenk bei vermehrter Torsion zum Vorfuß wünscht, wird die die Innen- oder Außenerhöhung am *Vorfuß* nicht durchgeführt. Andernfalls wird die Maßnahme für Absatz *und* Sohle verordnet (Abb. **111**).

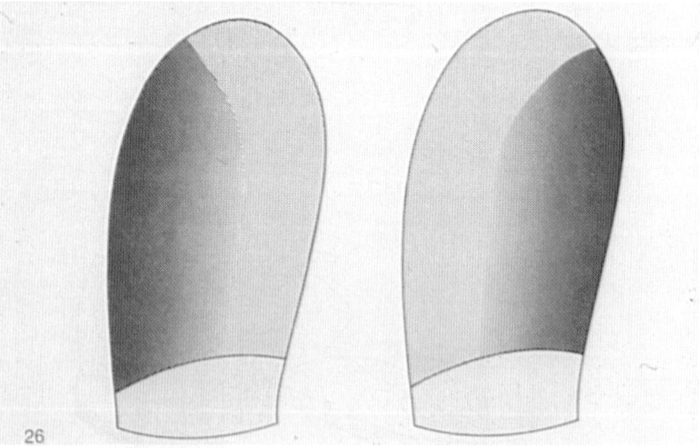

Abb. **111** Innen- und Außenerhöhung für Absatz und Sohle

Instabilitäten des unteren Sprunggelenks und damit Schmerzauslösung bei Kippneigung, können durch *Absatzverbreiterung* nach medial, lateral oder beiderseits beseitigt werden. Werden längsgewölbestützende Maßnahmen, insbesondere im Bereich des Sustentaculum tali zur Vermeidung der Federungsbewegung im Talonavikular- oder Talokalkanealgelenk erforderlich, muß auf die Stabilität des *Schuhgelenks* zwischen Absatz und Sohle durch Verlängerung des Absatzes als *Stegabsatz* (Abb. **112**) oder *Flügelabsatz* (Abb. **113**) geachtet werden. Ist eine jegliche Federbewegung im Rückfuß auszuschließen, kann der *Keilabsatz* (Abb. **114**) mit ausreichender Breite im Gelenkbereich funktionelle Stabilität erreichen lassen.

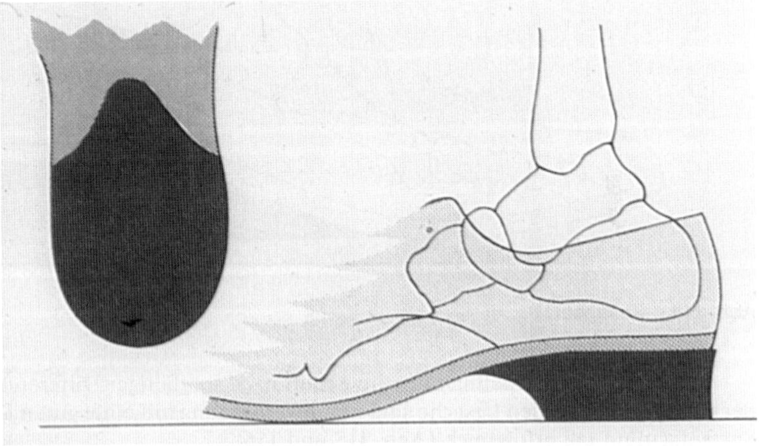

Abb. **112** Stegabsatz

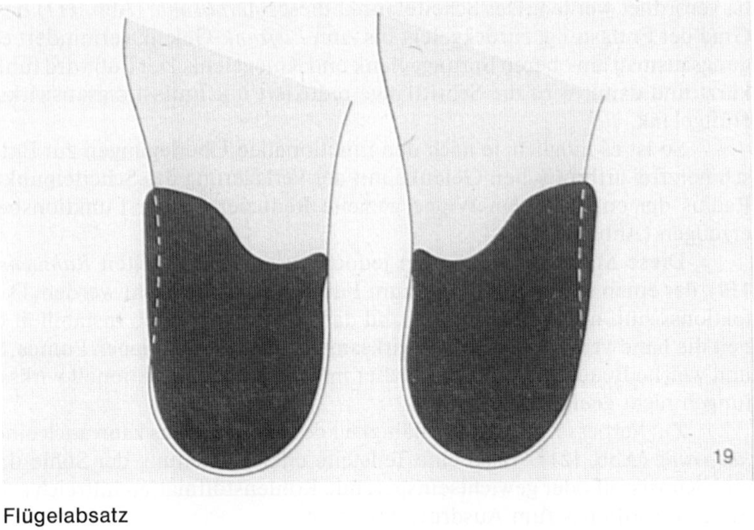

Abb. **113** Flügelabsatz

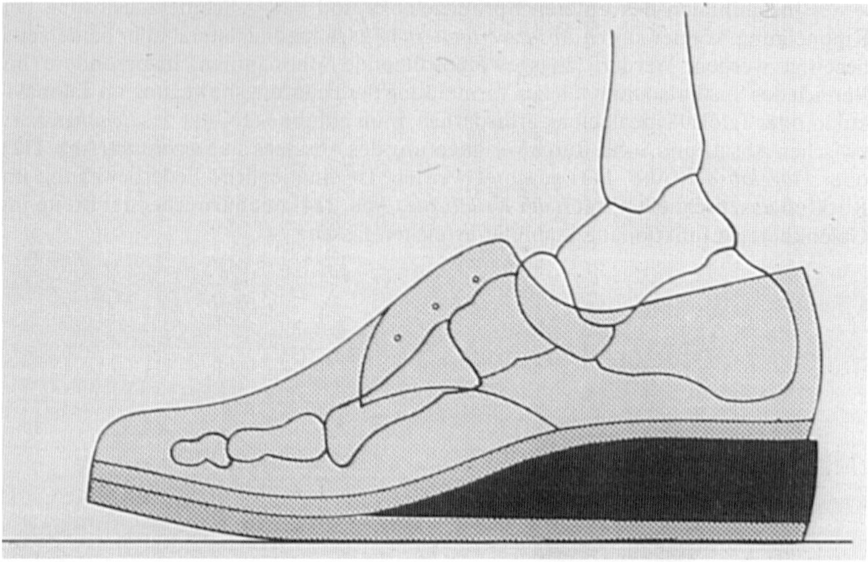

Abb. **114** Keilabsatz

Fersenbettende Maßnahmen im Schuh nach sorgfältiger Differentialdiagnose der schmerzauslösenden Ursache sind nur in Verbindung mit einer guten *Stützung* des Sustentaculum tali erfolgreich (Abb. **115** und **116**).

Um die bei der Abrollung einwirkenden Kräfte auf die Fußwurzelgelenke zu reduzieren, kann eine Wippe am Übergang zum Vorfuß und im Bereich der Metatarsalia verordnet werden. Der Scheitelpunkt dieser *Abrollsohle* (Abb. **117**) bestimmt den Grad der Entlastung, zurückgelegt bis zum *Lisfrank*-Gelenk vermindert er das Bewegungsausmaß am oberen Sprunggelenk und Kniegelenk. Der Fuß wird funktionell verkürzt und damit wird die Schrittlänge reduziert mit Entlastungsauswirkung auf das Hüftgelenk.

So ist es möglich, je nach den funktionellen Überlegungen zur Entlastung der schmerzfrei arthrotischen Gelenke mit der Verlagerung des Scheitelpunkts und dem Radius der entstehenden Wippe gezielte Reduzierung der Funktionsbelastung zu erzeugen (Abb. **118**).

Diese Maßnahmen können jedoch *nur* an einem festen *Rahmenschuh* (Abb. **119**), der einen sicheren Kontakt zum Fuß besitzt, angebracht werden. D. h. der Konfektionsschuh muß geeignet sein und darf nicht durch seine Instabilität oder Weichheit die handwerkliche Arbeit unwirksam werden lassen. Slipper, Pumps, Stiefeletten und weiche Bequemschuhe sind daher in der Regel für funktionell wirksame Zurichtungen nicht geeignet (Abb. **120**).

Zur Verbesserung der Tragfähigkeit des Schuhbodens kann auch eine *Gelenkverlängerung* (Abb. **121**) – also eine Teilsteife oder Versteifung der Sohle durch Metall oder Kunststoff oder gewichtseinsparende Kohlenstoffmatten hilfreich sein und muß in der Verordnung zum Ausdruck kommen.

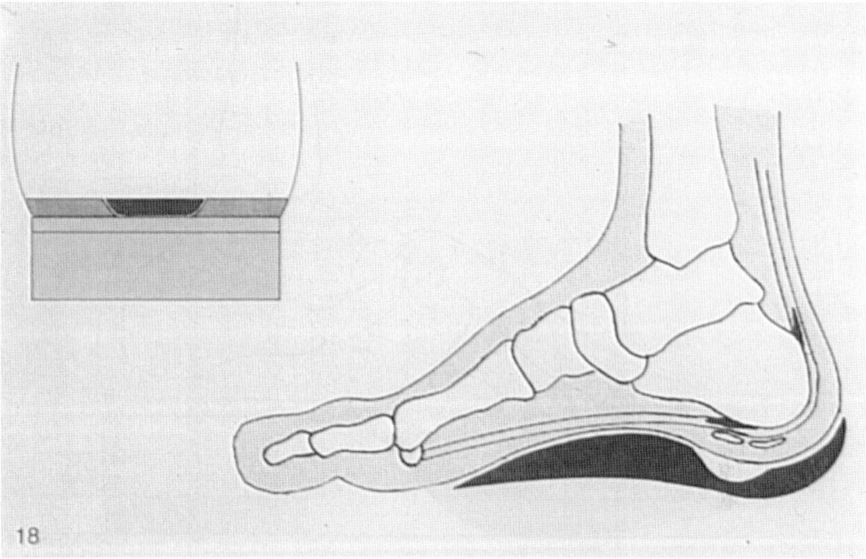

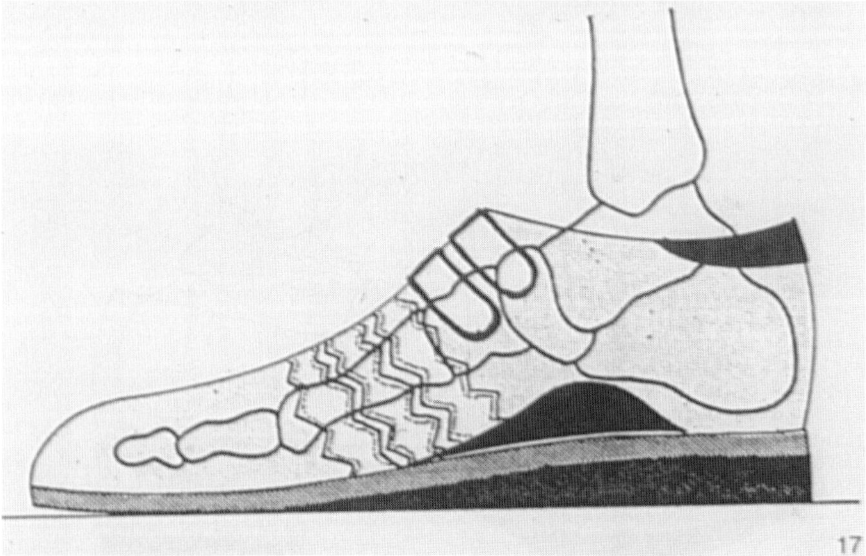

Abb. **115** u. **116** Fersenbettung und Stützung des Sustentaculum tali

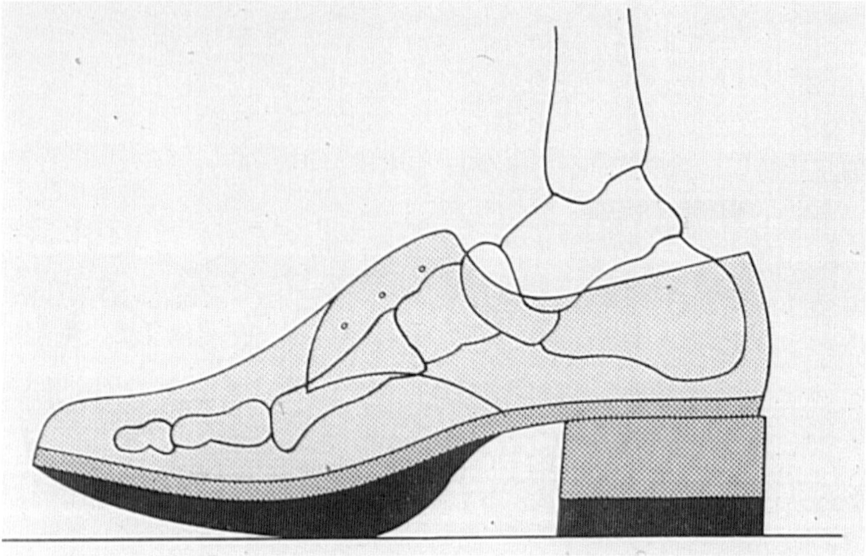

Abb. **117** Abrollsohle

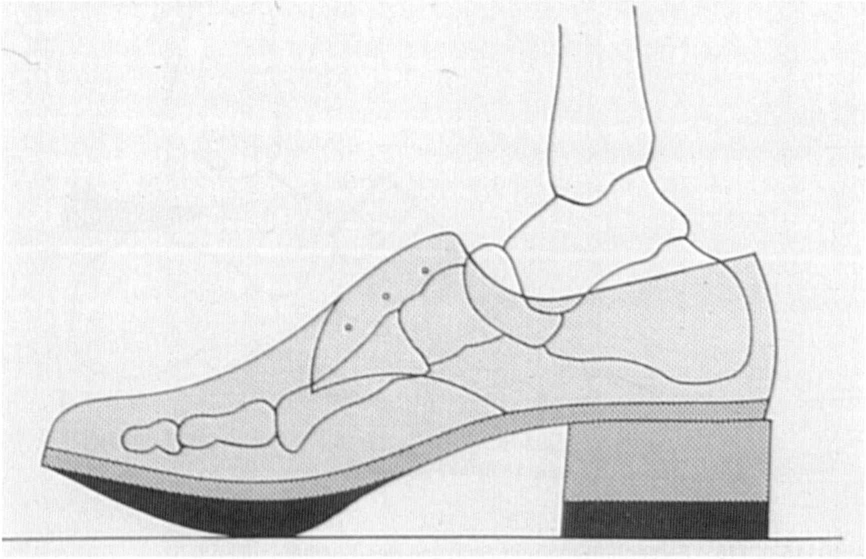

Abb. **118** Reduzierung der Funktionsbelastung durch Verlagerung des Scheitelpunkts. Ballenrolle

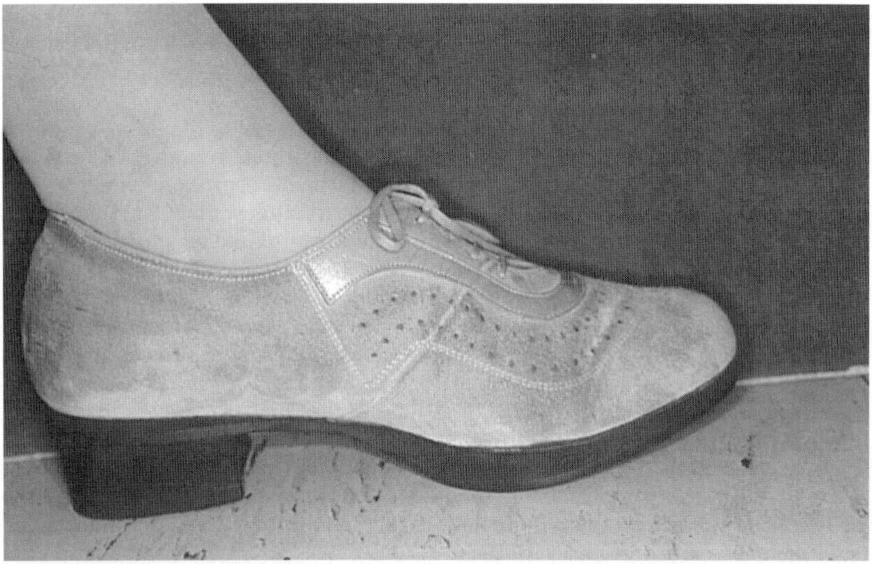

Abb. **119** Fester Rahmenschuh

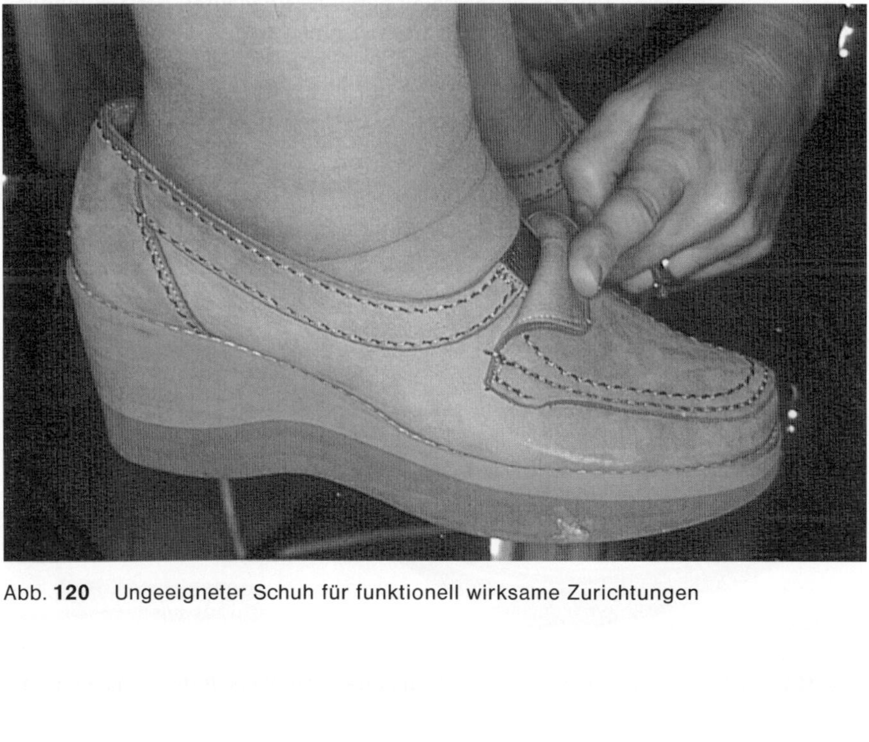

Abb. **120** Ungeeigneter Schuh für funktionell wirksame Zurichtungen

Die Gelenkbeugekontraktur des *Hallux rigidus* (Abb. **122**) muß zusätzlich zur Ballenabrollsohle eine Tieferlagerung des Endgelenks durch *Aussparung* in der Brandsohle (Abb. **123**) erfahren. Ein Schuh mit ausreichendem Zehenraum ist für diese Versorgung Voraussetzung.

Ist durch arthrosebedingte Kontrakturen des Hüftgelenks die *Abwicklungsrichtung* des Beins nach medial oder häufiger nach lateral gerichtet, so kann der *Scheitelwinkel* der Abrollhilfe *zur Bewegungsrichtung* nach medial bei Außenrotationsstellung und nach lateral bei Innenrotationsstellung des Beins gearbeitet werden. Die Winkelrichtung und das Maß kann vom Arzt verordnet oder muß ohne Gradangabe vom orthopädie-Schuhmachermeister bestimmt werden (Abb. **124**).

Auch zu funktioneller Beinverkürzung oder -verlängerung führende *Adduktions- und Abduktionskontrakturen der Hüfte* können durch *Verkürzungsausgleich* eines Konfektionsschuhs in Verbindung mit einer *Richtungsrolle* zur Entlastung angefertigt werden (Abb. **125**). Zu beachten ist jedoch die *Neigung zur vermehrten Kontrakturbildung* bei dieser Entlastung und damit einer Verschlechterung der Ausgangsbedingung für TEP-Operationen.

Die entzündlich-arthrotischen Veränderungen aller Fuß- und Zehengelenke bei *chronischer Polyarthritis* erfordert besondere Überlegungen, da jede durch die Belastung und Abrollung erzeugte Bewegung im oberen Sprunggelenk, den Fußwurzel- und Zehengelenk Schmerzen verursacht.

Wir müssen also bemüht sein, die Bewegung in allen Gelenken zu minimieren, d. h. den Fuß optimal bettend stützen und den Bewegungsfluß ökonomisieren im Rahmen der schmerzgeringsten Bewegungsspielräume. Das bedeutet, der Schuhboden der über die Bettungsmaßnahme die Belastung des Fußes trägt, muß fest und *unnach-*

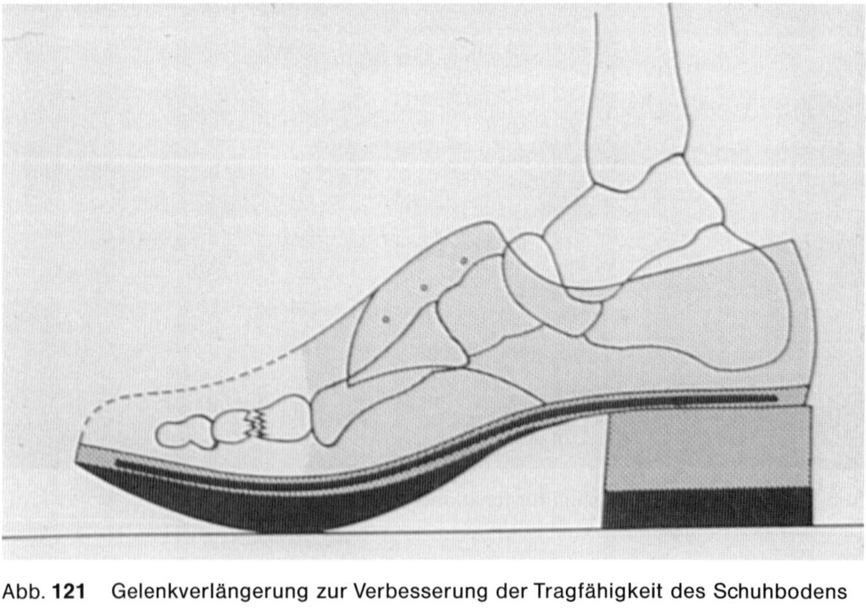

Abb. **121** Gelenkverlängerung zur Verbesserung der Tragfähigkeit des Schuhbodens

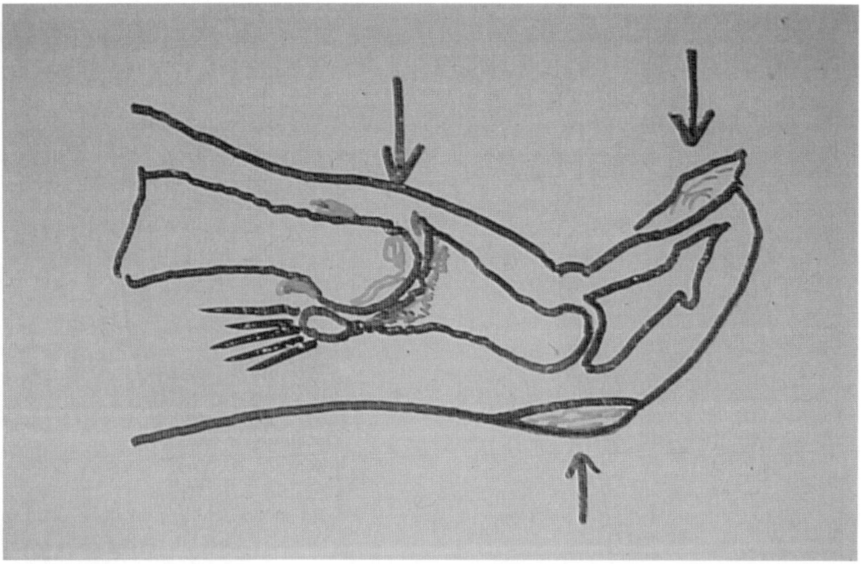

Abb. **122** Hallux rigidus

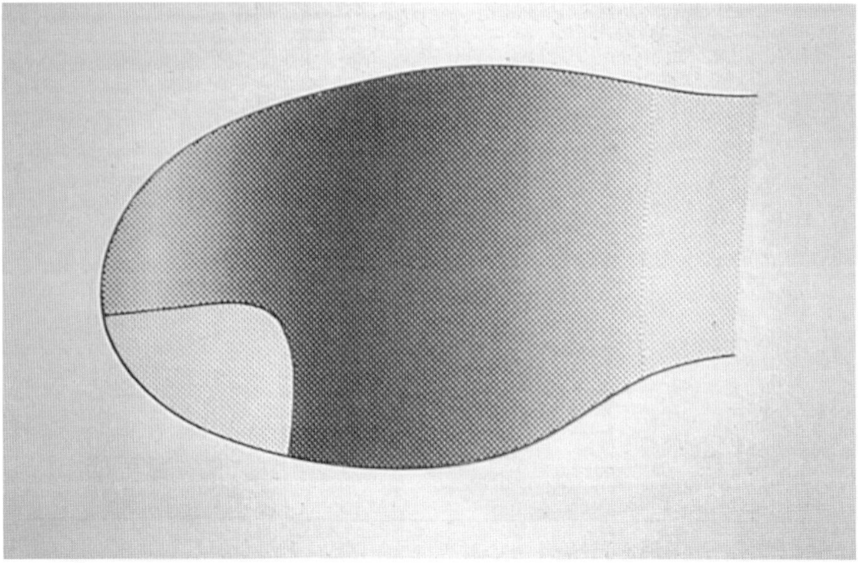

Abb. **123** Tieferlagerung des Endgelenks durch Aussparung in der Brandsohle bei Hallux rigidus

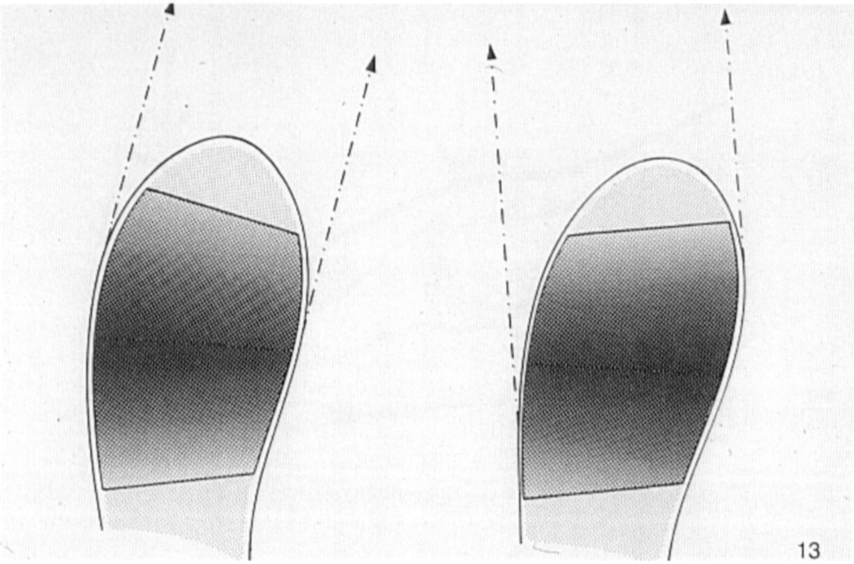

Abb. **124** Scheitelwinkel der Abrollhilfe zur Bewegungrichtung gearbeitet

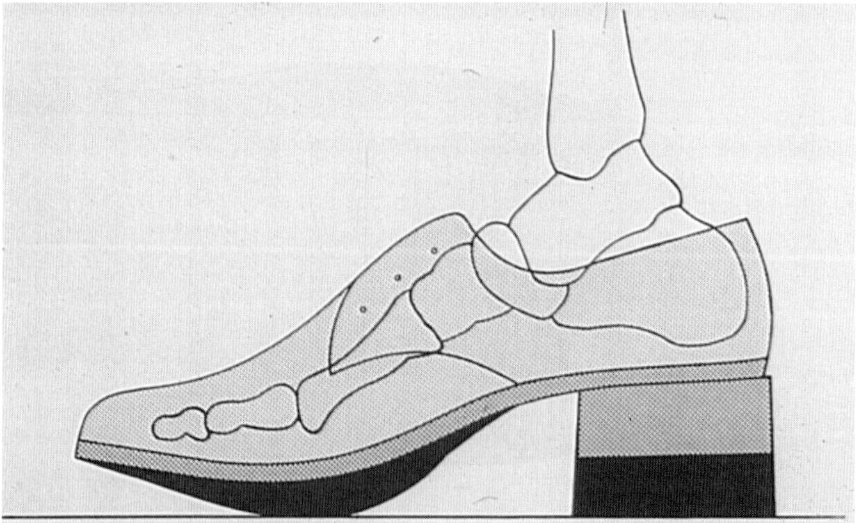

Abb. **125** Verkürzungsausgleich eines Konfektionsschuhs in Verbindung mit einer Richtungsrolle

giebig gearbeitet sein. Dieses wird durch versteifende Materialeinlagerung in den Schuhboden erreicht. Auch die der Fußform angepaßte Bettung muß aus festem, nicht nachgiebigem Material wie Kork gearbeitet werden und darf nur einen dünnen Weichüberzug erhalten, um Schwielen und Druckstellen zu vermeiden. Der so aufgebaute, absolut starre Schuh muß durch eine *tintenlöscherähnliche* Sohlung abrollfähig gestaltet werden (Abb. **126**). Damit wäre der Funktion gedient, wenn der Patient ausschließlich gehen würde. Da er aber auch stabil stehen muß, wird nach dem Abrollauftritt eine Stehplatte entsprechend der Schwerpunktachse im Stand bestimmt und im Tintenlöscher abgeflacht. Die Übergänge müssen weiche Abrollung erlauben. Die Standfläche muß zur Sicherheit auch tritt- und kippfest mit ausreichender Breite gearbeitet werden (Abb. **127**).

Nach dem Dargestellten ist die hohe Verantwortung für die technische Ausführung unserer funktionellen Überlegungen begreiflich.

Der Orthopädie-Schuhmachermeister, der aufgrund der eingehenden Kenntnisse in der Orthopädieschuhtechnik und der Biomechanik des Beins und Fußes eine lange Ausbildung in den Fachschulen und der Gesellenzeit absolvieren muß, ist ein hochspezilisierter Mitarbeiter des Orthopäden. Das setzt allerdings voraus, daß er sich dem Patienten auch selbst widmet und nicht wie in manchen Praxen üblich, sich lediglich die Rezepturen und die Konfektionsschuhe des Patienten abholt. Auch die Übernahme der Rezepte und Schuhe durch einen Auszubildenden im Laden und Anfertigung des Werkstücks in der Werkstatt durch den Meister ohne den Patienten vorher gesehen zu haben, erfüllt heute die Anforderung, die Arzt und Kostenträger an die orthopädieschuhtechnischen Werkstücke stellen, nicht mehr.

Auf solche Weise schematisch hergestellte Zurichtungen sind in der Regel nicht in der Lage, der individuell funktionellen Gegebenheit des erkrankten oder behinderten Patienten gerecht zu werden. Die Folge sind ungeeignete Ausführungen, häufig auch am ungeeigneten Schuh. Wir Ärzte müssen daher mit Sorge tragen durch Erklärung gegenüber dem Patienten, daß eine orthopädische Zurichtung nicht an einem ausgelatschten, sperrmüllreifen Schuh oder einem formlosen Weichschuh wirksam werden kann. Der verordnende Arzt sollte sich immer nach Auslieferung des Werkstücks von der korrekten Umsetzung der *funktionellen Überlegungen,* die zur Rezeptur geführt haben, überzeugen und ggf. Nachbesserung verlangen. In der *Verordnung* muß die biomechanische Zielsetzung der handwerklichen Ausführung zum Ausdruck kommen, d. h. die Art und Weise der Entlastung eines bestimmten Gelenks (Hüft-, Knie-, Fußgelenke) muß dargelegt werden. Die *Diagnose* sollte auch die funktionelle Behinderung beinhalten. Falls der verordnende Orthopäde eingehende technische Kenntnisse besitzt, können auch Hinweise zur technischen Ausführung und Materialverwendung gegeben werden.

Technik und Materialien sind heute so ausgereift, daß auch ein orthopädisch zugerichteter Konfektionsschuh oder orthopädischer Aufbauschuh nicht unflott aussieht (Abb. **128**).

Extrem modisches Schuhwerk – besonders in der Damenkonfektion – ist leider in der Regel nicht geeignet. Davon müssen wir unsere Patienten überzeugen, wenn wir optimale Ergebnisse erzielen wollen.

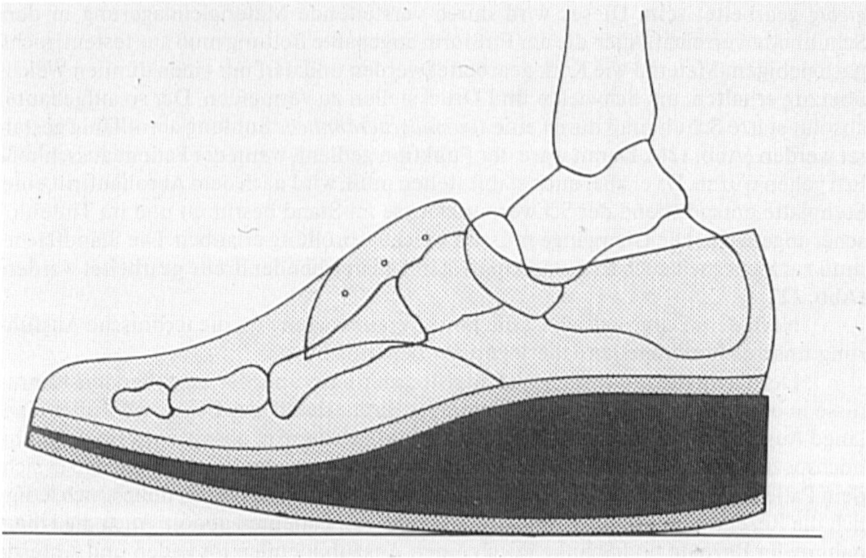

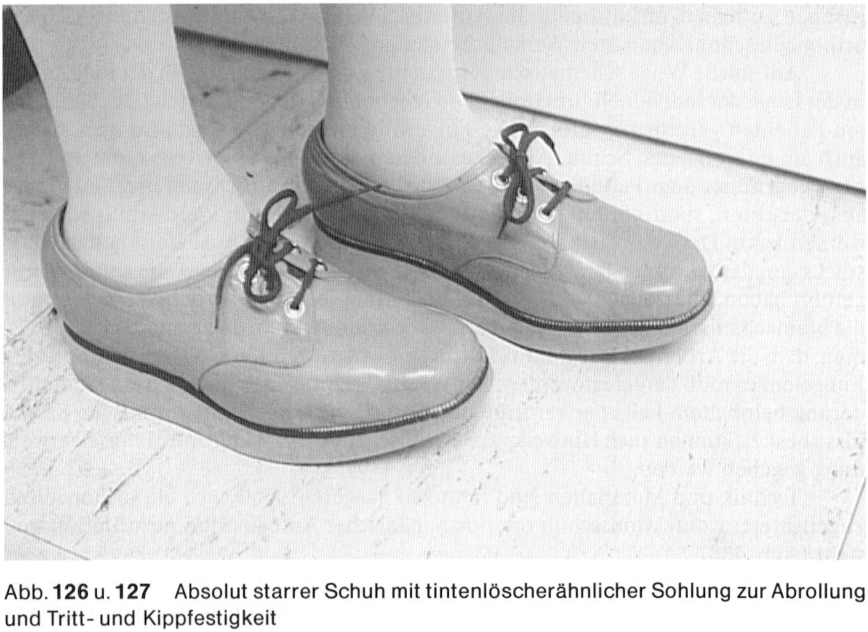

Abb. **126** u. **127** Absolut starrer Schuh mit tintenlöscherähnlicher Sohlung zur Abrollung und Tritt- und Kippfestigkeit

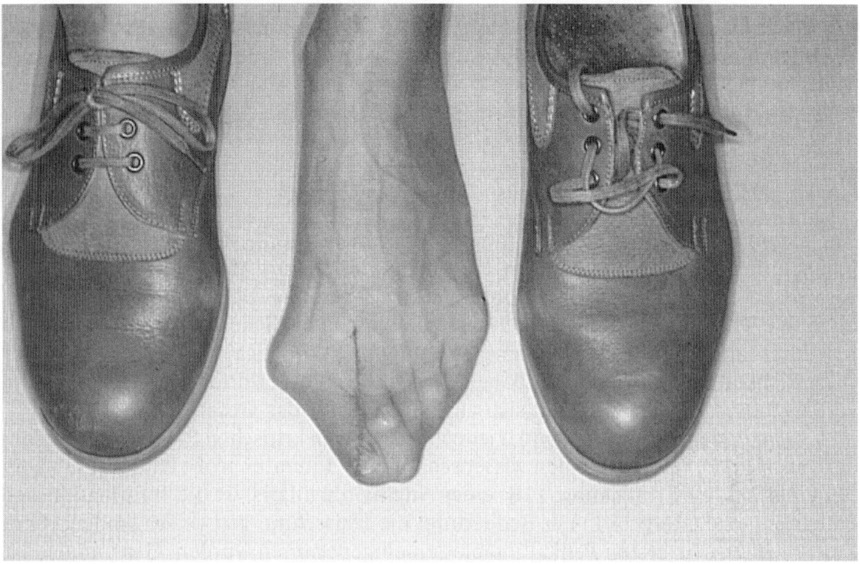

Abb. **128** Orthopädisch zugerichtete Konfektionsschuhe als „Aufbauschuh“

Literatur

Eltze, J., Müller: Die Verordnung der orthopädischen Schuhzurichtung, 3. Aufl., Herausgegeben vom Berufsverband der Ärzte für Orthopädie e. V., Frankfurt/M. (1990)
Kummer, B.: Biomechanik des Vorfußes, Orthop. Prax. 7 (1984) 521
Rabl, C.: Orthopädie des Fußes, 5. Aufl., Enke, Stuttgart (1975)

„Mit der Arthrose leben" – Hinweise zur Patientenberatung

K.-D. Thomann

Auf einem orthopädischen Fachkongreß über die Patientenberatung zu sprechen, heißt „Eulen nach Athen" zu tragen. Gleich, ob wir in Klinik oder Praxis tätig sind, wir verbringen einen großen Teil mit der Beratung unserer Patienten. Konservative oder operative Therapie ist ohne das Gespräch, eine ausführliche Information über die Krankheit und Hinweise zur Lebensgestaltung nicht möglich. Trotzdem wird in der Öffentlichkeit immer wieder Kritik laut. Ärzten wird vorgeworfen, zuviel an apparativer Diagnostik einzusetzen und sich zuwenig Zeit für das Gespräch zu nehmen.

Die Patientenberatung findet jedoch nicht nur in kritischen Presseorganen, sondern auch in der internationalen wissenschaftlichen Literatur große Aufmerksamkeit. Bei einer akuten Erkrankung, z. B. einer Angina tonsillaris, ist die Information des Patienten von untergeordneter Bedeutung; die Halsschmerzen verschwinden kurze Zeit, nachdem die ersten Penicillintabletten eingenommen wurden. Ganz anders ist die Situation bei den degenerativen Leiden. Mit der Zunahme chronischer Erkrankungen wächst zugleich die Bedeutung der „Aufklärung", die zu einem wichtigen Pfeiler im Gesamtkonzept der Therapie geworden ist. Neben den Herz-Kreislauf- und Stoffwechselkrankheiten gilt dies vor allem für die Erkrankungen des rheumatischen Formenkreises. So widmete die international anerkannte englische Zeitschrift „Annals of the Rheumatic Diseases" der Patientenberatung 1991 ein Schwerpunktheft. Die Autoren stellten die Frage, ob und welches therapeutische Potential die Aufklärung der Patienten beinhaltete.

Zur Geschichte der Patientenaufklärung

Als Teil der operativen und konservativen Behandlung hat die Patientenaufklärung eine lange Vorgeschichte. Die physikalische Therapie, die Krankengymnastik und das Bäderwesen bauen auch auf diätetischen Ratschlägen auf. Die Therapie ist Teil eines Verhaltenstrainings, sie weckt das Körperbewußtsein, dient der Lebensumstellung und der Haltungs- und Bewegungserziehung.

Degenerative und rheumatische Erkrankungen wurden noch in der ersten Hälfte des 20. Jahrhunderts als unvermeidliche Begleiter des Alterns, als schicksalsmäßige Leiden angesehen. Die Coxarthrose wurde früher nicht zu Unrecht als „Malum coxae senile" bezeichnet. Orthopäden, Rheumatologen und Physiotherapeuten folgten Prinzipien, die L. Rinne (um 1900) mit folgenden Worten zusammenfaßte:

„Die Behandlung einer Gelenkkrankheit darf... niemals eine einseitig lokale sein, sondern muß stets den ganzen Menschen im Auge haben und die mannigfaltigen Wechselbeziehungen zwischen localen Leiden und Gesamtorganismus berücksichtigen."

Der bekannte Wiener Chirurg Theodor Billroth empfahl den Patienten mit rheumatischen Erkrankungen einen Klimawechsel:

„Leben solche Kranke in einem Klima, wo ein kalter, nasser Winter herrscht, so lasse man dieselben während der rauhen Jahreszeit nach Italien gehen, doch nur an Orte, wo es gute, gegen eine eventuelle eintretende Kälte eingerichtete Häuser gibt, wie Nizza, Pisa, Palermo ..."

Mit dem endoprothetischen Gelenkersatz verlor das Prinzip der Allgemeinbehandlung der Arthrose scheinbar seine Gültigkeit. Die orthopädische Chirurgie konnte Patienten mit fortgeschrittenem Gelenkverschleiß erstmals eine wirksame Behandlung anbieten. Da der Wunsch nach einer kausalen Therapie, die den arthrotischen Prozeß frühzeitig stoppt und ein weiteres Fortschreiten vermeidet, unerfüllt blieb, behielt die konservativeTherapie jedoch einen hohen Stellenwert. Ihre Wirksamkeit hängt im wesentlichen von dem Wissen des Patienten, seiner Einstellung zum Körper und seinem Verhalten ab.

Ziele der Patientenberatung

Die Beratung oder „Aufklärung" vermittelt den Patienten die nötigen Kenntnisse über die Entstehung und den Verlauf der Arthrose. Er soll damit in die Lage versetzt werden, schädliches Verhalten zu vermeiden und die Funktion der betroffenen Gelenke zu erhalten. Mit der Linderung des Arthroseschmerzes verbessert sich das körperliche und seelische Wohlbefinden. Gerade älteren Menschen verschafft die körperliche Beweglichkeit günstige Voraussetzungen für die Teilnahme am sozialen Leben, sie erhält Kontakte, wirkt der Isolierung entgegen und gibt intellektuelle Anregungen.

Bei jüngeren Patienten steht die Änderung des Bewegungsverhaltens und damit häufig verbunden – der Lebensweise – im Vordergrund. Die Gewichtsreduktion beeinflußt zwar nicht die Arthrose, entlastet jedoch die Gelenke. Ist der Patient bereit, sich Gedanken über die Ernährung zu machen und sein Eßverhalten umzustellen, dann geht damit ein tiefgreifender Wandel in der Lebenseinstellung einher. Die Gesundheit wird nicht mehr als Selbstverständlichkeit angesehen, die unreflektiert „verbraucht" werden kann, sondern als ein Gut, das durch eigene Bemühungen erhalten werden muß. Das Gespräch über die Arthrose und die längerfristige Begleitung von Patienten mit einem Gelenkverschleiß wirkt sich damit zugleich günstig auf die Prophylaxe anderer degenerativer Leiden, z. B. den Herz-Kreislauf-Erkrankungen aus.

Läßt sich durch eine medizinische Behandlung keine Verbesserung des funktionellen Zustands eines Gelenks erreichen, dann kann der Patient dazu angeregt werden, Hilfsmittel in Anspruch zu nehmen. Gelingt es uns, den Patienten zum aktiven Umgang mit der Arthrose zu motivieren, verbliebene Fähigkeiten zu nutzen und „mit der Arthrose zu leben", dann haben wir ein wichtiges Ziel der Therapie erreicht.

Methoden der Patientenberatung: Ärztliches Gespräch

Auch im Zeitalter der elektronischen Kommunikation steht das ärztliche Gespräch im Vordergrund. Die Patientenaufklärung gehört zum Kernbereich ärztlichen Handelns. Ist schon die Verordnung eines Medikaments oder einer Physiotherapie ohne eine weitere Information nicht denkbar, so gilt dies in noch höherem Maße für operative Eingriffe. Bei der Arthrose ist das Gespräch über die Ursachen und die Möglichkeiten der Beeinflussung oft ebenso wichtig wie die eigentliche medizinische Therapie. Weiß der Patient, wie er eine Verschlechterung vermeiden und der Aktivierung der Arthrose entgegenwirken kann, dann erübrigt sich manchmal eine zusätzliche Behandlung. Ein Beispiel ist die mäßig ausgeprägte femuropatellare Arthrose.

Nicht immer verläuft die Informationsvermittlung reibungslos. „Verständigungsschwierigkeiten" zwischen Arzt und Patient können sich aus der unterschiedlichen Bewertung der Arthrose ergeben. Jeder Patient interpretiert die Diagnose „Arthrose" unterschiedlich. Ein jugendlicher Fußballer oder eine 50jährige Tänzerin können eine initiale Kniearthrose als „Zerstörung des Lebensglücks" empfinden, während ein anderer Patient eine schwere destruierende Gonarthrose als „Teil des Lebens" annimmt.

Optimistische oder pessimistische Grundeinstellungen prägen das Umgehen mit dem Verschleiß. Für einen Menschen mit einer somatisierten Depression ist die Arthrose ein weiterer Beweis für die körperliche Erkrankung. Mit ihr tritt das „Leiden am Körper" in ein neues Stadium. Dagegen kann ein lebensbejahender Patient die Diagnose als Aufforderung verstehen, den Kampf um die Erkrankung aufzunehmen, sich gegen sie zu wehren und das Leben umzugestalten.

Nicht ganz einfach zu verwirklichen sind optimale Rahmenbedingungen für das Gespräch. Die Unterhaltung darf nicht unter Zeitdruck stehen. Der Patient sollte das Gefühl vermittelt bekommen, seine Beschwerden und Probleme frei vortragen zu können und bei dem Arzt auf Verständnis und Empathie zu stoßen.

Geschlossene Fragen sind nur dort zu stellen, wo sie unverzichtbar sind. Wir sollten versuchen, die Einstellung des Patienten zu „seiner Arthrose" in Erfahrung zu bringen, um eine geeignete Therapie zu empfehlen. Weder in der Klinik noch in der Praxis werden sich derart ideale Rahmenbedingungen immer herstellen lassen, der Operationsplan oder ein volles Wartezimmer setzen zeitliche Grenzen. Darüber hinaus unterscheidet sich sowohl das individuelle Informationsbedürfnis des Patienten als auch der „objektive" Aufklärungsbedarf. Dieser ist z. B. bei einer fortgeschrittenen Arthrose, bei der die Entscheidung über die Implantation einer Endoprothese oder eine weitere konservative Therapie getroffen werden muß, wesentlich größer als in einem früheren Stadium. Allerdings sollten wir uns in der täglichen Routine bewußt sein, daß die zeitliche Zuwendung ein wichtiger therapeutischer Faktor ist.

Donavan wies in einer qualitativen Untersuchung nach, daß Patienten mit rheumatischen Leiden diejenigen Ärzte besonders schätzten, die sich bemühten, sich Zeit zu nehmen. Kritisch standen sie denjenigen gegenüber, die gehetzt erschienen oder von denen sie öfters unterbrochen wurden. Zugleich stellte sich heraus, daß 1/3 der Patienten das Gefühl hatte, Ärzte würden ihre Beschwerden zum Teil übergehen und die Schwere nicht erkennen (Donovan 1991).

Die Kritik erklärt sich unter anderem aus der unterschiedlichen Sichtweise von Arzt und Patient. Da die Arthrose ein gutartiges, in der Regel nur langsam fortschreitendes Leiden ist, betonten Ärzte diesen Aspekt besonders, um unnötige Ängste abzubauen. Hierin liegt jedoch die Gefahr, den Patienten nicht ernst zu nehmen. Der gleiche Autor zeigte die Ambivalenz der beschwichtigenden Argumentation bei rheumatischen Leiden:

„Patienten nahmen die Information der Ärzte nicht immer in der beabsichtigten Weise auf. Patienten möchten, daß die Ärzte die Schwere ihres Leidens, so wie sie es jeden Tag erleben, verstehen. Ärzte bewerten die Symptome jedoch eher nach klinischen Kriterien. Ärzte versuchen, die Patienten zu stärken und ihnen eine positive Perspektive aufzuzeigen, sie argumentieren häufig, daß die Krankheit leicht sei und sich in einem frühen Stadium befinde. Im Vergleich mit anderen Patienten war das sicher richtig, aber für den einzelnen war diese Argumentation unverständlich. Die Patienten waren schmerzgeplagt, wiesen Gelenkverformungen auf und hatten Angst vor der Zukunft. Der Gedanke, daß sie an einer leichten Form der Krankheit litten oder daß die Erkrankung sich in einem frühen Stadium befinde, verstärkte ihre Befürchtungen und die Zukunftsangst – das Gegenteil von dem, was die Ärzte bezweckten" (Donovan 1991).

Ich erwähne das Beispiel nicht, um einer pessimistischen Argumentation das Wort zu reden, sondern um auf mögliche Mißverständnisse hinzuweisen.

Wie kaum anders zu erwarten, ergab die gleiche Untersuchung, daß die Zufriedenheit der Patienten im Durchschnitt mit der Dauer der Konsultation korrelierte. Der Erfolg des Gesprächs war abhängig von der Einstellung und Zeit des Arztes und der Aufnahmebereitschaft des Patienten (Abb. **129**).

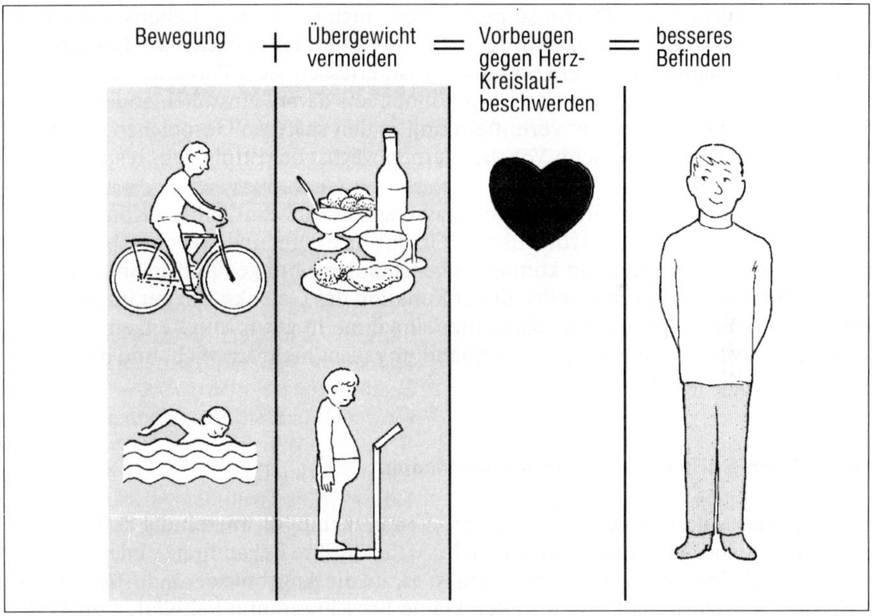

Abb. **129** Gelenkpflege verbessert die Lebensqualität. Das Informationsgepräch kann durch geeignete Bücher ergänzt werden (aus: Thomann, K.-D.: Arthrose ist kein Schicksal. Trias, Stuttgart 1989)

Wichtige Informationen wiederholen

Für uns ist die Arthrose eine Erkrankung ohne Probleme. Die Pathogenese ist klar, das therapeutische Spektrum abgrenzbar. Sie ist eine gutartige Veränderung, die nicht immer Krankheitswert besitzt. Der Patient, der mit Schmerzen und einer Funktionsbeeinträchtigung in die Sprechstunde kommt, nimmt die Diagnose „Arthrose" oftmals nicht mit Erleichterung auf, sondern empfindet sie als Bedrohung. Die Arthrose ist ein sicheres Anzeichen für den Alterungsprozeß. Der Hinweis, daß es sich um ein chronisches, nicht mehr rückgängig zu machendes Leiden handelt, weckt Befürchtungen. Gerade Frauen und Männer zwischen dem 40. und 60. Lebensjahr haben Angst, rasch zu altern. Sie vergleichen sich mit ihren Eltern und sehen ihre Lebensperspektive in Frage gestellt.

Der Arzt muß auf mögliche Widerstände gefaßt sein. Die Vermittlung der Diagnose „Arthrose" verlangt vom Patienten nicht nur intellektuelles Verständis, sondern auch die Bereitschaft, sie anzunehmen. Nicht immer ist es sinnvoll, bereits im ersten Gespräch möglichst umfassend auf die Arthrose einzugehen. Es kann reichen, einzelne Aspekte der Verhaltensumstellung zu besprechen, ohne die Prognose zu erörtern. Die Einsicht in die Diagnose muß reifen, auch die spätere Lebensumstellung braucht Zeit. Obwohl die Erklärung der Arthrose wesentlich einfacher als die einer entzündlich rheumatischen Gelenkerkrankung ist, erfassen viele Patienten das Prinzip der Arthrose erst nach längerer Zeit. Wir können uns darauf einstellen, indem wir die Information „häppchenweise" vermitteln und in den späteren Gesprächen mehrfach wiederholen. Ähnlich wie beim Vokabelnlernen wächst der Erfolg des Gesprächs mit der Wiederholung.

Im Laufe der Zeit wird aus dem „passiven Wissen" ein „aktives Können". Die Patienten lernen, was ihrem arthrotischen Gelenk bekommt und was sie selbst zur Linderung ihrer Beschwerden tun können. Eigenständige Übungen und gelenkschützendes Verhalten begünstigen den Erhalt der Funktion des Gelenks. Ein gut informierter Patient ist in der Lage, die Medikamenteneinnahme in gewissen Grenzen selbst zu steuern, er erkennt, wann die eigene Behandlung nicht mehr ausreicht und der Orthopäde zugezogen werden muß.

Merkblätter, Bücher und elektronische Medien

Ein einfaches Mittel, das Gespräch zu vertiefen und eine Nachbereitung zu Hause zu ermöglichen, sind Merkblätter, in denen die Arthrose, ihre Behandlung und das eigene Verhalten erklärt werden. Am einfachsten ist es, auf die Angebote der Industrie zurückzugreifen. Verschiedene Firmen stellen kleine Broschüren und Faltblätter zur Verfügung, in denen Übungen abgebildet werden. Autoren sind meist anerkannte Ärzte und Physiotherapeuten, die die Informationen verständlich aufbereiten. Allerdings setzen die Unternehmen die Hefte im Rahmen ihrer Werbung ein und versprechen sich davon eine höhere Akzeptanz von „Knorpelschutzpräparaten" oder Antirheumatika. Ein weiterer Nachteil ist der allgemeine Charakter der Schriften, der sich von der individuellen Behandlung des Arztes beträchtlich unterscheiden kann. Sehr gute Erfahrungen habe ich mit selbstverfaßten Faltblättern gemacht, in denen ich orthopädische Erkrankungen erläutere und mein Behandlungskonzept vermittle. Im Gespräch verweise ich darauf und empfehle, den Text zu Hause nachzulesen. Man mag vor dem Aufwand, ein eigenes Merkblatt zu verfassen, zurückschrecken. Diese Bedenken sind unbegründet, der Zeitaufwand für das Schreiben eines Textes ist nur gering, der Druck kostet nur sehr wenig, die Wirkung ist groß und geht weit über die Praxis oder die Klinik hinaus.

Noch individueller sind Empfehlungen, die mit dem Namen des Patienten versehen sind und über einen Computer ausgedruckt werden. In jedem Schreibprogramm lassen sich Textbausteine abspeichern, die je nach Bedarf kombiniert werden, und so eine „individuelle" Empfehlung an den Patienten enthalten.

Besonders motivierten Patienten kann man Ratgeber empfehlen, die über den Buchhandel erhältlich sind und in denen die verschiedensten Aspekte der Arthrose erläutert werden (z. B. Thomann 1989).

Wem die gedruckte Information für seine Patienten nicht reicht oder wer den Kassettenrecorder oder Fernseher für wirksamer hält, der kann Tonbänder oder Videokassetten verleihen. Die pharmazeutische Industrie überläßt Ärzten Leihkopien unentgeltlich oder gegen einen geringen Unkostenbeitrag. Dank der verbreiteten Technik und der geringen Kosten lassen sich Lehrvideos und Kassetten auch selbst herstellen und vervielfältigen. Diese einfachen Mittel werden viel zu wenig genutzt. Sie können die Rehabilitation von Patienten nach operativen Eingriffen, speziell nach der Implantation von Endoprothesen, erleichtern.

Informationen durch andere medizinische Berufsgruppen und Laien ergänzen sich

Neben dem ärztlichen Gespräch kommt der Kommunikation mit anderen Berufsgruppen des Gesundheits- und Sozialwesens eine wichtige Bedeutung zu. Die Krankengymnastin und der Physiotherapeut ergänzen die Information des Arztes. Sie verbringen mehrere Sitzungen mit dem Patienten und haben ausreichend Zeit, Fragen zu beantworten und auf spezielle Probleme einzugehen. Die allgemeine Abstimmung mit dem Orthopäden und ein vorheriges Gespräch bei „Problemfällen" verbessern die Wirkung der Behandlung. Daneben sollten auch Schwestern, Pfleger, Arzthelferinnen und Orthopädietechniker bewußt in die Patientenberatung einbezogen werden. Oft werden Ihnen Fragen gestellt, die die Patienten vergaßen oder aus Angst nicht in der Sprechstunde oder während der Visite äußerten.

In den letzten Jahren ist die Zahl der Selbsthilfegruppen sehr stark gewachsen. Die Selbsthilfegruppen sind unter anderem Ausdruck einer veränderten Arzt-Patient-Beziehung. Der Arzt wird nicht mehr als einzige Instanz bei der Bewältigung einer Erkrankung angesehen. Daneben tritt die „Laieninformation", das Gespräch mit Betroffenen und die Suche nach alternativen Therapieverfahren. Einerseits mag man den Autoritätsverlust des Arztes beklagen, andererseits sind in dieser Entwicklung Chancen für eine Bewältigung chronischer Erkrankungen enthalten, die weit über die Möglichkeiten der Klinik oder Sprechstunde hinausgehen. Gesprächskreise, „Gelenkgruppen" und Rehabilitationssport ermöglichen es Betroffenen, gelenkschonendes Verhalten einzuüben. Die Gymnastik fördert die körperliche Beweglichkeit und geistige Regsamkeit älterer Menschen und wirkt einer möglichen Isolation entgegen. Die Selbsthilfebewegung stärkt soziale Kontakte und fördert damit indirekt die Aktivität und das Wohlbefinden älterer Menschen (Meye u. Slesina 1990).

Neben den Selbsthilfegruppen sind Sportvereine und Volkshochschulen zu erwähnen, die Rehabilitationssportgruppen einrichten. Die Teilnahme an den Gruppenstunden kann ärztlich verordnet werden. Die Kosten werden in diesem Fall durch die gesetzlichen Krankenkassen übernommen (Tab. **13**).

Tabelle **13** Ziele der Patientenschulungsprogramme[1)]

- Wissenszuwachs
- Verbesserung der praktischen Kompetenz
- Aktivierung
- Abbau von Hilflosigkeit
- Steigerung des Selbstvertrauens
- Einstellungsänderungen
- Steigerung der Zufriedenheit

[1)] Auch Selbsthilfegruppen, z. B. die Rheuma-Liga, bemühen sich um Aufklärung von Patienten (aus Mobil 18 [1992] Heft 5, 10)

Laienansichten und Gründe, „Schulmedizin" abzulehnen

Nicht immer trifft die ärztliche Beratung und die Information über die Pathogenese, die konservative und operative Behandlung der Arthrose auf die ungeteilte Zustimmung des Patienten. Erinnert sei an die Verordnung von Medikamenten und den Gebrauch von Orthesen und Gehhilfen.

Nichtsteroidale Antirheumatika werden häufig verschrieben, aber oft nicht in der empfohlenen Weise genommen. Neben den objektiven Nebenwirkungen spielen die Beipackzettel eine wichtige Rolle. Gegenüber den dort aufgeführten Risiken sind Belastungs- oder Anlaufschmerzen der Arthrose das kleinere Risiko. Jeder Orthopäde wird sich an Patienten erinnern können, die eine weitere Behandlung bei einem benachbarten Kollegen ablehnten, da sie mit „derartigem Gift" behandelt worden seien. Nicht alle sind so ehrlich wie jener italienische Patient, dem ich ein Antirheumatikum mit auf die Heimreise gab. Er teilte mir später voller Stolz mit, daß er das „Teufelszeug" in Venedig in den Lido geworfen habe. In dieser Ablehnung spiegelt sich der Zeitgeist wider. Medikamente laufen dem Wunsch entgegen, „natürlich" behandelt zu werden und „die Chemie" zu meiden.

Sinnvolle Orthesen zur Schmerzreduktion und Stabilisierung einzelner Gelenke werden ebenfalls häufig abgelehnt oder nach der Anfertigung nicht getragen. Das gleiche gilt für Einlagen und Schuhzurichtungen. Der Patient fühlt sich durch das Hilfsmittel behindert oder in seinem ästhetischen Empfinden gestört. Auch wenn die retropatellare Arthrose durch einen Schuh mit einem erhöhten Absatz verschlechtert wird, bleiben viele Patientinnen ihrer ungesunden Mode treu.

Die Arthrosen der unteren Extremität können durch die Benutzung des Fritzstocks wirksam entlastet werden. Aber: Der Gehstock ist ein Attribut des Alters. Versuchen Sie, einer 75jährigen Dame aus bürgerlichen Kreisen, die an einer Kniearthrose leidet, einen Fritzstock zu rezeptieren. Nicht selten erhalten Sie die Antwort: „Ich bin zwar 75, aber ich bin doch nicht so alt, daß ich mit einem Stock laufe ... Sie rechnen mich wohl zum alten Eisen?"

Arthrose und soziales Umfeld

Eine umfassende Beratung schließt auch das Eingehen auf nichtmedizinische Bereiche ein. Neben dem Sport und der Freizeitgestaltung ist an die Arbeit zu denken. Besonders negativ wirken sich Arthrosen auf die Leistungsfähigkeit derjenigen Arbeitnehmer aus, die im letzten Viertel ihres Arbeitslebens stehen. Neben der Arthrose ist die nachlassende körperliche Kraft und die sinkende Leistungsbereitschaft zu berücksichtigen. Um die verbliebenen Fähigkeiten auszuschöpfen, kann es sinnvoll sein, Anregungen für eine Veränderung des Arbeitsplatzes zu geben. Sofern damit die Leistungsfähigkeit erhalten werden kann, übernimmt das Arbeitsamt die Kosten. Ist die Erwerbsfähigkeit durch die Arthrose erheblich beeinträchtigt oder gefährdet, dann sollte der Patient auf die Möglichkeit einer stationären Heilbehandlung hingewiesen werden. Auch die Unterstützung eines Antrags auf Feststellung einer Behinderung beim zuständigen Versorgungsamt kann zur Sicherung eines gefährdeten Arbeitsplatzes beitragen. Bei jüngeren Patienten mit Präarthrosen sollte an eine rechtzeitige Umschulung gedacht werden.

Wie wirksam ist die Patientenaufklärung?

Es bleibt die Frage, ob die Patienteninformation tatsächlich hält, was sie verspricht. Ein Blick in die internationale Fachliteratur zeigt die therapeutische Bedeutung und die Schwachstellen der Patientenaufklärung:

Loring u. Mitarb. (1987) unterzogen 76 wissenschaftliche Studien über die Effizienz der Patientenaufklärung einer Untersuchung. In 61 % wurden günstige Auswirkungen auf die Gesundheit und das Wohlbefinden der Patienten festgestellt.

Mullen u. Mitarb. (1987) stellte bei der Überprüfung von 15 Studien, die sich mit der Patientenaufklärung befaßten fest, daß 16 % eine Schmerzlinderung, 22 % eine Verringerung der Depression und 8 % eine Abnahme der Behinderung registrierten. Obwohl die Aufklärung damit nur 1/4 – 1/2 so effektiv war wie die Verabreichung von nichtsteroidalen Antirheumatika, blieb ihre Wirkung klinisch signifikant.

Mehrere Arbeiten machen auf die Schwachstellen der Kommunikation zwischen Arzt und Patient aufmerksam. In einer Untersuchung wußten 65 % der Patienten nicht, an welcher rheumatischen Erkrankung sie litten (Hull u. Mitarb. 1987). In einem anderen Kollektiv konnten 55 % der Patienten mit einer Arthrose und 11 % mit einer rheumatoiden Arthritis nicht genau Auskunft über die Art ihres Leidens geben (Gines u. Mitarb. 1985). Die Autoren hielten eine weitere Verbesserung der Kommunikation zwischen Arzt und Patient für möglich und erforderlich.

Grenzen der Aufklärung

Patienteninformation ist kein Allheilmittel. Bei fortgeschrittenen Arthrosen werden die Beschwerden durch das Wissen nicht unbedingt geringer, der Erfolg bleibt aus. Allerdings kann die Kenntnis Wissen um die Möglichkeiten und Grenzen der Therapie und Komplikationen, wie z. B. Überdosierungen von Antirheumatika, vermeiden.

Fehlschläge werden wir vor allem bei denjenigen Patienten erfahren, bei denen die Arthrose als Anlaß gesehen wird, das aktive berufliche Leben aufzugeben oder bei denen eine Diskrepanz zwischen subjektiver Beeinträchtigung und Befund vorhanden ist. Um unsere Möglichkeiten realistisch zu beurteilen, müssen wir in Erfahrung bringen, in welcher Lebenssituation sich der Patient befindet:

- Welche sozialen und biographischen Faktoren spielen eine Rolle?
- Welche Bedeutung hat die Erkrankung in der Familie und am Arbeitsplatz?
- Entlastet die Arthrose den Betroffenen?
- Verschafft sie ihm die Möglichkeit, zukünftig von schweren oder unbeliebten Arbeiten verschont zu werden?
- Hat er einen Antrag auf Feststellung einer Behinderung gestellt?
- Hilft der Schmerz, die Psyche oder das soziale Umfeld zu stabilisieren?
- Liegt eine Depression oder eine Somatisierung vor?

Zwar wird man auch diese Patienten sachgerecht informieren, eine Besserung ihres Beschwerdebildes darf man dadurch jedoch nicht erwarten. Den größten Erfolg hat unsere Aufklärung dort, wo ein starker Leidensdruck besteht, die Arthrose „stört" und zugleich die Bereitschaft zu einer Lebensumstellung vorhanden ist.

Wenn wir die Herausforderungen nutzen, die mit der Patientenberatung verbunden sind und uns kritische Fragen stellen, dann verändern wir die Einstellung unserer Patienten zu ihrem Körper und motivieren sie zu einem gelenkschonenden Verhalten. Damit verbessern wir die Voraussetzungen für eine erfolgreiche operative und konservative Therapie.

Literatur

Annals of the Rheumatic Diseases 50, Sonderheft (1991) 409

Billroth, T., A. V. Winiwarter: Die allgemeine chirurgische Pathologie und Theapie in einundfünfzig Vorlesungen, 14. Aufl. Berlin (1989) 703

Donovan, J.: Patient education and the consultation: the importance of lay beliefs. rheum. Dis. 50 (1991) 418-421

Gines, G., D. Keane, K. Lorg: The validity of self reported arthritis diagnosis (Abstract). Proceedings of the Arthritis Health Professions Annual Meeting (1985) 25

Hull, A., J. Liebman, R. W. Moskowitz: Correlates of community resource information needs of arthritis patients. Arthr. and Rheum. 30 (1987) 140-146

Loring, K., L. Konkol, V. Gonzales: Arthritis patient education: a review of the literatur. Patient Education and Counselling 10 (1987) 207-252

Meye, M. R., W. Slesina: Zusammenarbeit von Ärzten und Selbsthilfegruppen. Köln 1990

Mullen, P. D, E. A. Laville, A. K. Biddle, K. Long: Efficacy of psycho-educational interventions on pain, depression and disability with arthritic adults: a meta analysis. J. Rheumatol. 14, suppl. 15 (1987) 33-39

Rinne, L.: Chirurgisch-akiurgische Therapie. Die Behandlung der Gelenkkrankheiten. In Eulenburg, A., S. Samuel: Lehrbuch der allgemeinen Therapie und der therapeutischen Methoden. Bd. 2, Leipzig (1898) 370

Thomann, K.-D.: Arthrose ist kein Schicksal. Trias, Stuttgart (1989)

Arthrose und Sport

W. Noack und Th. Czerlitzki

In der Bundesrepublik treiben etwa 25 Mio. Menschen Sport. Die Zahl derer, die Sport in fortgeschrittenem Alter ausüben und damit bereits degenerative Veränderungen an den Gelenken oder an der Wirbelsäule aufweisen, wächst zwangsläufig.

Die Frage, ob und in welchem Ausmaß Sport bei Arthrosen ausgeübt werden darf, bzw. durch Sport Arthrosen hervorgerufen oder in der Progression beschleunigt werden, wird abhängig vom Wissensstand des Arztes sehr unterschiedlich beantwortet. Häufig führt damit die persönliche Einstellung des Arztes zum Sport zu einer medizinischen Empfehlung, die wissenschaftlich wenig begründet ist und den Ratsuchenden unbefriedigt läßt.

Nachfolgend soll das Problem „Arthrose und Sport“ unter 3 Gesichtspunkten beleuchtet werden:

- Biologie und Biomechanik des Gelenkknorpels
- Führt Sport zur Arthrose?
- Kann und in welchem Umfang kann Sport bei bestehender Arthrose ausgeübt werden?

Biologie und Biomechanik des Gelenkknorpels

Das Korpelgewebe besteht aus Zellen und der Interzellularsubstanz. Als lebendes Element produzieren die Knorpelzellen die Interzellularsubstanz, die wesentlich für die mechanischen Eigenschaften des Knorpels (Elastizität) verantwortlich ist. Vereinfacht kann man die Hauptfunktion des Knorpels so beschreiben, daß ohne große Reibung der Gelenkflächen eine Beweglichkeit zustandekommt, wobei unter physiologischen Bedingungen Oberflächenschäden und damit Abrieb verhindert wird.

Mikroskopisch bestehende Unregelmäßigkeiten der Gelenkfläche werden durch den Schmierfilm ausgeglichen.

Die Knorpelernährung erfolgt durch Diffusion aus dem Gelenkinnenraum. Dafür ist Bewegung eine unabdingbare Voraussetzung.

Gelenkimmobilisation führt zu einer Einschränkung der Diffusion mit Minderernährung und nachfolgend zum Verlust von Knorpelbausteinen und einer Abnahme der Belastungsfähigkeit.

Die elastische Verformbarkeit des Knorpels bewirkt, daß punktuell angreifende hohe Druckkräfte auf eine breite Knochenunterlage verteilt werden können. Damit wird der subchondrale Knochen mit seinen zerbrechlichen Spongiosabälkchen vor Mikrofrakturen geschützt.

Bei Be- und Entlastung wird Gewebswasser aus dem Knorpel herausgepreßt bzw. wieder in den Knorpel aufgenommen. Für die Wasserbindung im Knorpel sind Glucosaminoglykane, Proteoglykane und die Hyaluronsäure verantwortlich.

Der Flüssigkeitsaustausch läuft schnell ab. Dennoch ist die Geschwindigkeit, mit der die Belastung auf den Knorpel einwirkt (Impulsdauer) ein entscheidender Faktor für die Belastbarkeit des Knorpels.

Abhängig vom Gehalt an Gewebswasser hat der gesunde Knorpel eine sehr harte (hoher Hydratationsgrad) oder eine mehr weiche (geringer Hydratationsgrad) Konsistenz.

Wird der Knorpel also schnell unter Druck gesetzt, ist die Ausweichbewegung des Wassers nur begrenzt möglich. Der Knorpel behält seine unnachgiebige glasharte Konsitenz und ist im hohen Maße spröde.

Impulse, die das physiologische Reaktionsverhalten des Knorpels übersteigen, können zu Aufbrüchen der Knorpeloberfläche bzw. zu Abscherverletzungen von Knorpel und Knochenanteilen führen (z. B. beim Zusammenprall zweier Spieler oder beim Aufschlagen eines Gelenks auf einen harten Hallenboden).

Über lange Zeit einwirkende Druckbelastungen führen zu einer verminderten Fließbewegung, schließlich zu einem Sistieren der Fließbewegung des Gewebswassers. Das Knorpelgewebe wird durch den Wasserverlust weich und ist damit gegen Scherkräfte äußerst anfällig. So ist es z. B. denkbar, daß ein Training mit hohen Gewichten ohne entsprechende Regenerationsphasen durch Wasserverlust das Knorpelgewebe weich macht, und in der unmittelbaren Folgephase nach der Belastung zu einer verminderten Belastbarkeit führt (Noack 1989 u. 1993).

Immer wieder wird die Frage kontrovers diskutiert, ob Knorpelgewebe trainierbar ist.

Aus Tierversuchen existieren zahlreiche Hinweise, daß zumindestens im jugendlichen Alter eine gewisse Trainierbarkeit, d. h. Dickenzunahme des Knorpels erreicht werden kann.

Im Erwachsenenalter kommt es lediglich zu funktionsabhängigen physiologischen Dickenschwankungen. In Ruhe kann der Knorpel ca. 10 % seiner Dicke verlieren, um nach rhythmischer Belastung um 5 % dicker zu werden, d. h. die Knorpeldicke kann um etwa 15 % schwanken. Erklärt wird diese „funktiogene Hypertrophie“ durch vermehrte Hydratation am Ende des Deformationsrückgangs (Ekholm u. Ingelmark 1952). Diese „funktiogene Hypertrophie“ bildet sich jedoch nach einer Ruhepause von etwa 30 Minuten wieder auf ihren Ausgangswert zurück.

Der gesunde Knorpel hat also folgende Eigenschaften und Aufgaben:

- Er paßt sich mit seinem Gleitfilm den jeweiligen Druckverhältnissen an und verhindert Reibung.
- Punktförmig angreifende Druckkräfte werden durch die Elastizität des Knorpels aufgefangen und der Druck auf größere Kontaktflächen verteilt.
- Die unter dem Knorpel liegenden Knochenstrukturen werden durch die Polsterwirkung des Knorpels gleichmäßig belastet und vor Überlastung geschützt.
- Druckstöße durch hohe kinetische Energie werden im Gewebe durch schnelle Flüssigkeitsverschiebungen gemildert.

Trotz der oben beschriebenen Eigenschaften ist der Knorpel jedoch nicht allein in der Lage, Impulse, wie sie im Sport auftreten, zu absorbieren. Da der Knorpel, wie bereits erwähnt, nur wenige Millimeter dick ist, bleibt den energieabsorbierenden Verformungen nur wenig Spielraum. Dieser Spielraum wird zudem bei sehr schnellen Bewegungszyklen (ohne entsprechende Pause) für einen Deformationsrückgang verkleinert.

Es kommt also noch weiteren Mechanismen für die Impulsabsorption eine wesentliche Bedeutung zu. Hierbei spielen die subchondrale Spongiosa und die Muskulatur die entscheidende Rolle. Bei Gelenkbewegungen werden die reflektorisch gespannten Skelettmuskeln gedehnt und fangen somit Bewegungsenergien ab. Stöße auf den Gelenkknorpel werden so bereits extraartikulär gedämpft und die schädigenden Einwirkungen minimiert.

Bei einem völlig gestreckten Gelenk hat durch Wegfall einer effektiven Dehnungsmöglichkeit die Skelettmuskulatur keine Schutzwirkung für den Gelenkknorpel. Hier muß der Knorpel und die unter dem Knochen gelegene Knochenspongiosa die Druckstöße alleine aufnehmen. Obwohl die Spongiosa weniger elastisch als der Knorpel ist, kann sie aufgrund ihres Volumens mit nur geringfügiger Verformung große Mengen an Bewegungsenergie binden.

Wir sehen also, daß bei sportlichen Belastungen mit hohen Bewegungsenergien bei unterschiedlicher Winkelstellung eines Gelenks verschiedene Mechanismen zur Impulsabsorption existieren. Nur die Intaktheit aller Mechanismen verhindert Gewebeschäden am Gelenkknorpel.

Führt Sport zur Arthrose?

Unfälle im Sport können zu Schäden am Gelenk führen und damit über eine initiale Knorpelschädigung letztlich zum Bild einer Arthrose führen (Hess 1980). Leicht verständlich wird diese Sequenz für die sog. *Makrotraumen,* wo es durch Zusammenprall oder Sturz zu Gelenkverletzungen kommen kann. Selbst bei idealer orthopädisch-chirurgisch operativer Behandlung mit idealer Rekonstruktion der Gelenkflächen führt die gleichzeitig bestehende Knorpelkontusion in der Folge zur Arthrose.

Schwieriger ist der Nachweis zu erbringen, daß eine Arthrose Folge von sog. *Mikrotraumen* ist. Hierunter werden Kleinstverletzungen am Gelenk und Gelenkknorpel verstanden, die zum Zeitpunkt der Verletzung nicht bewußt empfunden werden. Die Summation solcher Mikrotraumen führt aber letztlich zu degenerativen Veränderungen am Gelenk, d. h. sie bewirkt also eine Arthrose (Raunest u. Mitarb. 1984).

Da diese Mikroverletzungen aufgrund initial fehlender Schmerzen zunächst nicht oder kaum wahrgenommen werden, wird das mikroskopisch verletzte Gelenk weiter belastet und überlastet. Eine Behandlung findet nicht statt. Risiken für solche sportinduzierte Mikroverletzungen sind:

- Übergewicht,
- mangelhafte Technik,
- falscher Trainingsaufbau,
- ungeeignete Ausrüstung.

Natürlich spielen auch sog. präarthrotische Deformitäten, wie z. B. Achsenfehlstellungen oder Dysplasien von Gelenkkörpern eine wesentliche Rolle.

Eine besondere Aufgabe der Sportmedizin ist die Verhinderung dieser Mikrotraumatisierungen durch Steuerung der Trainingsbelastung sowie Änderung der Trainingsform. Der Trainingsaufbau muß dem Trainingszustand und damit der zu erwartenden Muskelermüdung Rechnung tragen. Eine wesentliche Rolle spielt heute die Schulung der neuromuskulären Koordination. Die Intaktheit dieser Propriozeption spielt für die Chondroprotektion eine wesentliche Rolle (Jones u. Mitarb. 1971, Otte u. Mitarb. 1983, Schultz u. Mitarb. 1984, Seesko u. Mitarb.1985).

Besonders schwierig ist die Beantwortung der Frage, ob verstärkte physiologische Gelenkbelastungen zu Schädigungen am Gelenkknorpel und damit zur Arthrose führen können. Schon Baetzner (1936) hat diese Frage diskutiert und verneint. Auch in der modernen Sportliteratur wird die Schädigung durch funktionelle Belastung überwiegend abgelehnt. Marti u. Mitarb. (1989) fanden jedoch bei Langstreckenläufern mit hoher Trainingsbelastung eine signifikant erhöhte Coxarthroserate. Perce u. Mitarb. (1970) haben dagegen die Möglichkeit, daß durch physiologische Belastung, wie sie bei Langstreckenläufern vorkommt, eine Arthrose auftritt, kategorisch verneint.

Aus dem oben Angesprochenen ergeben sich jedoch Ausgangssituationen für den Gelenkknorpel, die auch bei physiologischer Belastung zu Schäden führen könnten.

Eine lang anhaltende hohe Druckbelastung führt zum Weichwerden des Knorpels und damit zur verminderten Scherfestigkeit. Physiologische Belastungen setzen aber eine Scherfestigkeit voraus. Ist diese temporär vermindert, so besteht für diesen Zeitraum ein Potential an Schädigungsmöglichkeiten.

Die Ruhigstellung eines Gelenks führt über einen Verlust von Proteoglykanen und Glucosaminoglykanen ebenso zu einer verminderten Belastungsfähigkeit des Gelenks. Belastungen, die ein normales Gelenk ohne Schädigung aushält (physiologische Belastungen), können an einem durch Ruhigstellung minderbelastbaren Gelenk zu einer Schädigung führen.

Die Gelenkschmiere ändert ihre Viskosität temperaturabhängig. Niedrige Temperaturen führen zu einer Erhöhung der Viskosität und damit zu einer reduzierten Schmierfähigkeit. Eine starke Unterkühlung des Gelenks (z. B. nach längerem Sitzen auf dem Sessellift) kann die Schmiereigenschaften des Gelenks temporär reduzieren und somit vorübergehend zum Phänomen des sog. „Trockenriebs" und damit zu Gelenkschäden führen.

Sportarten, bei denen frühzeitig Veränderungen (Früharthrosen) an bestimmten Gelenken des Körpers auftreten.

(Diese Auflistung erhebt keinen Anspruch auf Vollständigkeit.)

- Fußgelenkarthrosen: Fußballer, Ballett-Tänzer, Hochspringer.
- Femuropatellargelenkarthrosen: Fußballer, Gewichtheber.
- Zehengrundgelenkarthrose: Fußballer.
- Arthrose der Wirbelgelenke: Speerwerfer, Kunst- und Turmspringer, Turner.
- Schultereckgelenkarthrose: Ringer, Judosportler, Gewichtheber, Werfer, Handballer, Volleyballspieler.
- Schultergelenkarthrose: Schwerathleten, Werfer.
- Ellenbogengelenkarthrose: Gewichtheber, Speerwerfer, Boxer.
- Hand- und Fingergelenkarthrose: Boxer.

Sport bei Arthrose

Epidemiologische Daten belegen, daß etwa 80% der Menschen über 60 Jahre Arthrosen an einem oder mehreren Gelenken (periphere Gelenke, Wirbelgelenke) aufweisen. Würde man sich der Meinung anschließen, daß beim Vorliegen einer Arthrose Sport untersagt werden muß, so dürften praktisch Menschen über 60 Jahre keinen Sport treiben. Allein hieraus ergibt sich die Unsinnigkeit eines generellen Sportverbots bei Arthrose: Um sinnvolle Empfehlungen geben zu können, muß der behandelnde Arzt die individuelle Leistungsfähigkeit des Patienten bzw. Sporttreibenden kennen sowie exakte Kenntnisse von der auszuübenden Sportart besitzen. Nur damit gelingt eine sinnvolle Empfehlung.

Generelle Überlegungen sollen helfen, hier entsprechende Beratungsrichtlinien zu finden.

Das arthrotische Gelenk ist durch Vorschädigung der Gelenkflächen, gelegentlich begleitende Entzündungsreaktionen sowie eine Beeinträchtigung der übergreifenden Muskulatur insgesamt weniger belastungsfähig und damit nicht in der Lage, kinetische Energien in dem Maße zu absorbieren, wie es ein gesundes Gelenk kann (Groher 1982, Noack 1989).

Hohe Impulsbelastungen, wie sie beim Springen, insbesondere auf härteren Böden, auftreten, müssen in jedem Fall vermieden werden. Ebenso sind Bewegungsabläufe zu unterlassen, bei denen Gelenke in Endposition gebracht werden müssen, da der Bewegungspielraum eines Gelenks bei fortgeschrittenen Arthrosestadien immer schmerzhaft ist.

Wettkampforientierter Sport sollte in jedem Fall unterbleiben. Es existiert jedoch eine große Zahl von Hochleistungssportlern mit ausgeprägten Arthrosen peripherer Gelenke, die aus Verdienstgründen innerhalb einer kurzen Periode ihres Lebens den Sport nicht aufgeben.

Zweifellos können damit bestimmte Sportarten in einer hohen Intensität zu negativen Einflüssen auf das Krankheitsbild der Arthrose im Sinne der Realisierung bzw. Verschlimmerung führen (Schwerdtner u. Mitarb. 1976, Riemer u. Mitarb. 1984, Raunest u. Mitarb. 1984, Neugebauer u. Mitarb. 1985, Steinbach u. Mitarb. 1993).

Im folgenden sollen jedoch besonders die positiven Einflüsse einer sportlichen Betätigung auf ein arthrotisches Gelenk hervorgehoben werden. Im wesentlichen sind diese Einflüsse in 4 Punkten zusammenzufassen:

- Rhythmische Gelenkbewegungen durch sportliche Betätigung erhöhen die Gelenkdurchblutung, verbessern den Nährstofftransport in das Gelenk und von dort aus über Diffusionen und den sog. Saugpumpmechanismus die Ernährung der Knorpelzelle. Nur der optimal ernährte Restknorpel kann seine mechanische Funktion weiter ausüben, und reparative Vorgänge können sich nur unter diesen Voraussetzungen abspielen.
- Über die verbesserte Durchblutung wird gleichzeitig auch eine Schmerzreduktion erreicht, indem ein besserer venöser Abtransport aus den periartikulären Weichteilen aber auch aus dem subchondralen Knochen erfolgt. Dadurch kommt es zu einer Reduzierung des intraossären Drucks und offensichtlich zur Schmerzreduzierung. Die Bedeutung der intraossären Druckreduzierung ist von der Beck-Bohrung an Knochen oder nach Osteotomien großer Röhrenknochen bekannt.

- Durch die sportliche Betätigung wird die gelenkübergreifende Muskulatur gekräftigt bzw. die Atrophie der Muskulatur verhindert. Durch die verbesserte muskuläre Gelenkführung werden, wie bereits erwähnt, Bewegungsenergien gedämpft und damit wird das Gelenk geschützt (Segesser u. Mitarb. 1983).
- Durch die bessere aktive muskuläre Stabilisierung werden auch die passiven Strukturen vor Überdehnung und Zerreißung geschützt. Eine Gelenkinstabilität wird reduziert oder verhindert. Da die Kapsel-Band-Strukturen für die Schmerzentstehung eine wesentliche Rolle spielen, erfolgt somit eine weitere Schmerzreduktion.
- Die sportliche Betätigung fördert im positiven Sinne den Kontakt zu den Mitmenschen, erhöht die Lebensfreude und führt damit zu einer positiven Lebenseinstellung. Dadurch gelingt es, das Krankheitsgefühl zu reduzieren und die allgemeine Leistungsfähigkeit weiter zu erhöhen.

Als allgemeine Regeln können für Arthrosepatienten gelten:

- Sportarten ohne große Impulsbelastung (z. B. Verbot von hohen Sprungbelastungen).
- Sportarten ohne Extrembewegungen der Gelenke, insbesondere keine extremen Drehbewegungen, keine abrupten Richtungswechsel.
- Bevorzugung von Sportarten mit gleichmäßig rhythmischen Bewegungen und geringen Bewegungsenergien (Junghans u. Mitarb. 1986).

Insbesondere sollte also bei bestehender Arthrose nach dem Prinzip „möglichst viel Bewegung mit möglichst wenig Belastung“ verfahren werden. Wichtigster Indikator für drohende Überlastung und damit auch weitere Schäden ist der Schmerz, der zum Anlaß genommen werden sollte, die sportlichen Aktivitäten zu reduzieren oder in eine andere Richtung zu lenken. In Frage kommen dann Wechsel zu Sportarten, die für die betreffenden Gelenke weniger belastend sind bzw. Änderung von sportartspezifischen Bewegungsabläufen hin zu Trickbewegungen, durch die die Ausübung der gewünschten Sportart weiterhin möglich ist.

Literatur

Baetzner, E.: Sport und Arbeitsschäden. Thieme, Stuttgart (1936)

Ekholm, R., B. Ingelmark: Functional thickness variations of human articular cartilage. Acta Soc. Med. uppsalien. Vol. L V II, No. 1-2, (1952) 39-59

Groher, W.: Sport und Arthrose – Arthrose und Sport. Sportliche Belastungsfähigkeit des Haltungs- und Bewegungsapparates. Thieme, Stuttgart (1982)

Hess, H.: Arthrose durch Sport? Die Belastungstoleranz des Bewegungsapparates. Thieme, Stuttgart (1980)

Jones, G. M., D. G. D. Watt: Muscular control of landing from unexpected falls in man. J. Physiol. 219 (1971) 729-737

Junghans, H.: Die Wirbelsäule unter den Einflüssen des täglichen Lebens, der Freizeit, des Sports. In: Die Wirbelsäule in Forschung und Praxis Bd. 100. Hippokrates, Stuttgart (1986) 100

Marti, B., M. Knobloch, A. Tschopp, A. Jucker, H. Howald: Is excessive running predictive of degenerative hip disease? Controlled study of former elite athletes. BMJ Jul 8, 299 (6691) (1989) 91-3

Neugebauer, N., M. Herzberger, K. Rossak: Knorpelschäden im Femurpatellargelenk beim Volleyballspieler. Dtsch. Z. Sportmed. 10 (1985) 302-304

Noack, W.: Die Reaktion des Knorpels auf verschiedene Formen der Belastung und Überlastung. Zentrale Themen aus der Sportorthopädie und -traumatologie. Springer, Berlin (1989)

Noack, W.: Sport und Arthrose. Arzt u. Sport 2 (1993) 90-92

Otte, P.: Ätiologische und pathogenetische Vorstellungen bei der Arthrose. Z. Rheumatol. 42 (1983) 242-248

Raunest, J., J. Loehnert: Rezidivierende unterschwellige Traumen durch Volleyballspiel als Ursache der retropatellaren Chondromalazie. Dtsch. Z. Sportmed. 6 (1984) 198-205

Riemer, R., K.-H. Graff, H. Krahl: Das lumbale Facettensyndrom bei Leistungssportlern. Dtsch. Z. Sportmed. 4 (1984) 117-122

Schultz, R. A., D. C. Miller, C. S. Kerr, L. Micheli: Mechanoreceptors in human cruciate ligaments. J. Bone Jt. Surg. 66-A (1984) 1072-1076

Schwerdtner, H. P.: Vorschädigung oder Sportschäden der Wirbelsäule bei Hochleistungssportlern im Kunstturnen. Sportarzt u. Sportmed. 7 (1976) 155

Seesko, H., Ch. Feldmeier: 4. Kongreß der „International Society of the Knee" in Salzburg vom 14. bis 17. Mai 1985. Prakt. Sport-Traumatol. Sportmed. 1 (1985) 47

Segesser, B.: Ätiologie von Sportverletzungen und Sportschäden. Schweiz. Rdsch. Med. Prax. 72 (1983) 1541-1543

Steinbach, K.: Schwimmen aus orthopädischer Sicht: Wenn Probleme, dann vor allem durch die überlastete Schulter. TW Sport u. Medizin 5 (1993) 33-40

Begutachtung von Arthrosepatienten

F. Schröter

Das Krankheitsbild einer *„Arthrosis deformans“* beinhaltet für den praktizierenden Orthopäden in diagnostischer und therapeutischer Hinsicht keine besonderen Probleme. Einmal abgesehen von der strittigen Frage zur Effizienz einer knorpelprotektiven medikamentösen Behandlung sind die therapeutischen Wege weitgehend standardisiert bis hin zum endoprothetischen Gelenkersatz. Ganz anders stellt sich dieser Problemkreis jedoch für den ärztlichen Sachverständigen, der bei einer *„Arthrosis deformans“* mit einem außerordentlich breit gestreuten Fragenkomplex konfrontiert werden kann. Nicht zuletzt deshalb steht der behandelnde Arzt solchen Fragen hin und wieder hilflos gegenüber, zumindest dann, wenn er nicht die rechtlichen Vorgaben für die einzelnen Versicherungs- und Versorgungsbereiche kennt, zum anderen auch nicht die hierzu vorliegende spezielle Literatur.

Kausale Beurteilung

In der Sachverständigentätigkeit unterscheiden wir grundsätzlich zwischen der kausalen und der finalen Betrachtungsweise.

Eine Kausalitätsproblematik kann sich nicht nur nach einer Unfalleinwirkung ergeben, z. B. mit der Frage, ob eine Spätarthrose am Kniegelenk Folge eines Oberschenkelschaftbruchs ist, sondern auch mit der Fragestellung, ob eine Arthrosis deformans eine Berufskrankheitsfolge darstellt. Als Beispiel sei die Ellenbogengelenkarthrose nach langjährigen Tätigkeiten mit preßluftgetriebenen Abbauhämmern genannt (Laarmann, 1977).

Sind diese Kausalitätsfragen noch relativ einfach zu beantworten, so wurden in den letzten Jahren vermehrt sehr viel schwierigere Kausalitätsprobleme aufgeworfen: Hat die übermäßige sportliche Belastung z. B. beim Profifußballer, mehrzeitig eine Arthrosis deformans bewirkt (Groher u. Noack, 1977) oder ist sie auf eine einzeitige Unfalleinwirkung zurückzuführen? Ist die Arthrosis deformans gar Folge eines ärztlichen Behandlungsfehlers?

Bei jungen Menschen wird hin und wieder eine Früharthrose den Belastungen und Einflüssen des Wehrdienstes zugeordnet, was fast regelhaft in ein Sozialgerichtsverfahren einmündet. Obwohl durch die Nachkriegsliteratur verneinend beantwortet (Rompe u. Niethard, 1982), wird immer häufiger die Frage aufgeworfen, ob am primär nicht geschädigten Bein eine sogenannte „Überlastungsarthrose“ auftreten kann. Neuerdings stellt sich diese Frage auch bei Verschleißerkrankungen der Armgelenke, bevorzugt im Schulterbereich beim Gehstützenbenutzer. Hierzu wurde der Begriff „Krückengangschulter“ und – seit neuestem – der „crutch-walker shoulder“ geprägt. Dem liegt die Vorstellung zugrunde, daß der Oberarmkopf beim Stockstützengebrauch unter das knöcherne Schulterdach gepreßt wird und dadurch Verschleißveränderungen der Rotatorenmanschette entstehen. Eigene Röntgenüberprüfungen mit Darstellung der Schulter unter der über die Stockstützen aufgefangenen Last des Körpers haben jedoch ergeben, daß die Schultergürtelmuskulatur eher den Oberarmkopf vom knöchernen Schulterdach wegzieht.

Diese wenigen Beispiele zeigen, daß die glücklichen Zeiten vorbei sind, wo „nur“ die Frage nach der Differenzierung zwischen einer schicksalhaften und unfallbedingten Arthrosis deformans zu klären war.

Finale Beurteilung

Eine noch sehr viel breitere Fragestellung ergibt sich bei der sogenannten „finalen Beurteilung“. Dabei steht grundsätzlich die Frage nach der Krankheitsrelevanz der Arthrosis deformans im Raum. Die scheinbar so informative Röntgendiagnostik gibt uns strenggenommen aber nur Auskunft über den Substanzverlust der Knorpelschichtdicke und die sekundären knöchernen Reaktionen, die wir allgemein als „degenerativ“ bezeichnen, obwohl es sich dabei auch um den Versuch der körpereigenen Reparation, z. B. im Sinne einer abstützenden Verbreiterung der Gelenkfläche, handelt.

Das Röntgenbild liefert grundsätzlich *keine* Auskunft über die verbliebene Funktion und Bandstabilität, über die Gelenkbelastbarkeit, über schmerzverursachende Gelenkreizungen, eventuell hieraus resultierende Schonungseffekte wie Muskelminderung oder ein Entlastungshinken (Hermann u. Mitarb. 1990).

Somit gibt das Röntgenbild auch keinerlei Auskunft über die Beeinträchtigung der beruflichen, sportlichen oder sonstigen Leistungsfähigkeit. Überspitzt formuliert: Allein das Röntgenbild ist für eine finale Begutachtung, also die Wertung der Krankheitsrelevanz der Arthrose schlicht ungeeignet (Ludolph, 1991).

Diese Feststellung läßt sich anhand zahlloser Fälle mit röntgenanatomisch fortgeschrittener Arthrose belegen, aber fehlender oder nur geringer klinischer Symptomatik. Andererseits sind allen Orthopäden die vielen Fälle mit blandem Röntgenbefund bekannt, aber subjektiven Schmerzen, u. U. auch synovialen Reizungen mit Ergußbildungen, Funktionsstörungen und Entlastungshinken. Bei Verschleißveränderungen – auch an der Wirbelsäule - gilt somit der Grundsatz, daß das Röntgenbild niemals ohne Verknüpfung mit der klinischen Befundsituation eine Wertung erfahren darf. Hieraus ist die Forderung abzuleiten, daß die Bildauswertung im Rahmen der Begutachtung immer Aufgabe des orthopädischen Sachverständigen bleibt und – ganz gleich wer die Aufnahmen anfertigte – niemals allein dem Radiologen übertragen werden darf. Dieser Grundsatz wird zumindest in den Kliniken leider häufig mißachtet.

Stellt sich z. B. die Frage nach einer *rentenrelvanten* Verschlimmerung einer Arthrosis deformans, so ist allein die röntgenanatomische Progredienz - und sei sie noch so ausgeprägt - kein Grund zur Erhöhung der MdE, wenn sich ansonsten, z. B. funktionell nichts verändert hat (Schoenberger u. Mitarb. 1992).

Grundsätzlich hat sich die Besserung der Minderung der Erwerbsfähigkeit (MdE), des Grads der Behinderung und der Invalidität weit vordergründig an den funktionellen Gegebenheiten und der Gelenkstabilität zu orientieren. Subjektive Beschwerden sind *keine* hinreichenden Beurteilungskriterien (Ludolph u. Hierholzer, 1993). In der Begutachtungs- und Sozialmedizin unterliegen alle anspruchsbegründenden Tatsachen dem Vollbeweis (Spohr, 1991).

Erst das Muskelminus und die Minderbeschwielung des Fußes oder der Hand können indirekt Auskunft über die schmerzbedingte Schonung geben und damit indirekt über das Ausmaß des Schmerzerlebens, können somit die Bewertung beeinflussen, aber nicht allein bestimmen.

Eine weitere Hilfestellung bietet unter Umständen die sonographische Diagnostik, da im Seitvergleich relativ zuverlässig auch schon geringfügige synoviale Verschwellungen und insbesondere Ergußbildungen erfaßt und dokumentiert werden können (Schmutz, 1991). Die Gelenkreizung, also die Aktivierung der Arthrose, indirekt auch das Ausmaß des Schmerzempfindens wird somit objektivierbar. Meine eigenen Erfahrungen mit der Gelenksonographie sprechen für die Annahme, daß der arthrosebedingte – und nicht anderweitig verursachte – Schmerz so gut wie regelhaft mit solchen sonographisch faßbaren synovialen Schwellungen einhergeht, die sich – insbesondere beim adipösen Patienten – nur selten klinisch-palpatorisch erfassen lassen.

Arbeitsfähigkeit und Rehabilitation

Dieses diagnostische Kriterium kann die Beantwortung der Frage nach einer arthrosebedingten Arbeitsunfähigkeit erleichtern, da damit die Aktivierung der Arthrose mit zumindest temporärer Notwendigkeit zur Gelenkentlastung zu belegen ist, die Attestierung also nicht nur auf dem Schmerzvorbringen des Versicherten beruht.

Stellt sich die Frage nach der Indikation für ein Kurheilverfahren, so wird man die Notwendigkeit nur dann sehen können, wenn ambulante Behandlungsmaßnahmen erfolglos ausgereizt wurden. Grundsätzlich ist dabei auch die allgemeine Kurfähigkeit sowie die Reisefähigkeit des Versicherten zu bedenken. Besonders schmerzempfindsame und psychosomatisch überlagerte Patienten mit reduzierter Akzeptanz aktiver Behandlungsmaßnahmen sollten in orthopädischen Rehabilitationskliniken gelenkt werden, die eine begleitende psychosomatische Betreuung mit Motivierung, Entdramatisierung und stützenden Gesprächen anbieten können.

Ein weiterer Schritt der Rehabilitation kann die berufliche Umorientierung bis hin zur qualifizierenden Umschulung sein. Letzteres ist meist nur bei jüngeren Arbeitnehmern bis etwa zum 40. Lebensjahr möglich. Solche Maßnahmen sind häufig sehr viel effektiver und damit sinnvoller, als der verzweifelte Versuch, über aufwendige Heilverfahren doch noch eine Belastungsfähigkeit im alten Beruf erreichen zu wollen: Nur allzu häufig führen erst die unvermeidlichen Belastungsspitzen – z. B. beim Waldarbeiter auf unwegsamen und abschüssigem Gelände – zur Dekompensation der Kniearthrose, obwohl im Alltagsbereich eine hinreichende Belastungsfähigkeit besteht. Das Kurheilverfahren kann weder an der Arthrose noch an diesen beruflichen Belastungsspitzen etwas ändern. Die berufliche Umorientierung erlaubt jedoch dauerhaft die Meidung dekompensierender Belastungsspitzen, vermindert somit indirekt die Krankheitsrelevanz der Arthrose. Im Gegensatz zu den vielfältigen Rückenbeschwerden wird man daher beim Arthrosepatienten seltener an die Kur, aber häufiger an die berufliche Umorientierung denken müssen. Voraussetzung ist dazu im gutachtlichen Bereich die chronische belastungsbedingte *„Dekompensation“* hinreichend zu belegen. Auch hier gilt der Grundsatz, daß allein das subjektive Vorbringen des Betroffenen in der Regel nicht ausreicht, um eine Berufsunfähigkeit zu unterstellen.

Berufs- und Erwerbsunfähigkeit

Kann nun eine „*Arthrosis deformans*" auch zur Erwerbsunfähigkeit führen?

Diese Frage ist in aller Regel mit einem eindeutigen Nein zu beantworten, sofern eine auch noch so schwere Arthrosis deformans *nur 1 Gelenk* betrifft (Verband Deutscher Rentenversicherungsträger, 1986).

Arthrosen der großen Beingelenke sind fast ausnahmslos zumindest mit sitzenden Tätigkeiten vereinbar. Selbst ankylosierende Arthrosen der großen Armgelenke erlauben stets – auch im Extremfall – noch berufliche Tätigkeiten, wie sie z. B. ein Einhänder in der üblichen Vollschicht ausüben kann. Die Arthrosis deformans bewirkt zwar den Ausschluß bestimmter beruflicher Einzelbelastungen, die funktionell nicht mehr bewältigt werden können, ergibt jedoch so gut wie nie eine hinreichende Begründung für zeitliche Leistungseingrenzungen. Strenggenommen läßt sich die zeitliche Minderbelastbarkeit nur mit konditionellen Problemen begründen, sei es ausgehend von der Muskulatur, den Herz-Kreislauf-Verhältnissen oder auch den mentalen Funktionen.

Erst bei mehrdimensionalen Problemen am Haltungs- und Bewegungsapparat können sich die funktionellen Einschränkungen zur faktischen Erwerbsunfähigkeit potenzieren: Sind stehende und sitzende Tätigkeiten wegen einer schweren chronisch-venösen Insuffizienz nicht mehr vertretbar und gleichzeitig eine gehende Tätigkeit aufgrund einer fortgeschrittenen Coxarthrose nicht möglich, dann bliebe theoretisch nur noch eine Tätigkeit im Liegen – und die gibt es auf dem Arbeitsmarkt nicht! Ähnliche gegenseitige Beeinflussungen sind z. B. bei einer fortgeschrittenen Coxarthrose in Verbindung mit einer ausgeprägten lumbosakralen Wirbelsäulenproblematik – z. B. einem instabilen Wirbelgleiten - denkbar.

BUZ-Begutachtung

Die private Berufsunfähigkeitszusatzversicherung (BUZ) spielt zahlenmäßig eine immer größere Rolle. Solche Beurteilungen sind sehr viel schwieriger, weil enger ausgerichtet auf die konkreten beruflichen Belange (Schröter, 1993). Die Leistungen kommen in der Regel nur dann zum Zuge, wenn mindestens 50 % der beruflichen Anforderungen aus gesundheitlichen Gründen nicht mehr bewältigt werden können. Es ist dabei zu prüfen, ob durch innerbetriebliche Veränderungen, technische Ausrüstungen, Umstellungen im Betriebsablauf usw., das Anforderungsprofil an die gesundheitlichen Gegebenheiten des Versicherten angepaßt werden kann. Der Verweisbarkeit auf andere Tätigkeiten sind enge Grenzen gesetzt.

Diese speziellen Fragen im BUZ-Bereich bringen es mit sich, daß selbst der professionelle Gutachter mit entsprechenden Erfahrungen an die Grenze seiner Urteilskraft geraten kann. Insofern verwundert nicht, daß gerade in diesem Versicherungsbereich mit sehr unterschiedlichen Ergebnissen der Begutachtungen zu rechnen ist und sich die Klageverfahren häufen. Ein solcher Weg ist förmlich vorprogrammiert, wenn der Sachverständige den Pfad der Tugend verläßt und seine Beurteilung nach abstrakten Maßstäben, z. B. den Vorgaben im Schwerbehindertengesetz orientiert.

Schwerbehinderung, gesetzliche und private Unfallversicherung

Das Schwerbehindertenrecht fordert vom Sachverständigen die Einschätzung des Grads der Behinderung (GdB), der seit 1986 *nicht* mehr mit dem Prozentzeichen verknüpft ist, dennoch aber zwischen 0 und 100 schwanken kann.

Die Bezeichnung „Grad der Behinderung" läßt erkennen, daß hier die funktionellen Aspekte weit im Vordergrund stehen, daher auch in den Anhaltspunkten des Bundesministers für Arbeit und Sozialordnung (1983) keine Röntgenbildbeschreibungen, sondern Funktionsbeschreibungen für bestimmte GdB-Werte vorgegeben werden. Diese GdB-Werte sind *nicht* identisch mit den gängigen MdE-Tabellen der gesetzlichen Unfallversicherungsträger (Schoenberger u. Mitarb., 1992) und haben ganz und gar nichts mit der Bemessung einer Invaliditätsleistung für die private Unfallversicherung (Reichenbach, 1991) zu tun., die bekanntlich nach der Gliedertaxe vorzunehmen ist. In allen 3 Bereichen muß aber eine *abstrakte* – also nicht berufsbezogene – Bemessung weit vordergründig nach funktionellen Kriterien erfolgen.

Haftpflichtversicherung

Eine wieder mehr konkrete Betrachtungsweise erfordert die Beurteilung eines Körperschadens – z. B. einer Arthrosis deformans – im Haftpflichtfall. So ist 1 Kriterium – von vielen! – für die Schmerzensgeldbemessung, mit wieviel mehr Anstrengung der Geschädigte seine berufliche Tätigkeit bewältigen muß im Vergleich zu einem gesunden Mitbewerber (Bloemertz, 1984). Gefragt ist demnach eine mehr theoretische prozentuale Leistungsbeeinträchtigung, obwohl in der Mehrzahl der Fälle reale Einkommenseinbußen trotz der Behinderung nicht bestehen.

Der Sachverständige wird aber auch zunehmend bei ärztlichen Haftpflichtfragen, den sogenannten Kunstfehlerverfahren, zu Rate gezogen. So ist die Frage, ob eine Arthrosis deformans Folge des schicksalhaften Leidens oder einer fehlerhaft durchgeführten operativen Behandlung ist, keineswegs eine Seltenheit. Mir ist 1 Fall bekannt, bei dem eine nicht genügend aufwendige ärztliche Behandlung als Ursache der Arthrosis deformans angeschuldigt wurde, was gutachterlich jedoch nicht bestätigt werden konnte. Somit spielen letzendlich auch wieder therapeutische Fragen, insbesondere zur Verhältnismäßigkeit des therapeutischen Aufwands in die Begutachtung hinein.

Private Krankenversicherung

Ausschließlich solche Fragestellungen nach der Verhältnismäßigkeit des therapeutischen Aufwands werden im zunehmenden Maß von privaten Krankenversicherungen an den Sachverständigen herangetragen. Gelegentlich werden sogar zur Arthrosetherapie teure Anabolika verordnet, die gemeinhin auch als Dopingmittel bekannt sind. Offensichtlich sind nicht alle Kollegen darüber informiert, daß auch die private Krankenversicherung nur einen Kostenersatz gewährt für eine medizinisch *sinnvolle* Diagnostik und Behandlung unter gebührender Berücksichtigung der Therapiefreiheit, die jedoch dort endet, wo Nutzen und Risiken im Mißverhältnis zueinander stehen oder gar ein Therapieschaden zu erwarten ist.

Anderweitige Fragestellungen

Der Sachverständige muß hin und wieder auch Stellung beziehen zur Tauglichkeit des Führens eines Kraftfahrzeugs, eines Traktors oder eines öffentlichen Verkehrsmittels. Die Hüft- und Kniearthrose, der arthrotisch bedingte kontrakte Spitzfuß usw. spielen hier eine Rolle.

Auch die Wehrdiensttauglichkeit steht hin und wieder bei jugendlichen Arthrotikern zur Diskussion, fast ausnahmslos nach Unfalleinwirkungen. Eine einfache Freikörperbildung im Sprunggelenksbereich – im Grunde operativ problemlos zu sanieren – schließt eine Wehrdienstverwendung aus, da der zur Kampfausrüstung gehörende Stiefel nicht getragen werden kann.

Noch strengere Beurteilungskriterien beinhaltet die sogenannte PDV 300 (1984), also die Richtlinien für die Polizeidiensttauglichkeit: Ein Arthrosepatient wird in der Regel selbst dann nicht in den Polizeidienst eingestellt, wenn die Arthrose noch keinerlei Funktionseinbußen mit sich bringt.

Zusammenfassung:

Die Vielfalt der aufgezeigten Fragestellungen läßt erkennen, wie kompliziert die Begutachtung der Arthrose sein kann. Die Gefahr einer fehlerhaften Begutachtung beruht in aller Regel nicht auf einem Mangel an medizinischen Erkenntnissen als vielmehr auf Mißverständnissen bezüglich der Fragestellung und mangelnder Kenntnisse versicherungsrechtlicher Grundlagen. Hierzu fehlt es leider auch heute noch an gezielten Ausbildungsabschnitten in der Medizin im allgemeinen und der Orthopädie im speziellen, obwohl andererseits Verwaltungen und Rechtsprechung schon den Begriff der „Begutachtungsmedizin" geprägt haben, nicht zuletzt deshalb, weil über die Begutachtung jährlich mehr Geld bewegt wird, als die kurative Medizin insgesamt kostet.

Literatur

Bloemertz, C. B.: Die Schmerzensgeldbegutachtung. de Gruyter, Berlin (1984)

Bundesminister für Arbeit und Sozialordnung: Anhaltspunkte für die ärztliche Gutachtertätigkeit im sozialen Entschädigungsrecht und nach dem Schwerbehindertengesetz, Ausgabe 1983

Groher, W., W. Noack: Spätschäden durch Leistungssport. Medizin 5, 18 (1977) 2013 - 2020

Herrmann, J., G. Hofmann, B. Kladny, W. Willauschus, H. Arnold: Klinische Aspekte zur Erfassung der frühen Arthrose – degenerative Veränderungen der Menisken des Kniegelenkes. Orthopädie 19 (1990) 36 - 42

Laarmann, A.: Berufskrankheiten nach mechanischen Einwirkungen. Enke, Stuttgart 1977

Ludolph, E.: Wert und Bedeutung der bildgebenden Diagnostik aus der Sicht des Gutachters. BG-Schriftenreihe, Heft 78 (1991) 201 - 209

Ludolph, E., G. Hierholzer: Gutachtliche Bewertung subjektiver Beschwerden in der gesetzlichen Unfallversicherung. Bd. 230 der Hefte zu „Der Unfallchirurg". Springer, Berlin (1993) 1480 - 1483

Reichenbach, M.: Invalidität in der privaten Unfallversicherung. Gutachtenkolloquium 6. Springer, Berlin (1991) 11 - 17

Rompe, G., F. Niethard: Probleme des Haltungs- und Bewegungsapparates als Folge der Amputation der unteren Extremität. Z. Orthop. 120 (1982) 294

Polizeidienstvorschrift 300: „Ärztliche Beurteilung der Polizeidiensttauglichkeit und Polizeidienstfähigkeit". Staatsanzeiger des Landes Hessen 44 (1989) 2195 - 2224

Schmutz, F.: Die Aussagekraft der sonographischen Bestimmung der Synovialisdicke am Kniegelenk bei Patienten mit rheumatoider Arthritis. Akt. Rheumatol. 16, 5 (1991) 168 - 170

Schoenberger, A., G. Mehrtens, H. Valentin: Arbeitsunfall und Berufskrankheit, rechtliche und medizinische Grundlagen für Gutachter. Sozialverwaltung und Gerichte. Schmidt, Berlin 1992

Schröter, F.: Arthrose – eine Volkskrankheit – Auswirkungen auf die berufliche Leistungsfähigkeit. Vortrag am 17. 3. 1993 im Rahmen des 3. Seminars zur Berufsunfähigkeitsversicherung. Schriftenreihe der Kölnischen Rück. (1993)

Spohr, H.: Fragen und Probleme bei der Erstellung chirurgischer Gutachten – ausgewählte Rechtsfragen. BG-Schriftenreihe Heft 76 (1991) 117 - 125

Verband Deutscher Rentenversicherungsträger: Leitfaden für die sozialmedizinische Begutachtung in der gesetzlichen Rentenversicherung, 4. Aufl. Fischer, Stuttgart (1986)

Möglichkeiten und Grenzen stationärer Heilbehandlung durch die Rentenversicherungsträger bei der Behandlung der Arthrose

K. Rauterberg

Medizinische Rehabilitation

Zur Kostenübernahme medizinischer Rehabilitationsmaßnahmen sind eine Vielzahl von Rehabilitationsträgern gesetzlich verpflichtet. Leistungsträger der medizinischen Rehabilitation sind:

- Träger der gesetzlichen Krankenversicherung,
- Träger der Rentenversicherung,
- Träger der gesetzlichen Unfallversicherung,
- Träger der sozialen Entschädigung bei Gesundheitsschäden,
- Träger der Sozialhilfe.

Hinsichtlich der Zuständigkeiten gilt das gesellschafts-politische *Prinzip der Subsidiarität,* nach dem staatliche Institutionen nur dann Rehabilitationskosten übernehmen, wenn dafür nichtstaatliche Leistungsträger - nach strenger Prüfung — keinen gesetzlichen Auftrag haben.

Die jeweiligen Patientenkollektive unterscheiden sich u. a. hinsichtlich

- Altersverteilung,
- Qualität der die Behinderung bedingenden Grunderkrankung,
- Multimorbidität und damit auch hinsichtlich des
- schwerpunktmäßigen Rehabilitationsziels.

Diese Besonderheiten müssen bei der Beurteilung der Wertigkeit einer stationären Heilmaßnahme Berücksichtigung finden. Wichtig ist der Hinweis, daß der niedergelassene Arzt — auch derzeitig - in seinem *Verordnungsverhalten* von stationären Heilmaßnahmen nicht kontrolliert und bei Überschreiten eines fiktiven Jahresbudgets *nicht regreßpflichtig* gemacht wird — wie es sonst das *Gesundheitsstrukturgesetz* in anderen Bereichen vorsieht.

Die medizinischen Voraussetzungen für eine Rehabiltationsleistung durch den *Rentenversicherer* sind dann erfüllt,

- wenn die Erwerbsfähigkeit eines Versicherten infolge von Krankheit oder körperlicher, geistiger oder seelischer Behinderung erheblich gefährdet oder gemindert ist und
- wenn voraussichtlich durch eine Rehabilitationsmaßnahme entweder die erhebliche Gefährdung beseitigt oder die bereits geminderte Erwebsfähigkeit wesentlich gebessert werden kann oder
- wenn bei einer bereits geminderten Erwerbsfähigkeit der Eintritt von Berufs- und Erwerbsfähigkeit abgewendet werden kann.

Es gilt also der Grundsatz: *„Rehabilitation vor vorzeitiger Rente.“*

Voraussetzung für die *Anschlußheilbehandlung* ist, daß durch diese Maßnahme nach aller Erwartung Krankheitsdauer und Arbeitsunfähigkeit abgekürzt werden können und als Folge davon Erwerbsfähigkeit und Arbeitsplatz erhalten bleiben, also *Frühinvalidität* verhindert wird.

Besondere Merkmale des Patientenkollektivs einer LVA

Häufigkeit und Stellenwert der Arthrosen

Beleger der Sigmund-Weil-Klinik, einer Rehabilitationsklinik mit 229 Betten in Bad Schönborn, sind zu 70% die LVA-Rheinprovinz, zu 20% Träger der gesetzlichen Krankenversicherung, einschließlich privater Krankenversicherungen und zu 10% die BFA, in deren Auftrag ausschließlich Anschlußheilbehandlungen durchgeführt werden. Meine Ausführungen beziehen sich ausschließlich auf das *Patientenkollektiv der LVA-Rheinprovinz.*

Nach der Altersverteilung sind über 50% der Patienten 50 Jahre und älter. Das Verhältnis männlicher zu weiblichen Patienten beträgt etwa 5 : 1.

Bei 60% der Patienten erfolgt die Durchführung des stationären Heilverfahrens auf *Initiative des Hausarztes*, bei etwa 20% auf Initiative des medizinischen Diensts der Krankenkasse oder der Landesversicherungsanstalt; in 20% der Fälle handelt es sich um eine Anschlußheilbehandlung im Anschluß an eine Behandlung in einem Akutkrankenhaus.

Von Bedeutung ist der sozialmedizinische Background. In etwa 50% der Fälle muß mit einer Arbeitsunfähigkeit gerechnet werden, in 25% der Fälle mit einer Arbeitsunfähigkeit von kürzer als 6 Monaten und in weiteren 25% der Fälle mit einer Arbeitsunfähigkeit von länger als 6 Monaten. Die Arbeitsunfähigkeit von länger als 6 Monaten betrifft keineswegs die Anschlußheilbehandlung allein, sondern in über 80% der Fälle die stationären Heilverfahren.

Mit Ausnahme der Anschlußheilverfahren werden bei stationären Heilmaßnahmen in der Regel mindestens *3 Einweisungsdiagnosen* angeboten. Wird lediglich die *behandlungsbedürftige Ersterkrankung* berücksichtigt, dann handelt es sich in über 88% der Fälle um eine Dorsopathie aufgrund degenerativer Veränderungen, eine Dorsopathie nach einmaliger oder mehrfacher Operation oder eine Dorsopathie aufgrund einer auf den Rumpf bezogenen Fibromyalgie. Führende Einweisungsdiagnose ist lediglich in 8% eine Arthrose, in 1% Schultgersteife und in 1% eine Endoprothese.

Werden sämtliche *3 Einweisungsdiagnosen,* also nicht nur die behandlungsbedürftige führende Erkrankung, berücksichtigt, dann beträgt die Häufigkeit für die Gonarthrose 24%, für die Coxarthrose 10%, für die Heberden- und Bouchard-Polyarthrose 6% und für die Ellenbogengelenks-, Schultergelenks- und Handgelenksarthrose 5%.

Bei dem Patientenkollektiv mit einer Gonarthrose ist in 75% der Fälle das Alter von 50-59 Jahren betroffen. Hinsichtlich der Gonarthrosestadien nach Wirth findet sich der Grad I in 57%, ein Grad II in 25% und ein Grad III in 20% der Fälle. Die durchschnittliche Beschwerdedauer beträgt $6^1/_2$ Jahre.

Im Gegensatz zur Gonarthrose findet sich die Coxarthrose mit über 50% der Fälle bei den unter 40jährigen. Hinsichtlich der Verteilung nach Stadien findet sich das Stadium II in 59%, das Stadium III in 23% und das Stadium IV in 18% der Fälle. Hinsichtlich der konservativen Therapie bei Arthrosen wurden während der letzten 6 Monate vor dem Heilverfahren verordnet:

- in 46% der Fälle Injektionen, Infiltrationen und orale Medikation,
- in 23% der Fälle Wärmetherapie,
- in 17% der Fälle Elektrotherapie,
- in 14% der Fälle Krankengymnastik,
- 4% der Fälle Massagen,
- in 55% der Fälle erfolgte eine Selbstmedikation.

Prozessualität des stationären Heilverfahrens

In der Rehabilitationspraxis werden nach dem klassischen Rehabilitationssystem der WHO 3 Kategorien möglicher Auswirkungen unterschieden:

- Das Schadensbild oder der Schaden *(impairment)*=Verlust normaler Strukturen und Funktionen.
- *Dissability*=Verlust von Fähigkeiten, die für die Bewältigung des Alltags und Berufs erforderlich sind.
- *Handicap* = soziale Benachteiligung in Beruf und Gesellschaft.

Die Prozessualität des stationären Heilverfahrens entspricht dem üblichen Verfahrensablauf einer Klinik. Gefordert wird eine exakte orthopädische Diagnostik, gegebenenfalls auch eine internistische, neurologische oder eine psychotherapeutische Zusatzuntersuchung.

Zu definieren sind die Erkrankungen oder in der Regel die Erkrankungen einschließlich der psychosozialen Problematik und des gesundheitlichen Fehlverhaltens, d.h. das Gesundheitsinventar des Patienten wird nach Anamnese und Labordaten analysiert.

Schwerpunktmäßig wird auf der Grundlage dieser Daten das Schadensbild, die funktionellen Störungen und das Handicap bestimmt. Eine zentrale Bedeutung hat dann, nach Auswertung der vorliegenden Daten, die sozialmedizinische Beurteilung hinsichtlich des beruflichen Leistungsvermögens.

Das definierte Rehabilitationsziel bestimmt die Rehabilitationsplanung. Im Vordergrund steht die individuelle Beratung und Therapie des Arztes. Neben der physikalischen Therapie, den Möglichkeiten der Orthopädietechnik, der psychologischen Beratung und psychologischen Therapie, der primären und sekundären Prävention einschließlich Diätetik sollten auch berufsfördernde Maßnahmen im Rahmen einer Rehabilitationsfachberatung angeboten werden.

Medikamentöse Schmerztherapie, Infiltrationstherapie und intraartikuläre Injektionen sowie manuelle Therapie sind bei der Behandlung der Arthrosen unverzichtbar.

Schwerpunktmäßig gehört die physikalische Therapie und insbesondere die Krankengymnastik zum Spektrum der konservativen Behandlung der Arthrose. Die Bewegungstherapie und Krankengymnastik hat folgende Aufgaben zu erfüllen:

- Einzelgymnastik in Anlehnung an verschiedene Krankheitsgymnastiktechniken an Land und im Wasser einschließlich Lagerungstechniken,
- Gruppengymnastik an Land und im Wasser,
- Anweisungen im Umgang mit Trainingsgeräten, z. B. Zuggeräten,
- Erstellung eines individuellen Übungsprogramms als Hausaufgabe während des Heilverfahrens und für die Zeit nach dem Heilverfahren und Motivation der Patienten zur regelmäßigen Durchführung,
- Gelenkschule.

Die Gruppentherapien eignen sich besonders zur Verhaltensmodifikation des Patienten und ermöglichen, das Erlernte eines spezifischen Trainingsprogramms auch in der Zukunft durchzuführen.

Zielsetzung der Einzeltherapie ist:

- Verbesserung der Mobilität,
- Verbesserung der Koordination,
- Verbesserung der Muskelleistungen hinsichtlich Kraft und Ausdauer.

Weitere Ziele der Behandlung sind:

- Muskelrelaxationen,
- Verbesserungen der Muskeltrophik,
- Verbesserung der Durchblutung der muskulären und ligamentären Strukturen,
- Entzündungshemmung und Schmerzlinderung,
- Behebung von reflexbedingten Segment- und Gelenkstörungen.

Dazu werden die neurophysiologischen Wirkungsmechanismen der Elektrotherapie im weitesten Sinne, der Massagetechniken, der Wärmetherapie und Wärmeentzugstherapie und der Hydrotherapie ausgenutzt.

Eine wesentliche Ergänzung gewinnt das konservative Behandlungsspektrum der Arthrosen durch die Ergotherapie.

Die Aufgaben sind dabei:

- Funktionstraining zur Verbesserung der Koordination, Muskelkräftigung, Gelenkmobilisation und -stabilisation und Feinmotorik.
- Selbsthilfetraining entsprechend den Aktivitäten des täglichen Lebens, evtl. Hilfsmittelversorgung, Rollstuhlversorgung und Rollstuhltraining, Arbeitsplatzberatung und teilweise auch Erprobung von Sitzmöglichkeiten und Mitgestaltung der Gelenkschulung für technische Bewegungsabläufe.

Die psychologische Betreuung hat zweifellos auch für Patienten mit degenerativen Gelenkerkrankungen einen wesentlichen Stellenwert im Rahmen einer stationären medizinischen Rehabilitationsmaßnahme.

Inhalte der psychologischen Beratung sind vorwiegend:

- Schmerz,
- Krankheitsverarbeitung,
- Schlafstörungen und Streßbewältigung.

Angesprochen wird diese Thematik im Rahmen psychologisch betreuter Therapiegruppen, in psychologischen Einzelberatungen und im Rahmen eines Entspannungstrainings.

Für Patienten mit Gelenkerkrankungen und Multimorbidität hat das Gesundheitstraining eine hohe Bedeutung. Intendiert wird eine über die Zeit der stationären Rehabilitation hinausreichende Einstellungs- und Verhaltensänderung, vor allem bezüglich des individuellen Risikoverhaltens.

Neben einem obligatorischen Gesundheitsprogramm des Verbandes Deutscher Rentenversicherer „Gesundheit selber machen" werden spezielle Informationen an den Patienten herangetragen hinsichtlich Ernährung, Übergewicht, Nikotin, Alkohol, Bewegungsmangel und Streß. Einen hohen Stellenwert haben dabei besonders die individuellen Beratungen der Patienten durch den Arzt.

Die Möglichkeiten sozialer Beratung durch den Rehabilitationsfachberater sind derzeitig leider noch nicht optimal. Ziel einer solchen Beratung ist, daß Arzt und Rehabilitationsfachberater zusammen mit dem betroffenen Patienten berufsfördernde Maßnahmen für die Zukunft diskutieren und auch möglichst schon während des Heilverfahrens einleiten.

Die Grundlage für die sozialmedizinische Beurteilung der beruflichen Leistungsfähigkeit sind die während des Heilverfahrens subtil dokumentierten Daten und die bereits vor dem Heilverfahren erhobenen Befunde.

Nur unter der Voraussetzung einer soliden Datensammlung ist eine überzeugende sozialmedizinische Beurteilung möglich. Zweifellos bestehen immer wieder Schwierigkeiten, die individuelle Belastung im Beruf abzuschätzen.

Fähigkeitsprofile bieten Möglichkeiten, die Beeinträchtigung von Funktionen durch Gelenkerkrankungen zu erfassen und diese mit Anforderungsprofilen zu vergleichen. Dazu fehlen aber im Einzelfall die Anforderungsprofile.

Aufgabe der sozialmedizinischen Beurteilung der beruflichen Leistungsfähigkeit ist, ein positives und ein negatives Leistungsbild zu erstellen und nach dem Restfähigkeitsprofil die Leistungsfähigkeit im Erwerbsleben, insbesondere hinsichtlich der letzten beruflichen Tätigkeit, zu beurteilen.

Dabei ist nicht nur eine qualitative Beurteilung erforderlich, sondern auch eine quantitative Beurteilung, d. h. in welchem zeitlichen Umfang die letzte berufliche Tätigkeit und die noch möglichen Tätigkeiten auf dem allgemeinen Arbeitsmarkt ausgeübt werden können.

Ergebnisse

In Zeiten, in denen in der Medizin der Begriff „Qualitätssicherung" ständig diskutiert wird, ist auch die Frage nach der Wertigkeit eines stationären Heilverfahrens bei der Behandlung der Arthrosen berechtigt.

Nach unserer Dokumentation wird von den Patienten indikationsunabhängig in 96% der Fälle ein positives Urteil über die Behandlungsqualität abgegeben.

In gleicher Weise akzeptiert der Patient die ärztliche Betreuung.

Des weiteren ist nach der vorliegenden Dokumentation davon auszugehen, daß unter den Arbeitsunfähigen in 11% der Fälle nach Abschluß des Heilverfahrens Arbeitsfähigkeit wieder eintritt. Beachtenswert ist aber auch das Ergebnis, daß bei 98% der Patienten, bei denen eine Beurteilung des beruflichen Leistungsvermögens erforderlich war, bei Abschluß der Rehabilitationsmaßnahme zumindestens Erwerbsfähigkeit auf dem allgemeinen Arbeitsmarkt nach medizinischem Urteil bestand.

Ich hoffe, daß ich mit diesem Beitrag kontrapunktive Überzeugungen wecken konnte und sehe mit Spannung dem neuen Sozialgesetzbuch IX entgegen, in dem die Rehabilitation insgesamt gesetzlich neu gefaßt und in dem dann auch die Aufgabe des niedergelassenen Arztes als Rehabilitationsmediziner in Kooperation mit dem Rehabilitatonsklinikarzt noch deutlicher definiert werden soll.

Spezielle Therapie arthrotischer Gelenke

Schultergürtel

Möglichkeiten und Grenzen konservativer Maßnahmen

B. Helbig

Als *spezielle* Therapieverfahren am Schultergürtel sollen neben Infiltrationen und Injektionen besonders die *Narkosemobilisation* und *motorisierte Übungsschienen* vorgestellt werden.

Die zu besprechenden anatomischen Regionen sind dabei das *Sternoklavikulargelenk,* das *Acromioklavikulargelenk* sowie das *Glenohumeralgelenk.* Besonders dieses antwortet bei arthrotischen Deformierungen mit Schmerz und Bewegungseinschränkung bis hin zur Schultersteife, wobei den periartikulären Weichteilstrukturen die wesentliche pathogenetische Bedeutung zukommt (der frühere Sammeltopf „Periarthritis" der, wie wir noch sehen werden, jedoch genauer aufzuschlüsseln ist).

Sind es am Sternoklavikulargelenk besonders postentzündliche Zustände, z. B. die Enthesopathien (Döhler u. Herrlinger 1983) oder Deformierungen im Rahmen chronischer Luxationen, überwiegen am Schultereckgelenk degenerative und posttraumatische Veränderungen (Abb. **130**).

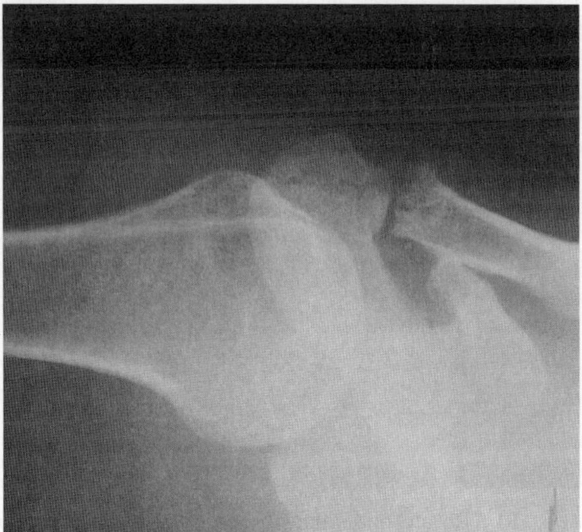

Abb. **130** Schultereckgelenksarthrose rechts

Schmerzhafte Veränderungen an beiden Gelenken sind die Domäne gezielter intraartikulärer Injektionen von Lokalanästhetika mit Steroidzusatz.

Die reine *Omarthrose,* die in einer Aufgliederung peripherer Arthrosen von Hakkenbroch (1992) erstaunlicherweise an 2. Stelle genannt wird, spielt dabei klinisch nicht die herausragende Rolle, wie wir sie von gewichtsbelasteten Gelenken der unteren Extremität her kennen, sondern mehr die Defekte der Rotatorenmanschette, die sich bei ausbleibender kausaler Behandlung in arthrotische Veränderungen entwickeln können und klinisch das Bild der *Rotatorendefektarthropathie* darstellen (Abb. **131**).

Sie ist eine Schädigungsfolge der Sehnenruptur, bestehend aus knöchernen *und* Weichteilveränderungen, wobei neben den röntgenologisch sichtbaren Verformungen die chronisch entzündlichen Reaktionen an Sehnen- und Kapselgewebe die Hauptrolle spielen. Ist eine kausale Therapie nicht mehr möglich, verbleiben Versuche mit subdeltoidalen Infiltrationen in den restlichen Gleitweg. Bei hartnäckigen chronischen Schmerzen haben sich Blockaden des N. suprascapularis bewährt. Der Injektionsort läßt sich einfach bestimmen (Abb. **132**). Der schmerzlindernde Effekt wird bis zu 12 Wochen beschrieben (Vecchio u. Mitarb. 1993).

Ist eine *Ruhigstellung* des Schultergelenks als spezielle Behandlungsmaßnahme angezeigt, können die bewährten Hilfsmittel, wie verschiedene Abduktionskissen oder klassische Abduktionsschienen zur Anwendung kommen (Abb. **133 a - c**).

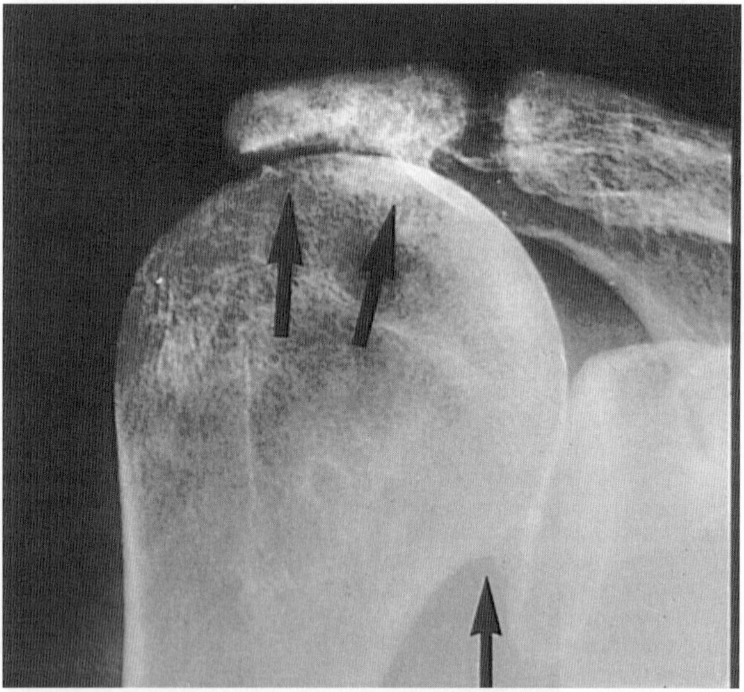

Abb. **131** Rotatorendefektarthropathie mit Kopfhochstand, Aufhebung des subakromialen Gleitwegs, Gelenkspaltverschmälerung

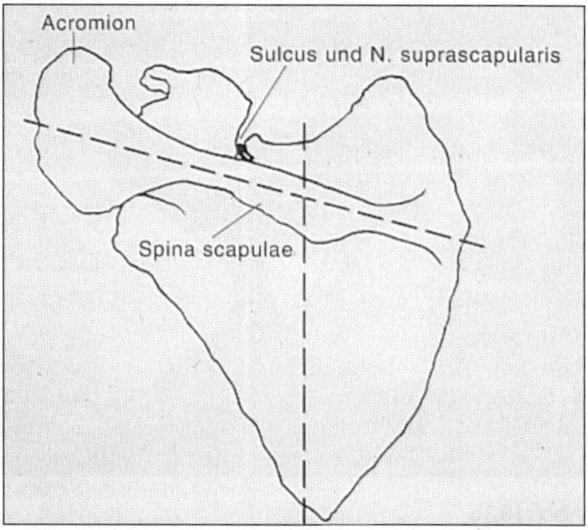

Abb. **132** Hilfslinien zur Bestimmung des Injektionsorts für den N. suprascapularis (aus Vecchio u. Mitarb. 1993)

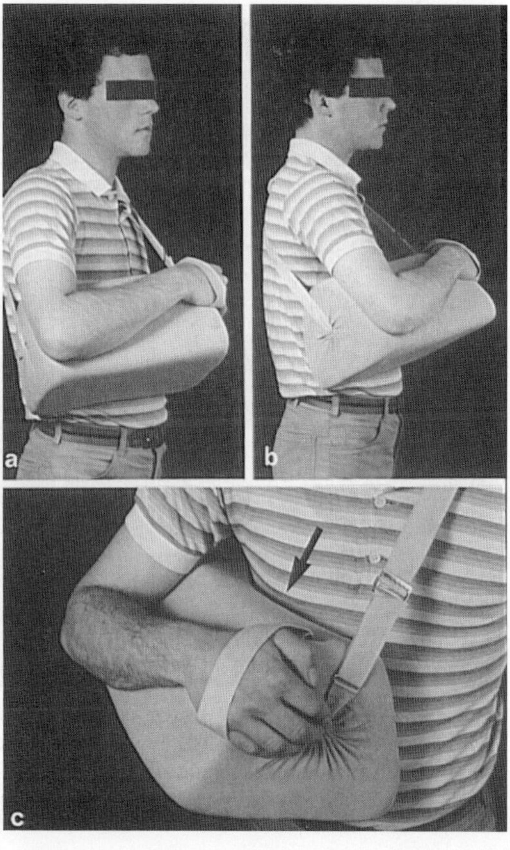

Abb. **133a** (Legende s. S. 198)

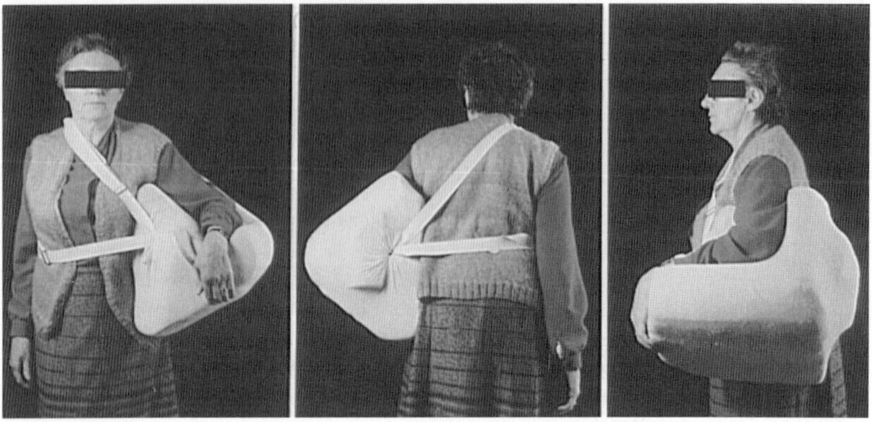

Abb. **133b**

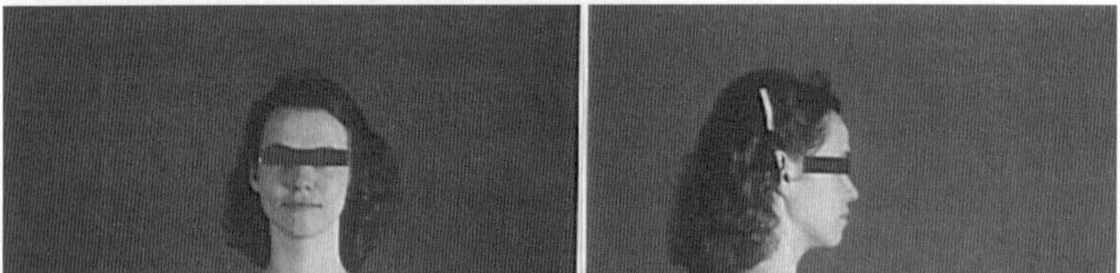

Abb. **133 c** Verschiedene Möglichkeiten zur Ruhigstellung des Schultergelenks. (**a**) Abduktionskissen mit Aussparung der Thoraxwand (↲), (**b**) großes Schaumstoffkissen nach Maß, (**c**) Abduktionsschiene

Ist der Reizzustand abgeklungen und sind erste mobilisierende Maßnahmen neben krankengymnastischer Hilfe möglich, können heutzutage *Motorschienen* (Abb. **134**) eingesetzt werden (Blauth 1986). Zusätzlich sollte an *ergotherapeutische* Möglichkeiten wie Webrahmen, Schleifbrett, Korbflechten oder schulterspezifische handwerkliche Übungen gedacht werden.

Sind alle bisherigen Möglichkeiten frustran verlaufen, die Erkrankung, aus welcher Ursache auch immer, in die *Schultersteife* („frozen shoulder") eingemündet, bleibt als spezielle orthopädische Maßnahme nur die *Narkosemobilisation,* deren Voraussetzungen und Technik aus den Tab. **14** und **15** hervorgehen. Bei guter Indikation, Mobilisationstechnik und vor allem adäquater, meist stationärer Nachbehandlung, führt diese Therapie zu guten Erfolgen (Hofer u. Hofer 1978, Helbig u. Winter 1981, Helbig u. Döhler 1984). Im Durchschnitt konnten für die Abduktion nahezu 90 %, für die Rotationsbewegungen in 2/3 der Fälle gute Ergebnisse wiedererlangt werden (Abb. **135**).

Tabelle **14** Narkosemobilisation der Schulter

Technik:

- Allgemeine Narkose, Muskelrelaxation
- „freie" Bewegung zuerst (meist Elevation)
- Traktions- und Pumpbewegung
- kurze Hebel
- Rotationsbewegung zuletzt (Frakturgefahr)

Tabelle **15** Narkosemobilisation der Schulter

Voraussetzungen:

- erfahrener Arzt
- kooperativer aufgeklärter Patient
- stationäre Behandlung
- Gelenk: keine Dystrophie
- Wichtig: Weiterbehandlung

Hinweise auf arthroskopische Möglichkeiten der Behandlung einer Schultersteife liegen ebenfalls bereits vor (Büll u. Laprell 1992), wenngleich in der anschließenden Diskussion der arthroskopische Zugang in ein eingesteiftes Schultergelenk erheblich in Zweifel gezogen wurde (Eulert u. a.).

Zusammenfassend kann festgehalten werden, daß der Narkosemobilisation einer sekundären Schulsteife infolge Schultergelenksarthrose weiterhin ein zentraler Stellenwert zukommt. In der Diskussion wurde zusätzlich herausgestellt (Best, Bad Krozingen), daß die Inkongruenz nicht zu ausgeprägt sein darf und daß posttraumatische Zustände mit erheblicher Fragmentdislokation von dieser Indikation auszuschließen sind.

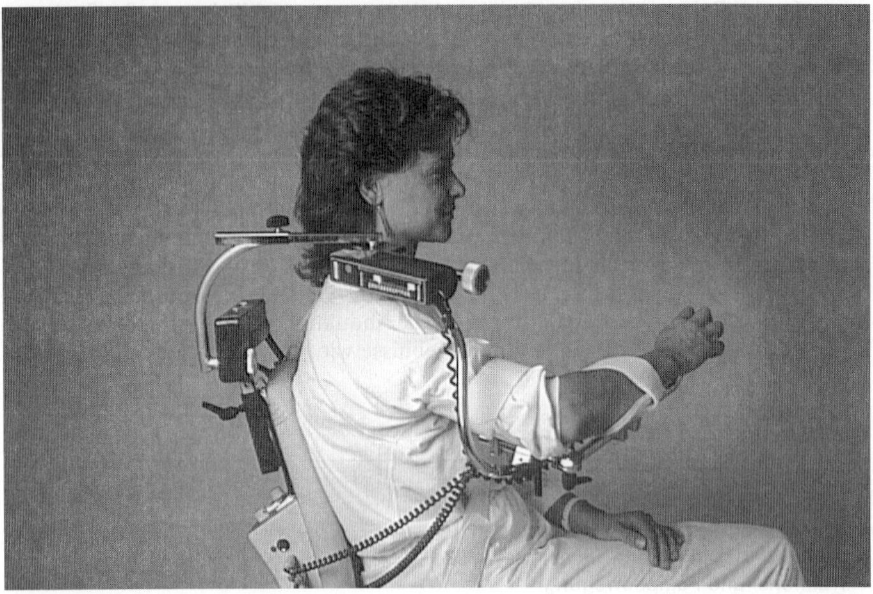

Abb. **134** Motorisierte Übungsschiene für das Schultergelenk (Hersteller: Ormed, 79111 Freiburg)

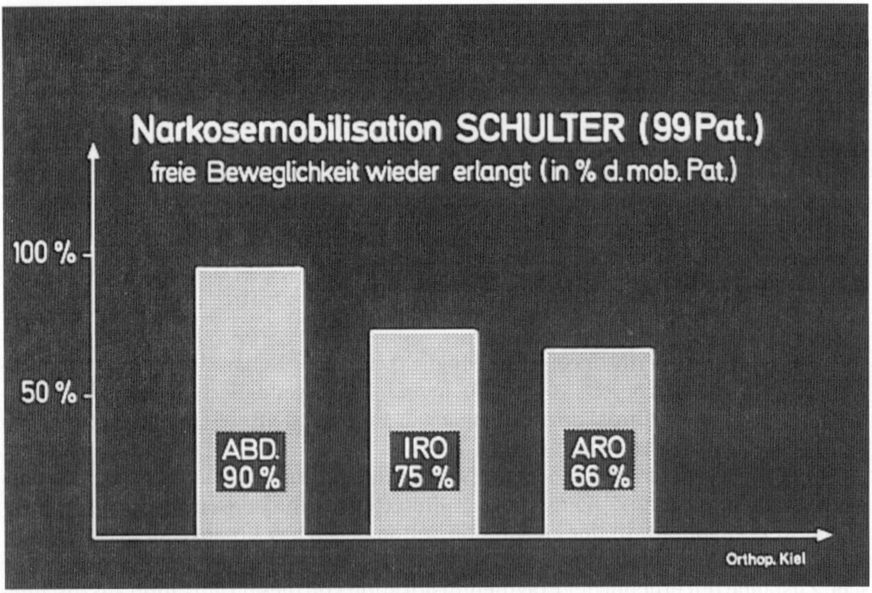

Abb. **135** Narkosemobilisation Schulter (Ergebnisse) aus: Helbig u. Döhler, 1984

Literatur

Blauth, W.: Das Kieler Orthesensystem (K.O.S.) für das Schulter- und Ellbogengelenk. Teil I: Die programmierte Motorschiene (motorisierte Übungsschiene). Unfallchirurg. 89 (1986) 28-36

Büll, C. C., H. Laprell: Die arthroskopische Therapie der retraktilen Kapsulitis-Indikation, Technik, Ergebnisse. In Bernard, M, P. Hertel: Arthroskopie und Chirurgie der Schulter. Fortschritte in der Arthroskopie, Band VIII, Enke, Stuttgart (1992)

Döhler, R., J. D. Herrlinger: Hyperostose der Sternoklavikulargelenke – eine Enthesopathie? Z. Orthop. 121 (1983) 92-97

Hackenbroch, M. H.: Periphere Arthrose In Jäger, M, C. J. Wirth: Praxis der Orthopädie, 2. Aufl., Thieme, Stuttgart (1992)

Helbig, B., R. Winter: Die Mobilisation der Schultersteife in Narkose-Indikation, Technik und Ergebnisse. Hefte Unfallheilkunde 153 (1981) 505-509

Helbig, B., R. Döhler: Längerfristige Erfahrungen mit der Narkosemobilisation bei Schultersteifen. In Reichelt, A.: Periartikuläre Schultererkrankungen. Buchreihe für Orthopädie und orthopädische Grenzgebiete, Bd. 8, ML-Verlag, Uelzen (1984)

Hofer, H., E. Hofer: Orthopädisch-physikalische Behandlung von Schultergelenkkontrakturen. Orthop. Prax. 7 (1978) 499-503

Vecchio, P. C., A. O. Adebajo, B. L. Hazleman: Suprascapular nerve block for persistant rotator cuff lesions. Brit. J. Rheumatol. 3 (1993) 453-455

Indikation und Wertigkeit operativer Maßnahmen bei der Arthrose der Schultergürtelgelenke

J. Eulert und Th. Müller

Arthrose des Skapulohumeralgelenks

Wie auch an anderen Gelenken unterscheiden wir zwischen der primären und sekundären Arthrose. Dabei sind die sekundären Arthrosen mit bekannter Ursache von besonderem Interesse. Geben sie doch die Möglichkeit schon vor Eintreten der manifesten Arthrose durch chirurgische Beseitigung der präarthrotischen Deformität das Auftreten der Arthrose *prophylaktisch* zu verhindern oder zumindest das Manifestwerden zu verzögern.

Hierzu einige Beispiele:

Bei den *posttraumatischen Arthrosen*, die auf dem Boden einer *Fraktur* entstanden sind, müssen die operativen Maßnahmen so gestaltet sein, daß die Kongruenz der Gelenkpartner möglichst wenig gestört ist (Abb. **136**) und keine Durchblutungsstörung des Humeruskopfs mit nachfolgender Nekrose auftritt.

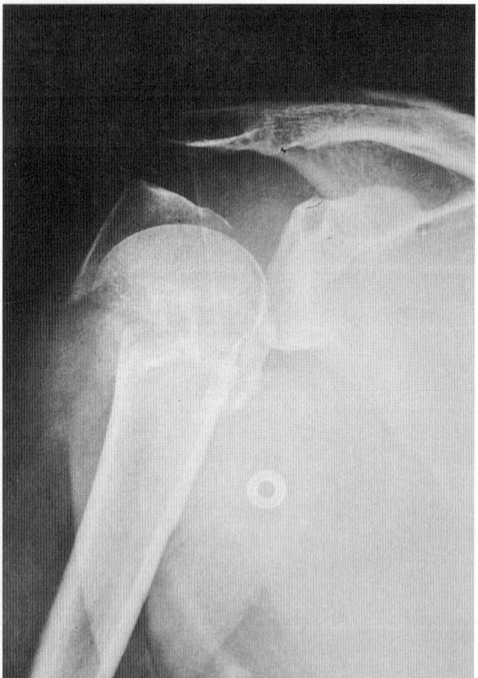

Abb. **136a**

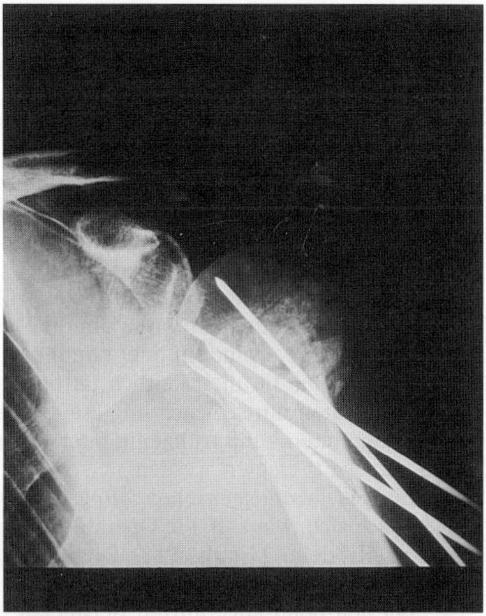

Abb. **136 a** und **b** (**a**) 4-Fragmentfraktur, (**b**) Zustand nach Minimalosteosynthese mit Spongiosaplastik

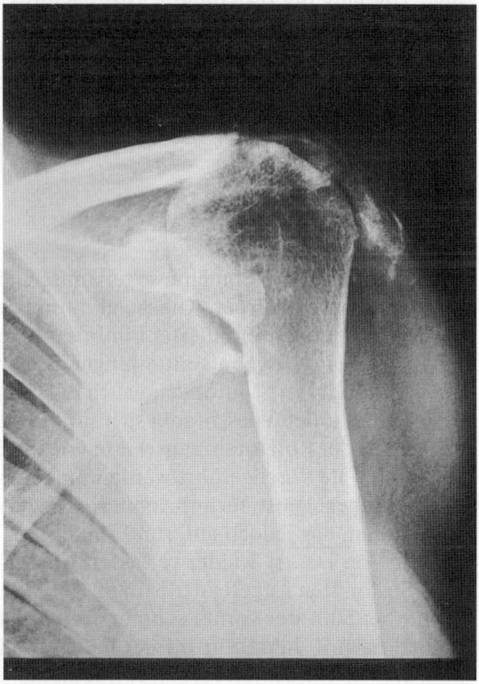

Abb. **137** Cuff-Arthropathie

Luxationen sind so schnell wie möglich zu beseitigen und die nachfolgende Ruhigstellung soll rezidivierende Instabilitäten vermeiden. Treten aber rezidivierende Instabilitäten auf, sind sie operativ zu beseitigen, um dem Gelenkverschleiß vorzubeugen. Frische traumatische *Sehnenrupturen* der Rotatorenmanschette sollten operativ versorgt werden, auch die Rupturen im Zusammenhang mit Luxationen bei Patienten über 40 Jahren. Persistierende Sehnendefekte, sei es posttraumatisch oder auch auf degenerativer Basis, können, wenn sie groß genug sind, zu einer Instabilität mit nachfolgender Arthrose, der sogenannten *Cuff-Arthropathie* (Abb. **137**), führen. Durch frühzeitige Rekonstruktion der Rotatorenmanschette kann das Auftreten dieser Pathologie verhindert werden.

Bei der *chronischen Polyarthritis* sind frühzeitig arthroskopisch Synovektomien und Bursektomien durchzuführen, um die Destruktion des Gelenks und der Rotatorenmanschette zu verhindern oder zumindest zu verlangsamen.

Infektionen, die mehrheitlich iatrogen durch unsaubere Injektionstechniken entstehen, sollten durch Beachtung aseptischer Kautelen vermieden werden. Ist sie einmal eingetreten, muß frühzeitig interveniert und mittels Debridement und Spül-Saug-Drainage therapiert werden.

Einige *Operationen* ziehen *iatrogene Knorpelschäden* und arthrotische Veränderungen nach sich, wie z. B. die Operation nach Eden-Hybinette zur Behandlung der Luxation (Krödel u. Mitarb. 1988). Diese Operationen sind durch Eingriffe, die weniger arthrosefördernd sind, zu ersetzen.

Bei den oben angeführten Beispielen ist der wesentliche Punkt der chirurgischen Therapie die Beseitigung arthrosefördernder Faktoren, um das Entstehen der Arthrose oder ihre schnelle Verschlechterung zu verhindern.

Ist jedoch die Arthrose einmal eingetreten, so stehen uns verschiedene operative Techniken zur Verfügung, die nachstehend aufgeführt und gewertet werden sollen:

Operative Techniken

Arthroskopie

Mittels *Arthroskopie* kann eine sogenannte Gelenktoilette mit Synovektomie, Entfernung freier Gelenkkörper, Knorpelglättung, Entfernung mobiler Knorpelfetzen und mobiler degenerativ veränderter Limbusanteile durchgeführt werden. In der Literatur finden sich keine Ergebnismitteilungen. Eigene Erfahrungen haben jedoch gezeigt, daß sich dadurch recht gute, wenn auch nur temporäre Verbesserungen erzielen lassen. Diese Gelenktoilette beschränkt sich auf die intraartikuläre Therapie. Liegt außerdem eine Ruptur der Rotatorenmanschette vor, muß zusätzlich noch ein Débridement der Sehnenstümpfe durchgeführt werden und eine Dekompression durch Defilée-Erweiterung erfolgen. Diese Technik lehnt sich an das *offene Debridement* von Dautry u. Gosset (1986) an, das jedoch aufgrund seiner unzureichenden Ergebnisse auch von den Schülern von Dautry wieder verlassen wurde.

So konnten Augereau u. Mitarb. (1988) zeigen, daß bei dieser Technik nach 5 Jahren nur bei 50 % der vorher schmerzfreien Patienten noch Schmerzfreiheit bestand und daß nach 10 Jahren in 1/4 der Fälle eine Cuff-Arthropathie auftrat.

Der Effekt des offenen Debridements ist also nur temporär.

Ähnliche Ergebnisse sind wahrscheinlich auch von dem *endoskopischen Debridement* mit Rißglättung und Defilee-Erweiterung zu erwarten. So fanden Ellmann u. Mitarb. (1993) nur bei kleineren Rissen der Rotatorenmanschette von unter 2 cm gute Resultate, während bei größeren Rissen in über 50 % der Fälle schlechte Ergebnisse zu verzeichnen waren, wenngleich diese Technik auch zu einer Schmerzlinderung führt.

Ogilvie-Harris (1993) hat eine vergleichende Studie zwischen Manschettenrekonstruktion mit Neer-Akromionplastik einerseits und arthroskopischem Debridement mit Dekompression andererseits durchgeführt. Bezüglich der Schmerzreduktion fanden sich vergleichbar gute Resultate, aber eine deutliche Überlegenheit der rekonstruierten Fälle bezüglich Funktion und Kraft. Daraus ist zu folgern, daß die arthroskopische Operation nur einen temporären Effekt hat, vor allem den Schmerz reduziert und nur bei Patienten anzuwenden ist, die einen relativ niedrigen funktionellen Anspruch an ihre Schulter stellen.

Rekonstruktion eines größeren Rotatorenmanschettendefekts

Dies ist schwierig. Je größer der defekt, desto schlechter die Ergebnisse und desto häufiger verbleiben Defekte oder entstehen Rerupturen (Harriman u. Mitarb. 1991).

Ortständige Verschiebelappen führen zu einer Änderung der physiologischen Gelenkbeweglichkeit und lassen unphysiologische, vermehrte Translationsbewegungen auftreten (Löhr u. Mitarb. im Druck). Eine Möglichkeit diese großen Manschettendefekte zu decken, ist mit dem M.-deltoideus-Lappen nach Augereau u. Apoil (1988) gegeben. Hierbei wird ein muskulotendinöser Anteil der Pars clavicularis des m.-deltoideus in den Defekt eingeschlagen und mit dem M.-subscalpularis, supraspinatus, infraspinatus und teres minor vernäht. Es werden nicht nur von den Originalautoren (Augereau 1991) gute Ergebnisse *(94 % postoperativ schmerzfrei* bzw. wenig schmerzhaft) berichtet, sondern auch von anderen Autoren (Thür u. Mitarb. 1992): *in 84 % zufriedene Patienten).* Über den M.-lat.-dorsi-transfer zur Rekonstruktion großer Rotatorenmanschettendefekte liegen nur spärliche Mitteilungen vor (Gerber 1992).

Kompletter Ersatz des Schultergelenks

Nach den klassischen Arbeiten von Neer u. Mitarb. (1982) sind beim kompletten Ersatz des Schultergelenks mittels unverblockter Endoprothese ausgesprochen gute Ergebnisse zu erzielen (Abb. **138**). Diese teilweise exzellenten Resultate von Neer u. Mitarb. konnten nicht von allen Autoren nachvollzogen werden, aber insgesamt sind die Ergebnisse der Schulterendoprothetik doch als gut zu bezeichnen. Die Hemiarthroplastik, also der Ersatz nur des Humeruskopfes, zeigt vergleichbare Resultate (Boy u. Mitarb. 1991), während die Ergebnisse verblockter Schulterendoprothesen so schlecht waren, daß sie heute nicht mehr angewendet werden.

Arthrodese

Diese wird heute nur noch in seltenen Fällen durchgeführt. Die Ergebnisse sind zwar insgesamt zufriedenstellend, da sie so gut wie immer fest werden, aber der Funktionsverlust ist doch erheblich. Infolgedessen ist die Indikation zugunsten der Endoprothese nur noch selten zu stellen, wie z. B. bei einer Infektarthropathie.

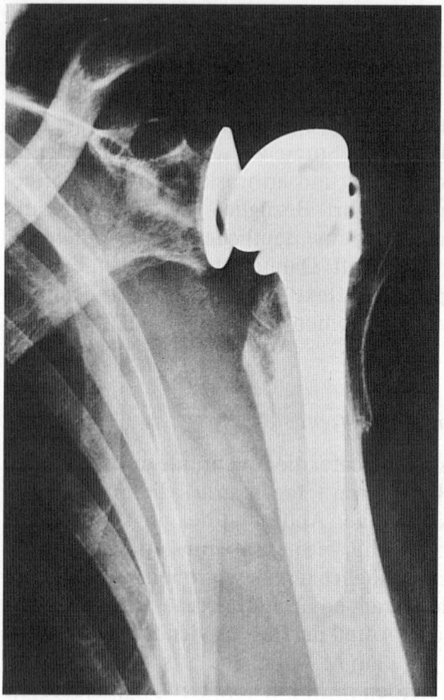

Abb. **138** Unverblockte Endoprothese mit Humeruskopf- und Glenoidersatz

Operationsindikationen

Nachfolgend wird unter Berücksichtigung der oben angeführten Ergebnisse aus der Literatur sowie eigenen Erfahrungen die Differentialindikation für die verschiedenen operativen Maßnahmen bei verschiedenen Arthroseformen zusammengestellt:

Primäre Arthrose

Hier kann bei mittelschweren Veränderungen, wennn die konservativen Maßnahmen ausgeschöpft sind, durch eine arthroskopische Gelenktoilette in der Regel für mehrere Jahre ein deutlicher Beschwerderückgang erzielt werden. Bei schweren Arthrosen und insbesondere bei älteren Patienten ist aber die Indikation zu einer unverblockten Totalendoprothese gegeben.

Posttraumatische Arthrose

Nicht selten finden sich bei diesen Patienten bereits präoperativ erhebliche Bewegungseinschränkungen und Kontrakturen, so daß insbesondere wenn noch eine fixierte Fehlstellung in Subluxation oder gar Luxation vorliegt, nur mit einem geringen Funktionsgewinn gerechnet werden kann. Hier steht also die Schmerzbefreiung im Vordergrund („Limited goals"). Bei älteren Patienten ist eine Hemi- oder Totalprothese angezeigt, bei jüngeren Patienten hängt die Indikation vom Schweregrad und von der Fehlstellung ab. Zentrierte Gelenke mit noch nicht so ausgeprägter Arthrose sollten einer arthroskopischen Gelenktoilette zugeführt werden, bei schweren Fällen ist entweder eine Arthrodese durchzuführen oder eine Endoprothese zu implantieren.

Cuff-Arthropathie

Beim Patienten im höheren Lebensalter, insbesondere wenn internistische Komplikationen drohen und wenn der Muskel eher schwach ausgeprägt ist, empfiehlt sich ein arthroskopisches Debridement mit Dekompression. In diesen Fällen steht die temporäre Schmerzbefreiung im Vordergrund. Wenn die oben angeführten Voraussetzungen nicht vorliegen, empfiehlt sich beim älteren Patienten mit intakter Pfanne eine Hemiarthroplastik, bei arthrotischer Pfanne eine Totalendoprothese mit einem M.-deltoideus-Lappen. Bei jüngeren Patienten mit beginnender Cuff-Arthropathie ist ein Deltoideuslappen angezeigt. Liegt bereits eine deutliche Arthrose vor, ist eine Arthrodese indiziert.

Rheumatoide Arthritis

Bei der cP hängt die Indikation vor allem vom Ausmaß der Destruktion und dem Alter der Patienten ab. In der Frühphase sollte eine Synovektomie mit Gelenktoilette durchgeführt werden, bei vermehrter Gelenkdestruktion eine Totalendoprothese.

Infektarthropathie

Bei *postinfektiöser Gelenkdestruktion* empfiehlt sich in der Regel eine Arthrodese.

Postoperative (iatrogene) Arthrose

Bei den postoperativ iatrogen auftretenden Arthrosen, wie z. B. nach Eden-Hybinette-Operationen (Krödel u. Mitarb. 1988), empfiehlt sich bei den milderen Arthrosen eine arthroskopische Gelenktoilette, bei den schwereren Formen eine Totalendoprothese.

Arthrose der Schlüsselbeingelenke

Die latente *Akromioklavikulararthrose* ist relativ häufig. Schon ab dem 20. Lebensjahr setzen regressive Veränderungen in diesem Gelenk an.

Die symptomatische Form der AC-Gelenksarthrose ist jedoch selten und läßt sich in der Regel durch konservative Maßnahmen beherrschen.

Die Indikation zur Operation besteht nur, wenn die konservative Therapie keine Besserung herbeiführt.

Therapie der Wahl ist dann die *Resektion des lateralen Klavikularendes* von ca. 1,5 cm (Abb. **139**). Die Ergebnisse sind gut, es wird in über 90% der Fälle von guten und exzellenten Ergebnissen berichtet (Eulert 1982). Der Eingriff kann auch arthroskopisch durchgeführt werden (Gartsman 1993)

Die Indikation zu operativen Maßnahmen ist bei der *Sternoklavikulargelenksarthrose* selten. Auch hier führt in der Regel die konservative Behandlung zum Ziel. Ist das nicht der Fall, wird das mediale Klavikularende reseziert, die *Resektion* sollte nicht zu üppig sein und darf nur bis zum Lig. costoclaviculare erfolgen. Auch hier wird über gute Ergebnisse berichtet (Rockwood 1990).

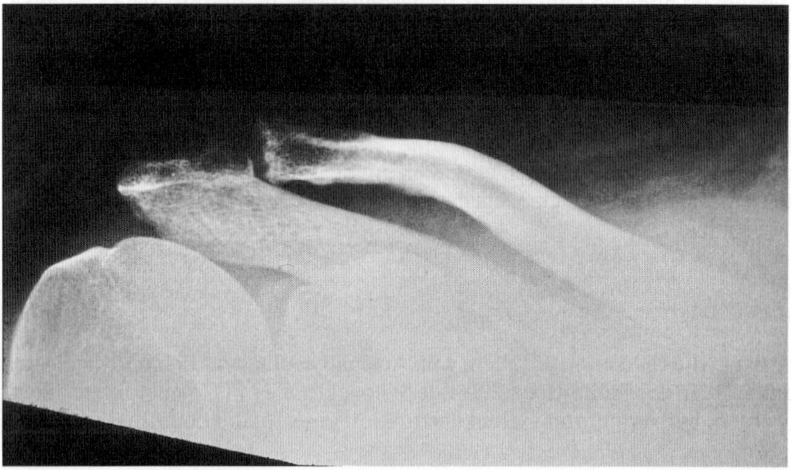

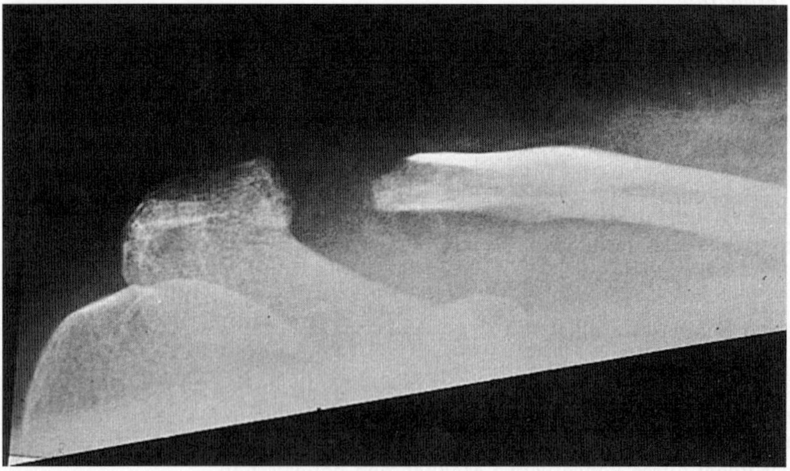

Abb. **139 a** und **b** (**a**) Arthrose Schultereckgelenk, (**b**) Zustand nach Resektion laterale Klavikula

Literatur

Augereau, B., A. Apoil: Reparation par lambeau deltoidien des grandes pertes de substance de la coiffe des rotateurs de l'épaule. Rev. chir. orthop. 74, Suppl. (1988) 298 - 301

Augereau, B.: Rekonstruktion massiver Rotatorenmanschettenrupturen mit einem Deltoidlappen. Orthopädie 20 (1991) 315 - 19

Augereau, B., A. Apoil, H. Bellaiche: L'arthrolyse supérieure de l'épaule pour lésions trophiques de la coiffe des rotateurs sur tête excentrée. Rev. chir. orthop. 74 (1988) 296 - 8

Boyd, A. D. Jr., W. H. Thomas, R. D. Scott, C. B. Sledge, T. S. Thornhill: Total shoulder arthroplasty versus hemiarthroplasty. Indications for glenoid resurfacing. J. Arthroplasty 5 (1990) 329 - 336

Dautry, P., J. Gosset: Apropos du syndrome de rupture de la coiffe des rotateurs de l'épaule. Lyon chir. 64 (1968) 929 - 32

Ellman, H., S. P. Kay, M. Wirth: Arthroscopic treatment of fullthickness rotator cuff tears: 2- to7-year follow up study. Arthroscopy 9 (1993). 195 - 200

Eulert, J.: Schultergürtel – degenerative Erkrankungen. In: Witt, A. N., H. Rettig, K. F. Schlegel: Orthopädie in Praxis und Klinik, Band 6, Teil 2, Thieme,Stuttgart (1982)

Gartsman, G. M.: Arthroscopic resection of the acromioclavicular joint. Amer. J. Sports Med. 21 (1993) 71 - 7

Gerber, Ch.: Latissimus-dorsi-transfer for the treatment of irreparable tears of the rotator cuff. Clin. Orthop. 275 (1992) 152 - 60

Harryman, D. T. II, L. A. Mack, K. Y. Wang, S. E. Jackins, M. L. Richardson, F. A. Matsen III: Repairs of the rotator cuff. correlation of functional results with integrety of the cuff. J. Bone Jt. Surg. 73 - A (1991) 982 - 9

Krödel, A., H. J. Refior: Die Operation nach Eden-Hybinette-Lange. Hefte zur Unfallheilkunde 195 (1988) 188 - 92

Löhr, J., P. Helmig, J. O. Sojbjerg: Instability of rotator cuff lesions. An in-vitro study. J. Shoulder Elbow Surg. (In Druck)

Neer, C. S. II, K. C. Watson, F. J. Stanton: Recent experience in total shoulder replacement. J. Bone Jt. Surg. 64 - A (1982) 319 - 37

Ogilvie-Harris, D. J., A. Demaziere: Arthroscopic debridement versus open repair for rotator cuff tears. A prospective cohort study. J. Bone Jt. Surg. (1993) 416 - 20

Rockwood, Ch. A., F. A. Matsen III: The Shoulder. Saunders, Philadelphia (1990)

Thür, C., C. Redaelli: Die Deltoideus-Lappen-Plastik. Therapie der Wahl bei der großen Rotatoren-Manschetten-Ruptur? Z. Unfallchir. 85 (1992) 172 - 85

Ellenbogen und Hand

Möglichkeiten und Grenzen konservativer Maßnahmen

R. Albersmeyer

Was tun bei Arthrose?

Vor dieser Frage stehen auch wir. Was können wir tun? Sind alle Arthrosen behandlungsbedürftig? Ab wann müssen wir handeln?

Die stumme Arthrose ist beschwerdefrei, zeigt oft nur kosmetische, äußerliche Veränderungen. Wir beraten und klären auf.

Das Problem ist die aktivierte Arthrose. Durch Irritationsfaktoren (Otte) „verschlimmert" sich die Knorpel- und Gelenksituation. Start-Anlaufschmerzen beginnen. Die Folge ist die nichtentzündliche synoviale Kapselschwellung, das arthrotische Reizgelenk, durch Verschleiß und mechanischen Abrieb verursacht. Es folgen Bewegungseinschränkungen, Einsteifung oder die Gelenkinstabilität. Ist der Beginn der Behandlung jetzt schon zu spät? Hätte man doch früher eingreifen sollen? Nach meiner Erfahrung liegt der therapeutische Schlüsselpunkt im Stadium zwischen schmerzfreien und schmerzhaften Befund.

Was können wir mit der Therapie erreichen? Die „Prozeßautomatik" (Miehlke) muß gestoppt werden, so daß die aktivierte Arthrose wieder stumm wird, d. h. Ausschaltung von kausalen Irritationsfaktoren.

Zwischen An- und Abbau sollte ein Gleichgewicht bestehen. Ein Reizzustand muß rasch beseitigt werden. Wie sieht die aktive – passive Bewegungseinschränkung mit oder ohne Testung gegen Widerstand aus? Wie ist die Gelenkfunktion? Liegt eine primäre oder sekundäre Glenksteife vor?

Bei unterschiedlicher Entstehung resultieren beide in Veränderungen aller am Gelenk beteiligten Strukturen. Durch die fehlende Funktion organisieren sich das Bindegewebe und neugebildetes Kollagen nicht. Es kommt zu strukturellen Verkürzungen. Falsche Immobilisation in einem muskelverkürzten Zustand provoziert zusätzlichen (als den schon üblichen) Abbau von Muskelfasern, die Muskel- und Knorpelgelenkatrophie nimmt zu. Durch von außen in das Gelenk einsprießendes Gewebe entstehen sekundäre Gelenkveränderungen in Form von Adhäsionen und Ankylosen.

Welches sind die therapeutischen Konsequenzen? Es sind dies eine effektive Schmerz- und entzündungshemmende Therapie, Beschränkung der Immobilsationsdauer auf das notwendige Minimum mit Lagerung in optimaler funktioneller Stellung und anschließender Wiederherstellung der Funktion.

Welche konservativen Therapiemöglichkeiten können wir anbieten? Die physikalische Therapie ist meines Erachtens die effektivste der möglichen konservativen Behandlungen. Mit einfachen Methoden kann relative Schmerzfreiheit erreicht werden. Danach steht im Vordergrund meiner therapeuthischen Maßnahmen das große Spektrum der krankengymnastischen Übungstherapie, der manuellen, aktiven und passiven Bewegungstherapie. Auch verschiedene „Naturheilverfahren" und viele der bekannten Reflextherapien können eingesetzt werden. An Ellenbogen-, Hand- und den Fingergelenken haben sich die Querfriktion nach vorheriger Eisbehandlung bewährt. Ein oder mehrere Finger versuchen eine tiefe Friktion mit entsprechender Intensität quer zum Faserverlauf. Der Effekt ist 4fach: verursacht wird eine lokale Hyperämie, eine lokale Beweglichkeitsverbesserung durch Lösung von Adhäsionen, weiter eine verbesserte Durchblutung am Knochen-, Knorpel- und Sehnenansatz und eine Stimulation der Mechanorezeptoren.

Die Elektrotherapie hat in der Praxis viele Vorteile. Sie hat wenig Nebenwirkungen, dafür eine nachweisbare Wirkung. Ein regelmäßiger, den Verlauf kontrollierender Patientenkontakt bietet sich an. Von Nachteil ist die Zeitaufwendigkeit und die Bereitstellung des apparativen Aufwandes. Ich führe sie selbständig oder in Verbindung mit einer krankengymnastischen Therapie durch.

Die Wirkung kann physikalisch nachgewiesen werden. Im Gewebe als Volumenleiter, erzeugt das elektrische Feld eine Ionenwanderung. Positive Ionen wandern zum negativen, Negativionen zum positiven Pol. Die therapeutische Wirkung ist von Stromdichte, Lage der Elektroden und der Strommenge (mAm^2) abhängig. Daraus haben sich verschiedenste Stromformen und Anwendungstechniken entwickelt. Ich bevorzuge bei Weichteil- und knöchernen Erkrankungen sowie diffusen Schmerzzuständen die rein galvanische Stromform (fließender Gleichstrom). Die Anode wird hyperpolarisiert, die Kathode depolarisiert. Die spezifische Wirkung ist eine Hyperämie.

Niederfrequenzströme mit Frequenzen bis 200 Hz eignen sich zur Analgesie und zur Trophikverbesserung. Die diadynamische Bernard-Stromform hat sich bei mir zur „Querdurchflutung" degenerativer posttraumatischer Gelenkzustände bewährt. Der analgetische Effekt von Ultrareizströmen ist besonders bei periartikulären muskulären Fehlbelastungen rasch wirkungsvoll. Zur Vor- und Nachbehandlung bei Krankengymnastik sind die mittelfrequenten Ströme zur Stabilisation und Analgesie der Muskulatur und Gelenkstrukturen geeignet. Die oft langwierigen chronischen Ellenbogengelenkbeschwerden, auch in Verbindung mit einer Epikondylopathie, sind mit der Iontophorese alternativ gut zu therapieren. Als ionisierendes Medikament an der Minuskathode verwende ich DMSO, Etofenomat oder Ibuprofen-Gel. Das Medikament wird durch den elektrischen Strom an den Wirkungsort geschleust. Dies geht wirkungsvoll dynamisch mit dem Ultraschall-Simultan-Verfahren, einer Kombination von Reizstrom mit Ultraschall. Der Ultraschallkopf ist hierbei die Kathode. Der analgesierende und muskeldetonisierende Effekt ist überraschend.

Bei der „reinen" Ultraschalltherapie ist der thermische ungezielte Tiefeneffekt an der Gelenkkapsel am Sehnen- und am Periostgewebe durch den zusätzlichen analgetischen Effekt nützlich. Der Muskeltonus kann reduziert werden und eine normale Vordehnung wird wieder möglich.

Die lokale Kryotherapie stellt die einfachste Form der Thermotherapie dar. Das dadurch schmerzfreiere Gelenk kann frühzeitiger und komplexer mobilisiert werden.

Die Krankengymnastik selbst ist nach meiner Erfahrung die optimale konservative Therapieform für degenerative Ellenbogen-, Hand- und Fingergelenkveränderungen. Die Motilitätsverbesserung durch aktive Bewegungstherapie, isometrisch oder isotonisch, dehnt periartikuläre Strukturen und die an ihr und mit ihr verbundene und verkürzte Muskulatur. Insbesondere neuromuskuläre Dehnungstechniken sind, immer vorausgesetzt sie werden richtig durchgeführt, nebenwirkungsarm, schmerzlindernd und funktionell verbessernd. Die angelernten Verhaltensmaßnahmen stellen einen deutlichen Gelenkschutz dar.

Die manuelle Therapie mit Traktion, Translatation, Rotation zur manipulativen Gelenklockerung ist besonders erfolgreich. Welche Technik durchgeführt wird, ob in Form der sogenannten Muskelenergy-Technik oder nach Maitland oder anderen, ist im Prinzip nicht entscheidend. Wichtig ist die konsequente Durchführung der Therapie und das Fingerspitzengefühl des Krankengymnasten/der Krankengymnastin.

Ein weiteres „Standbein" der konservativer Behandlungsmöglichkeiten ist die medikamentöse Therapie. Die konservative Therapie von Ellenbogen-, Hand-, Fingergelenkarthrosen kommt ohne Corticosteroide, nichtsteroidale Antirheumatika, Lokalanästhetika, Analgetika und Phytotherapeutika, also Naturheilmittel, dies immer mehr, nicht aus. Für eine erträgliche Schmerzfreiheit sind Lokalanästhetika alleine oder in Kombination mit Corticosteroiden sinnvoll. Analgetika helfen kurzfristig. Länger bestehende Schmerzzustände an Ellenbogen-, Hand- und Fingergelenken sind zusätzlich durch kurze aber wiederholte Immobilisation in Funktionsstellung, d. h. Ruhigstellung im wahrsten Sinne des Wortes notwendig.

Soll man Cortison anwenden?

Geht es nicht auch ohne Cortison, ist eine regelmäßige Frage in der Praxis. Die Vielzahl der Nebenwirkungen seit Beginn der Cortisontherapie ab 1950 geistern horrorartig durch die Presse. Aufklärung ist deshalb erforderlich.

Zur eigenen Sicherheit beschränke ich mich bei der i. a. Cortisontherapie in der Praxis auf 2 Präparate. Die i. a. Injektion von Dexamethasonpalmitat (Lipotalon) mit Lokalanästhesie wirkt schnell und stark entzündungshemmend. Nach 2 - 3 Tagen sind die Patienten, enstprechend bei der Therapie mit Triamcinolon in Depotform, fast schmerzfrei. Da Arthrosebeschwerden nie gleich sind und sich sogar im Tagesverlauf ändern können, ist auch das Ansprechen auf eine i.a.-Therapie mit Immobilisation und nachfolgender Mobilisation differenziert zu beurteilen. Doch auch die skeptischsten Patienten sind nach einer erfolgreichen i.a.-Injektion bei akuten aktivierten Arthrosebeschwerden im Ellenbogen- bzw. Handbereich dankbar. Nicht geeignet sind die trockenen, ausgebrannten Arthrosen zur i.a. Cortisontherapie. Hier reicht eine Lokalanästhesie, evtl. mit Zusatz vonZeel oder Traumeel aus, um kurzfristige Besserung und Schmerzfreiheit zu erreichen. Da Rezidive sehr wahrscheinlich sind, muß der Patient entsprechend aufgeklärt werden.

Welche Dosierung? 5 ml Lokalanästhesie und 5 mg Lipotalon an den Ellenbogen- und Handgelenken, 1 ml LA und 1 ml Lipotalon an den Fingergelenken sind ausreichend. Dies sind keine statistisch belegten, sondern rein empirisch festgestellte Dosierungen. Grundsätzlich verwende ich bei allen i. a. Injektionen Lokalanästhetika, ohne die Präparate jedoch zu mischen. Eine Lokalanästhesie vor der Cortisoninfiltration zeigt fast schlagartig den richtigen Wirkungsort und dadurch die Indikation zu einer Nachinfiltration mit Corticosteroiden.

Aus dem großen Spektrum der degenerativen Veränderungen an Ellenbogen-, Hand- und Fingergelenken möchte ich jetzt stichwortartig einzelne Befunde vorstellen und dabei die einzelnen Therapieformen aufzeigen.

Die passive, nicht gegen Widerstand eingeschränkte schmerzhafte Beugung und Streckung des Ellenbogengelenks ist auf Veränderungen im Humeroulnargelenk, bei schmerzhaftem Widerstand auf das Humeroulnargelenk und die Muskelsehnenansätze zurückzuführen. Ist die Rotation frei, sind das Radiohumeral- und das Radioulnarglenk nicht beteiligt. Der Tastbefund zeigt eine lokale Überwärmung, Schwellung und Kapselverdickung. Die Beschwerden sind oft beidseits. Sie werden, sofern nicht Folgezustände nach einer Fraktur vorliegen, ohne äußere Einflüsse ausgelöst. Die Bewegungseinschränkung ist nicht wesentlich, 5 - 10 - 20 Grad an Beugung und Streckung fehlen.

Die Mißempfindungen und die leichte Bewegungseinschränkung stehen oft im Gegensatz zu den röntgenologischen Befunden. Bei fehlenden akut entzündlichen Veränderungen ist im Prinzip eine milde Wärmebehandlung mit Packungen oder elektrophysikalische Therapie ausreichend. Die schmerzhafte Extension und Flexion des Ellenbogengelenks gegen Widerstand zeigt die gleichzeitige Überlastungen der M.-brachialis-Muskelgruppe und der entsprechenden Sehnenansätze. Therapeutisch sinnvoll sind Querfriktionen, Eis- oder Elektrotherapie, Infiltration und vor allem aktive Dehnungsübungen. Die Insertionstendopathie des M. triceps brachii zeigt sich bei der schmerzhaften Extension des Ellenbogens gegen Widerstand. Zusätzlich sind Dehnung und insbesondere Ultrareizstrom, Phonophorese, sowie die Einhaltung einer konsequenten Schonung und Vermeidung von Fehlbelastungen die Therapie der Wahl.

Bei der schmerzhaften passiven Streckung und Pronation, sowie Flexion des Handgelenks gegen Widerstand, sind die Palmarflexoren am Ansatz irritiert. Auch hier ist die Querfriktion und Eisbehandlung am Ansatz über 3 - 4 Wochen, elektrophysikalische Therapie, Infiltrationsbehandlung an der Vorderseite des Epicondylus medialis humeri und gegebenenfalls die Gipsschienenimmobilisation über 14 Tage notwendig. Sinnvoll sind aktive Übungen und die statische Dehnung der Palmarflexoren.

Die verschiedenen Formen der begleitenden Epikondylosen am Ellenbogen radialseitig mit Insertionstendopathien zeigen sich durch eine passive, schmerzhafte Extension und schmerzhafte Supination gegen Widerstand. Querfriktion, Eisbehandlung, Ultraschalltherapie, Dehnungsübungen, Immobilisation, Bandagen und nicht zuletzt Lokalinfiltration mit anschließender Schonung für 3 - 4 Tage sind notwendig. Die häufigste Insertionstendopathie, die des M. extensor carpi radialis longus spricht besonders gut auf die manuelle Therapie mit Dehnungsübungen nach Mills an, d. h. Flexion des Ellenbogengelenks, Supination im Unterarm und Dorsalfexion und Radialabduktion des Handgelenks mit anschließender Mobilisation der Muskulatur, z. B. in der Muskelenergy-Technik.

Freie Gelenkkörper verursachen kurzfristige, spontane Blockierungen des Ellenbogengelenks. Sie lösen sich nur langsam. Ursachen sind entweder posttraumatische Zustände oder die Folge einer isolierten Wachstumsstörung. Beispiel hierfür ist die Panner-Erkrankung. Im Laufe der Jahre werden die Fragmente größer, der harte Bewegungsanschlag mit Bewegungseinschränkung nimmt zu. Aus der Form der Bewegungseinschränkung läßt sich die Lage des Fragments ableiten. Beim Erwachsenen sind die freien Gelenkkörper meistens knorpelig und zeigen keine röntgenologischen Veränderungen. Durch Mobilisation kann die durch freie Gelenkkörper bedingte Bewegungseinschränkung reduziert werden. Weitere Bewegungen provozieren einen vermehrten Abrieb und Zerstörung des Knorpels. Mit der operativen Entfernung der Gelenkkörper darf deshalb nicht zugewartet werden. Die Kompression des N. interosseus posterior durch kapsuläre Veränderungen, Synovialitis und Druck von ventral auf den Nerv ist eine seltene Ursache degenerativer Veränderungen des Ellenbogengelenks, sollte differentialdiagnostisch jedoch nicht vergessen werden. Eine Chondrokalzinosis des Ellenbogengelenks kann sich gelegentlich erstmals in Form einer Bursitis olecrani zeigen. Eine hinhaltende konservative antiphlogistische Therapie wird die notwendige operative Behandlung nicht umgehen lassen.

Am Handgelenk sind degenerative Veränderungen zunächst im distalen Radioulnargelenk vorhanden. Schmerzhaft sind die Umwendbewegungen unter Kompression des Handgelenks. Ursache ist die Minus- oder Plusvariante der Ulna, nicht selten auch posttraumatische Veränderungen. Therapeutisch ist die Triamcinoloninjektion mit Ruhigstellung und spätere Bewegungstherapie wirkungsvoll. Eine der im Handel erhältlichen zahlreichen Handgelenkbandagen kann beim Arbeiten eine Entlastung und schmerzfreiere Funktion bewirken.

Die radiokarpale Arthrose des Handgelenks ist oft eine Verletzungsfolge. Bewegungseinschränkung mit wechselnder Kapselverdickung und sekundärer Tenosynovialitis ist möglich. Das Röntgenbild zeigt Osteoarthrose in einem oder mehreren verschmälerten Handwurzelgelenken mit Sklerosierung und subkortikaler Zystenbildung. Nach der Dexamethasonpalmitat Injektion radiokarpal-radialseitig immobilisiere ich das Handgelenk kurzfristig und führe dann eine physikalische Therapie und Krankengymnastik mit Mobilisation des Handgelenks durch. Auch eine chronische Tenosynovialitis oder Tendovaginitis stenosans de Quervain I ist Ausdruck eines Reizzustands bei radiokarpaler Arthrose und Fehlbelastung der Hand. Therapeutisch erfolgt auch hier eine Eisbehandlung, Immobilisation, NSAR und gegebenenfalls Lipotalon. Wichtig ist die Ursachenbeseitigung.

Degenerative Veränderung der Handwurzelknochen alleine sind selten, dann jedoch äußerst hartnäckig und schwierig zu behandelnde Fälle. Die Arthrose im Pisohamatumglenk imponiert oft als Tenosynovialitis der Flexor-carpi-ulnaris-Sehne, eine Osteoarthrosis am Tuberculum ossis naviculare, am Ansatz der Flexor-carpi radialis-Sehne als Flexortenosynovialitis. In der CT-Aufnahme wird die Diagnose deutlich. Osteoarthritis, insbesondere navikulare Pseudoarthrosen können konservativ, solange sie einigermaßen schmerzfrei sind, mit Orthesen und Bandagen behandelt werden. Im Dauerschmerzzustand werden Lokalanästhetika-„Blockierungen" (Wilhelm) in Form einer Handgelenkdenervation durchgeführt.

Die Triquetrum-lunatum-Arthrodese ist zwar klinisch stabil, das Beschwerdebild jedoch derartig kraß, daß der jetzt operativ erreichte Zustand in keinem Verhältnis zu den vorbestehenden Handgelenkbeschwerden steht. Die Hand ist jetzt gebrauchsunfähig.

Dafür sind radiokarpale Blockierungen durch Instabilitäten des ulnaren, radialen und Lunatum-capitatum-Bandagenapparates aufgrund degenerativer Veränderungen mit manipulativen Techniken im Prinzip gut zu behandeln. Infiltrierende Lokalanästhesie und Elektrotherapie führen zu lang anhaltenden schmerzfreien Phasen. Eine wesentliche Folge degenerativer Veränderungen, meistens posttraumatisch, ist das Karpaltunnelsyndrom. Vorgeschichte, Röntgenbefund, der positive Phalen- und Stasis-Test, später der klinische Befund mit Schwäche der Thenarmuskulatur und den entsprechenden peripheren neurologischen Befunden, machen die Diagnose eindeutig.

Konservative Therapie?

Versuchsweise Immobilisation in Funktionsstellung für 3 Wochen und elektrophysikalische Therapie. Triamcinoloninjektionen halte ich nicht für sinnvoll, da die Ursache doch in den meisten Fällen die palmare Fehlstellung des Fragments mit der dadurch bedingten Einengung des knöchernen Karpalkanals ist. Triamcinolon wäre meines

Erachtens nur angezeigt, wenn eine massive Tenosynovialitis gleichzeitg vorliegt. Letztendlich sind hier operative Maßnahmen nicht zu umgehen.

Die häufige Daumensattelgelenk-Arthrose läßt sich durch den typischen Achsenstauchungsschmerz bei gleichzeitiger Rotation schnell nachweisen. Das klinische Bild zeigt die Fehlstellung und Kapselschwellung. Im Röntgenbild und besonders bei der Karpaltunnelaufnahme zeigt sich das Ausmaß der degenerativen Veränderungen. Therapeutisch ist hier eine Querfriktion mit Eisvorbehandlung und anschließender Immobilisation möglich. Versuchweise kann eine Ultraschalltherapie in Form der Phonophorese durchgeführt werden. Günstig sind alle krankengymnastisch geführten Mobilisationen. Die verschiedenen Formen der Immobilisation in Form der Torquild-Engen-Schiene oder der Daumenabduktionsschiene nach Bort lassen eine beschränkte funktionelle Tätigkeit noch zu. Ihre kosmetische Aktzeptanz ist dagegen eher schlecht. Triamcinoloninfiltrationen können 1 bis 2mal in einem wirklich aktiviertem Reizzustand hilfreich sein. Die degenerativen Veränderungen der Fingerend-, Mittel- und Grundgelenke stellen nicht nur eine kosmetisches, sondern auch ein funktionelles Problem dar. Heberden- oder Bouchard Arthrosen sind von der rheumatoiden Arthritis klar, von Systemerkrankungen schwieriger abzugrenzen. Der Beginn der Veränderungen ist zuerst am Zeigefinger, beide Hände sind meist mehr oder weniger symmetrisch befallen. Röntgenologisch zeigt sich die Gelenkspaltverschmälerung, die Osteophytenbildung, die Errosion und die Fehlstellung. Während des Wachstums eines Heberden-Knotens kann mehrere Monate lang eine schmerzhafte Rötung und Gelenkschwellung bestehen, häufig in Verbindung mit einer Pseudomuzinzyste. Eine effektive Therapie der Heberden- oder Bouchard-Arthrosen gibt es nicht. Möglich ist die Immobilisation während der schmerzhaften Phase, z. B. an den Endgelenken, mit einer Stack–Schiene. Lokale Antiphlogistika, Salben- und Gelverbände, Fangopakkungen und bei kosmetisch sehr störenden und funktionell behindernden Formen, die Arthrodese in Funktionsstellung.

Welche konservative Behandlungsform arthrotischer Beschwerden an Ellenbogen-, Hand- und Fingergelenken ist jetzt sinnvoll? Eine Kochbuchlösung, was geht, was geht nicht, gibt es nicht. Es gibt nur individuelle Lösungen. Ich bin davon überzeugt, daß der aus dem breiten therapeutischen Sprektrum umsichtig handelnde, alle Risiken abwägende Arzt den richtigen Rat, die richtige Therapie finden kann. Er muß offen und ehrlich mit seinem Patienten die Probleme besprechen, Rückzugsmöglichkeiten offen halten und andere Therapieformen, heute auch die bewußt jetzt von mir nicht erwähnten sinnvollen Naturheilverfahren oder Chondroprotektiva usw. ansprechen und nicht zuletzt auch operative Möglichkeiten anbieten können. Sorgfältiges Hinhören auf die Art der Beschwerden und deren Auslösung durch Arbeit, Sport usw. löst schon manches Problem. Unsere Grenzen sind durch den physiologischen Alterungsprozeß vorgegeben, die Möglichkeiten gesamt gesehen ja eher gering. Dieser „panoramaartige Rundgang“ konnte nur einen gedrängten Überblick der therapeutischen Möglichkeiten darstellen.

Das Anfangs erwähnte Zeitungsinserat, als Dia projeziert, mag für viele Patienten ein hoffnungsvoller Strohhalm zur Lösung ihrer Beschwerden sein. Es darf jedoch nicht dazu führen, daß paramedizinische Institutionen geschäftsmäßig tätig werden und den Patienten durch falsche Informationen verunsichern oder ihm eine wirkungsvolle Therapie vorenthalten.

Literatur beim Verfasser.

Spezielle Therapie arthrotischer Gelenke: Ellenbogen und Hand

Indikation und Wertigkeit operativer Maßnahmen

D. Wessinghage

Einleitung

Die Arthrose als Folge degenerativer Veränderungen am Gelenk ist eine der häufigsten Erkrankungen. Mit zunehmendem Alter wirkt sie sich bei wachsender und sich summierender Beanspruchung – Bewegung und Belastung – nicht nur an eigentlichen Gelenkstrukturen, sondern auch an den Weichteilen der Umgebung aus. Die Folgen sind Schmerzen, Kontrakturen und eine ausgeprägte Atrophie benachbarter Muskelgruppen, schließlich aber auch Funktionsstörungen. Aufgrund der größeren Belastungen entwickelt sich die Arthrose vorwiegend an den unteren Extremitäten. Aber auch an den unterschiedlichen Gelenken der oberen Extremität wird sie – entsprechend dem Ausmaß von Schmerz, Deformierung und funktioneller Beeinträchtigung – behandlungsbedürftig.

Im Vordergrund der Behandlung stehen hier – häufiger und länger als an der unteren Extremität – konservative Maßnahmen. Operative Eingriffe sind trotz der Vielzahl der auftretenden Veränderungen eher die Ausnahme. Grundsätzlich erhebt sich die Frage, zu welchem Zeitpunkt welche operative Maßnahmen durchgeführt werden sollten. Das operative Vorgehen ist nicht nur abhängig vom Ausmaß der Arthrose bzw. der Deformität, Instabilität und der dadurch hervorgerufenen Schmerzen oder der Funktionsbeeinträchtigung, sondern auch vom Gesamtzustand und dem Lebensalter des Patienten. Je nach Lokalisation und Grad der Veränderungen können vor allem *gelenkerhaltende, gelenkmobilisierende* oder *gelenkversteifende Operationen* indiziert sein. Wir haben versucht, soweit möglich, die von uns an unterschiedlichen Gelenken und Gelenkgruppen üblicherweise geübten operativen Maßnahmen tabellarisch zusammenzustellen, zu differenzieren und zu werten (Tab. **16**).

Zu den gelenkerhaltenden Eingriffen gehören neben der Synovektomie vor allem das Debridement bis zur ausgedehnten Gelenktoilette, die Arthrolyse und die arthroplastische Umformung. Aufgrund unserer operativen Erfahrungen, auch anhand konsekutiver Langzeitnachuntersuchungen, bevorzugen wir die einfachen arthroplastischen Umformungen und verzichten auf nicht notwendige Interponate. Diese Operationen werden unter Einschluß des Gelenkersatzes auch als mobilisierende Eingriffe zusammengefaßt. Mit der Arthrodese wird als Versteifung meist endgültig auf Mobilität verzichtet, wobei die Gesamtextremität funktionell durch nur lokalisiert angewandte Stabilisierung an Funktionsausmaß, wie -möglichkeiten gewinnt. An sonstigen, vorwiegend ergänzenden Eingriffen kommen vor allem prophylaktische Maßnahmen oder Operationen im Bereich von Nerven in Frage: bei gleichzeitig bestehenden Nervenkompressionssyndromen oder aber zur schmerzausschaltenden Denervation.

Tabelle 16 Zu diskutierende Operationen bei Arthrosen im Bereich der oberen Extremität (außer Schulter)

Gelenk	Arthrose	Zusatz- und prophylaktische Operation	Nerveneingriffe Neurolyse	Nerveneingriffe Denervation	Synovektomie bis Debridement	Arthrolyse	Arthroplastik	Gelenkersatz	Arthrodese
Ellbogen	kubital- partiell oder total	Entfernung freier Gelenkkörper	+	0	+	++	++	(+)	(+)
Hand	radiokarpal ulnokarpal radioulnar	Deformitäten (u. a. Madelung) pathologische Veränderungen (Lunatummalazie) Traumafolgen (Radius-, Navikulare-Fraktur, -Pseudarthrose)	+	+	(+)	(+)	(+)	+	+ und Ulnaköpfchen-Resektion
	interkarpal	0	0	+	0	0	0	part. : (+)	part. : (+)
CMC I	Daumenwurzel- Daumensattelgelenk (Rhizarthrose)	0	0	(+)	(+)	(+)	++	(+)	(+)
MCP I-V	Grundgelenk	0	0		+	0	(+)	(+)	0
PIP II-V	Mittelgelenk Bouchard	0	0		+	0	(+)	+	+
DIP II-V/IP I	Endgelenk Heberden	(+) Knötchen	0		(+)	0	(+)	0	+

Ellenbogengelenk

Am Ellenbogengelenk ist bei der Osteochondrosis dissecans prophylaktisch oder bei bereits bestehender Arthrose die Dissekatentfernung vorzunehmen. Sie kann, auch bei der Osteochondromatose in Verbindung mit einem Debridement, bei die Gelenkmechanik beeinträchtigenden osteochondrophytären Randwülsten und vergleichbaren intraartikulären Neubildungen in einzelnen oder in allen Gelenkabschnitten erforderlich sein. Bei einem ausschließlichen Auftreten der Arthrose am Radiusköpfchen ist das Debridement auf die Erhaltung seiner eigentlichen Gelenkfläche mit Zirkumferenz erforderlich. Bei einer aktivierten Arthrose (Otte) kann gleichzeitig – so nötig – die Synovektomie in den dargestellten Gelenkabschnitten vorgenommen werden. Der günstigste Zugang bietet sich an durch einen Längsschnitt über dem Radiusköpfchen. Dieses kann bei passiven Unterarmdrehbewegungen durch die aufliegenden Finger des Operateurs geortet und die Synovitis erfaßt werden. Erhalten werden müssen bei diesem Zugang radiales Kollateral- und Anularligament. Zusätzlich ist durch den Sulcus n. ulnaris – insbesondere bei der nicht seltenen Kombination der Arthrose mit einer Ulnariskompression – zusätzlich der ulnare Gelenkabschnitt erreichbar. Eine zusätzliche Inzision, vor allem bei bereits bestehenden arthrotischen Veränderungen, kann in der Umgebung des Olekranons nötig sein. Am Ellenbogengelenk zeigen auch bei extrem fortgeschrittener Arthrose ausgedehnte mobilisierende Eingriffe nachgewiesenermaßen postoperativ so gute Ergebnisse hinsichtlich Motilität und Stabilität, daß wir bis auf extrem geringe Ausnahmen auf den künstlichen Ersatz des Ellbogengelenks und auch die Arthrodese verzichten konnten (Abb. **140**). Nicht sel-

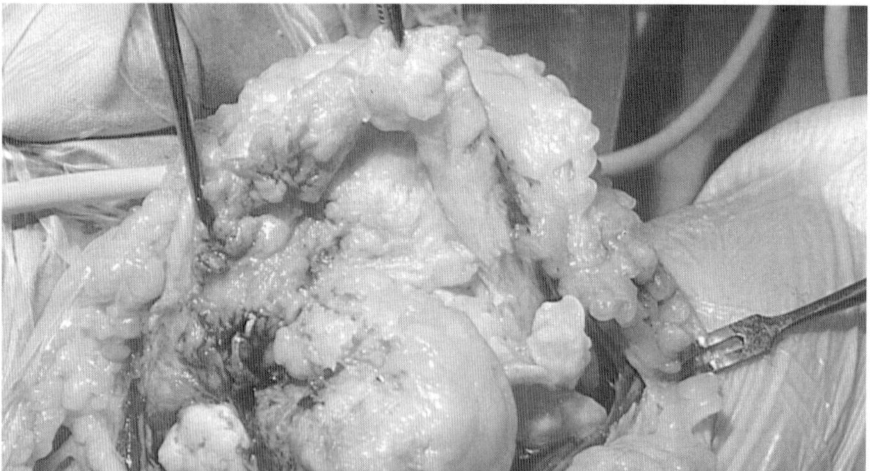

Abb. **140a**

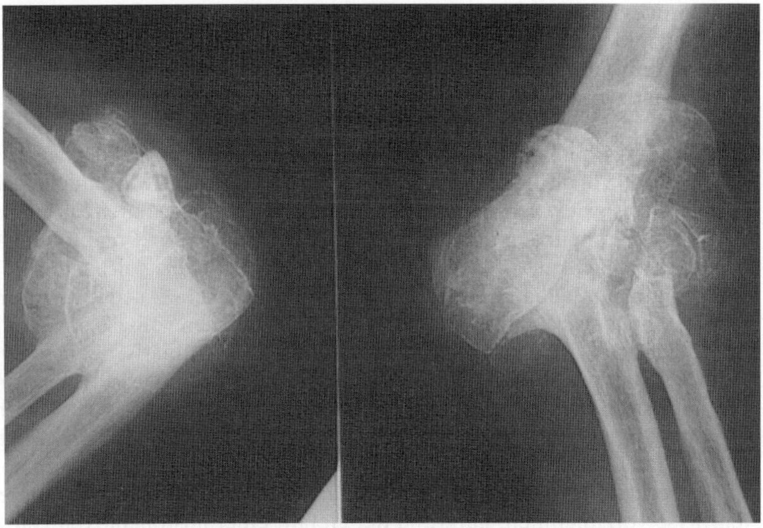

Abb. **140b**

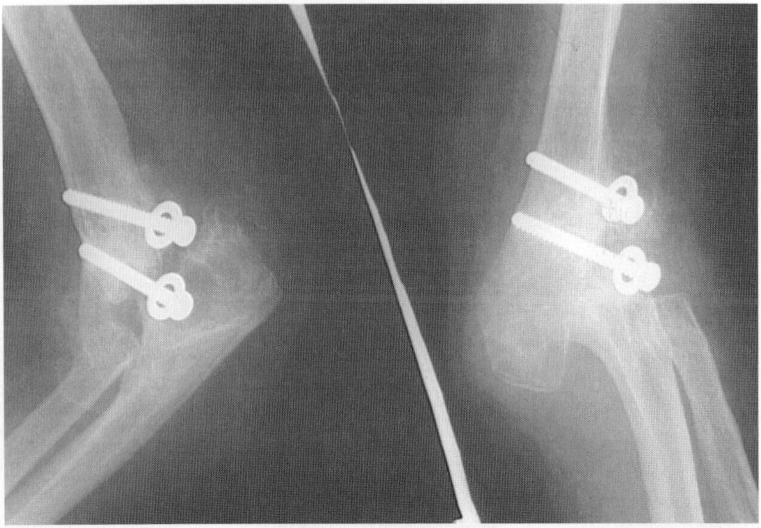

Abb. **140c**

Abb. **140 a-c** Ausgeprägte posttraumatische Arthrose nach Trümmerfraktur mit schmerzhafter Einsteifung. Nach partieller Osteotomie funktionsstörender traumatisch und degenerativ bedingten Knochenneubildungen: Debridement, arthroplastische Umformung des Gelenks unter Versetzung und Osteosynthese der osteotomierten Knochenanteile wurde ein deutlich gebessertes Funktionsausmaß mit schmerzfreier Beweglichkeit erreicht. Es kam zur knöchernen Überbrückung im Bereich der Osteosynthese bei geringem Abbau funktionell nicht geforderter Knochenanteile ten kommt es im Verlauf der Ellbogengelenkarthrose auch distal davon zu Veränderungen, die dem Untersucher nicht entgehen dürfen. Eingefallene Interdigitalräume lassen den Verdacht aufkommen, daß im Sulcus n. ulnaris eine erhebliche Kompression des N. ulnaris vorliegt. Spezialröntgenaufnahmen des Sulcus sind hier ebenso erforderlich wie elektroneurographisch u. a. die Bestimmung der Nervenleitgeschwindigkeit. Allerdings kann die Läsion des N. ulnaris durch einen entsprechenden sensiblen Nervenausfall volar (die ulnaren $1\,^1/_2$ Finger) und dorsal (die ulnaren $2\,^1/_2$ Finger) im Handbereich sowie motorisch durch Muskelatrophie sowie durch Spreiz- und Schlußschwäche der Langfinger, Beeinträchtigung der Daumenfunktion und die Aufhebung der Beugemöglichkeit in den Fingergrundgelenken bei gleichzeitig vollständiger Streckung in den beiden distalen Gelenken auffällig sein. Auch die Prüfung des Froment-Zeichens - das Greifen eines Papierblatts zwischen völlig gestrecktem Daumen und Zeigefinger - ist ein Zeichen für einen intakten N. ulnaris, der ja vorwiegend die Adduktions- und Oppositionsmuskulatur des Daumens innerviert. Beim Ausfall des Nervs ist das Greifen zwischen den beiden ersten Fingern nur noch unter Innervation des vom N. medianus versorgten M. flexor pollicis longus möglich; hierbei wird der Daumen im Endgelenk eindeutig gebeugt.

Hier sind zusätzlich zur Ellbogengelenkrevision Nervendekompression und Neurolyse vorzunehmen; aufgrund der Gefahr einer postoperativen Narbenbildung mit Ulnariskompression ist es hier sinnvoll, den N. ulnaris in die Ellenbeuge zu verlagern (Abb. **141**).

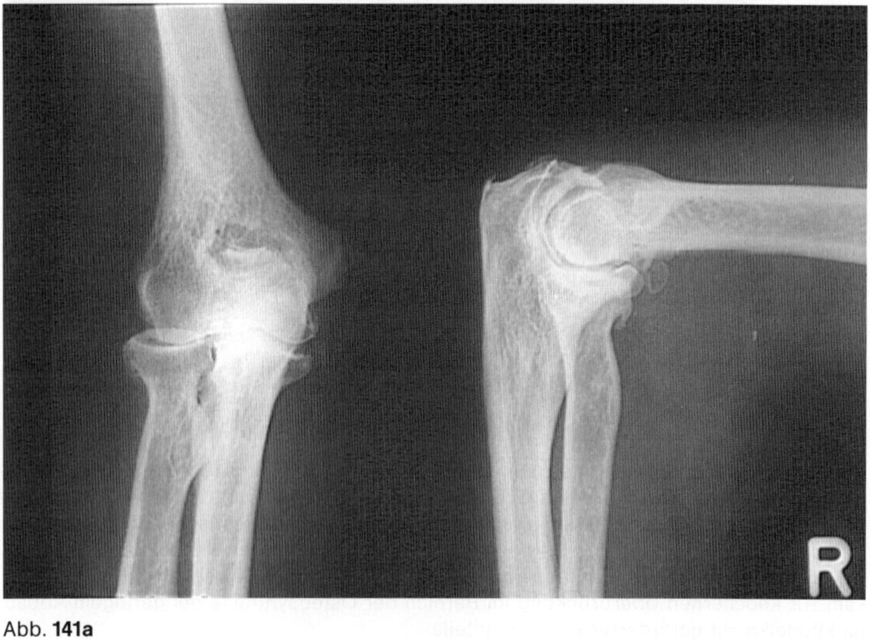

Abb. **141a**

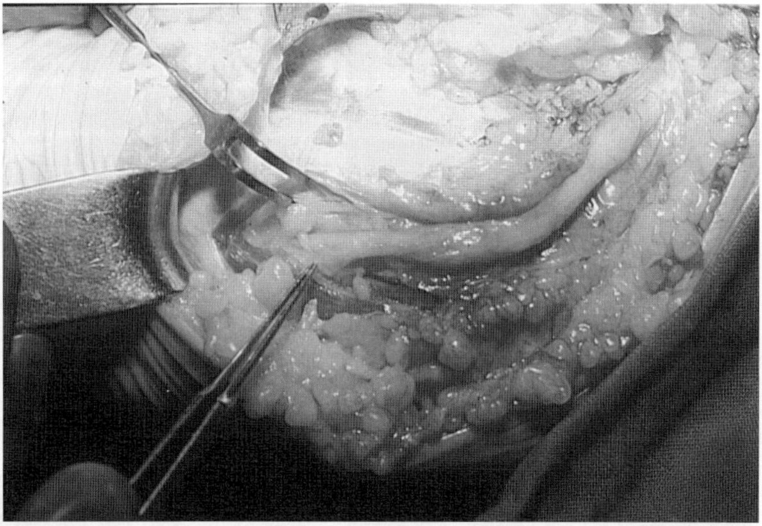

Abb. **141b**

Abb. **141 a** u. **b** Arthrose des Ellbogengelenks als Ursache eines proximalen Ulnariskompressionssyndroms. Der N. ulnaris wurde bereits freipräpariert, dekomprimiert sowie eine ausgedehnte Neurolyse durchgeführt. Eine Verlagerung wird noch vorgenommen.

Handgelenk

Im Bereich des Handgelenks ist eine operative Behandlung, abhängig von dem Ausmaß der Veränderungen, an einzelnen Handgelenksabschnitten oder total vorzunehmen. Insgesamt ist dieses Gelenk zusammengesetzt aus verschiedenen Einzelabschnitten Radio-karpal-, Ulno-karpal-, Radioulnargelenk sowie den Interkarpalgelenken, so daß sich eine vollständige Arthroskopie so schwierig gestaltet. Bei der Arthrose ist die Synovektomie fast nie, selten Debridement, Arthrolyse oder Arthroplastik indiziert. Beim Bestehen ausgeprägter, stark schmerzhafter, arthrotischer Veränderungen, auch bei extremer Bewegungseinschränkung ist zu überlegen, ob durch eine Arthrodese ein besserer und insbesondere schmerzfreier Einsatz von Hand und Arm über das Handgelenk zu gewährleisten ist. Bei der operativen Versteifung muß zur Erhaltung der Unterarmdrehbewegungen eine Ulnaköpfchenresektion erfolgen. Je jünger vor allem ein männlicher Patient und je häufiger und kräftiger der berufliche Handeinsatz ist, um so eher wird man einer Arthrodese gegenüber einem Gelenkersatz den Vorzug geben (Abb. **142**). Die von uns bevorzugten Endoprothesen nach Swanson (Abb. **143**) gegenüber denen nach Meuli bieten weniger Handarbeitern, häufiger aber älteren Patienten und insbesondere Frauen die Möglichkeit, die Einsatzfähigkeit der Hand mit einer gewissen Beweglichkeit schmerzfrei zu erhalten. Eine Arthrodese im Radiokarpalbereich, das eigentliche Handgelenk betreffend, führen wir sowohl bei Arthrose, chronischen Polyarthritiden als auch bei spastischen Lähmungen, vor allem mit Hilfe einer Plattenarthrodese nach AO durch, während andere die weniger stabile Methode mit dem Rush-pin (Mannerfelt) bevorzugen.

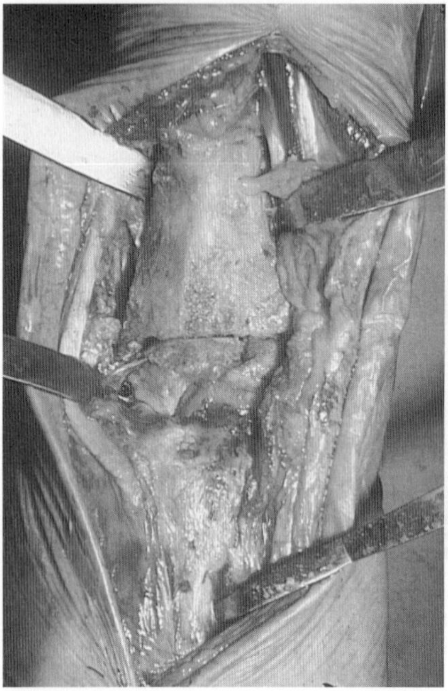

a

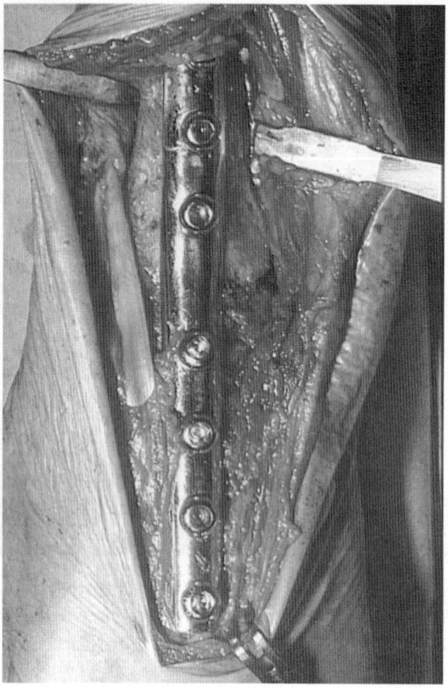

b

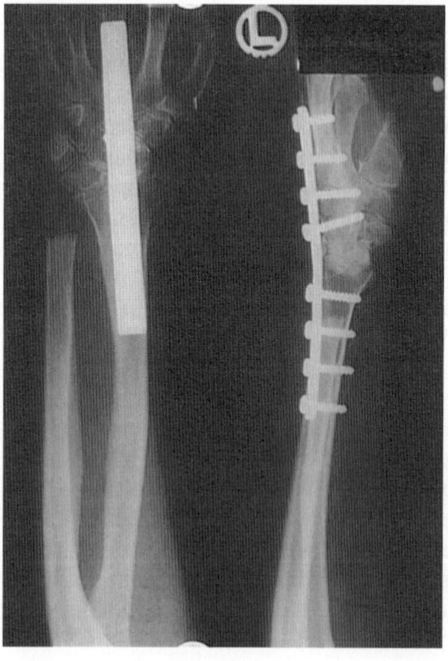

c

Abb. **142 a-c** Arthrodese Handgelenk
a) nach Resektion zerstörter Anteile, wenn nötig zur Distanzierung Transplantation auto- oder homologen Kochens
b) Stabilisierung nach AO mit Platte
c) postop. Röntgenbild

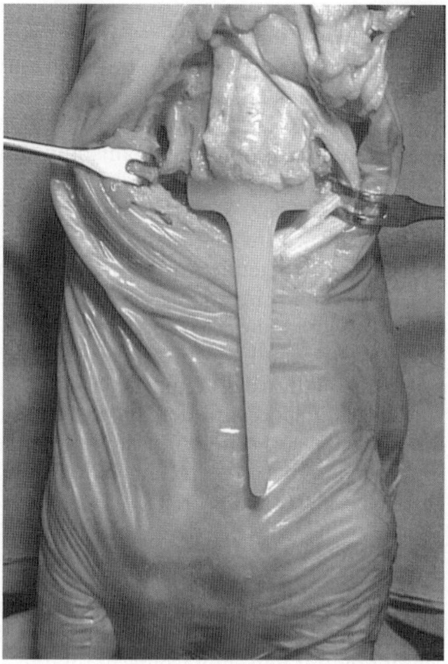

Abb. **143** Implantation einer Swanson-Handgelenk-Endoprothese

Interkarpale bzw. partielle Handgelenksarthrodesen zwischen unterschiedlichen Einzelknochen des Handgelenks, vorgenommen mit Schrauben, Platten oder auch dem Staplizer, sind je nach Einzelfall zu diskutieren. Sie vermögen einen Teil der Handgelenksbeweglichkeit unter teilweiser Aufhebung schmerzhafter Einzelbewegungen zu erhalten.

Entschließt man sich beim Auftreten heftiger Beschwerden, verursacht durch Bewegung oder/und Belastung des Handgelenks, nicht zu mobilisierenden oder stabilisierenden Eingriffen, so läßt sich zur Verminderung von Schmerzen eine Denervierung des Handgelenks oder einzelner Bereiche vornehmen. Wenn diese auch funktionsabhängige Beschwerden zu reduzieren vermag, so kann sie doch das weitere Fortschreiten der Arthrose vor allem bei unkontrolliertem, nicht schmerzgesteuertem Einsatz nicht aufhalten. Als prophylaktische Eingriffe sind hier Operationen anzusehen, die durch Aufhebung, Verbesserung oder Heilung angeborener, erworbener oder (post)traumatischer Veränderungen im Bereich oder der direkten Umgebung des Handgelenks die Entwicklung einer Arthrose verhindern oder hinauszögern. Wird durch die Arthrose ein peripheres Nervenkompressionssyndrom: distales Ulnaris- bzw. distales Medianuskompressionssyndrom bzw. Karpaltunnelsyndrom verursacht, so ist dieses zur Vermeidung bleibender Nervenschäden durch operative Dekompression und Neurolyse der Nn. medianus et ulnaris auch unabhängig von anderen Operationen indiziert.

Daumensattelgelenk

Häufiger findet sich die sogenannte Rhizarthrose im Bereich des Daumenwurzel- bzw. Daumensattelgelenks. Hierdurch kommt es zu einer Adduktionskontraktur des Os metacarpale I, was die Funktion des 1. Strahls erheblich beeinträchtigt (Abb. **144**). Reaktiv hilft sich dann der Organismus durch eine kompensierende Überstreckbarkeit im Daumengrundgelenk, so daß Opposition und Abduktion des 1. Strahls wieder ermöglicht werden. Mobilisierende Eingriffe im Sattelgelenk – auch wir nahmen früher den Ersatz durch die entsprechende Silastic-Prothese nach Swanson vor - und eine gleichzeitig erfolgende Aufhebung der Kontraktur des 1. Strahls können eine wesentliche Besserung bringen. Schon seit längerem sind wir aber von Ersatzmöglichkeiten oder der Verwendung von Interponaten – wie homologe Dura – im Rahmen einer arthroplastischen Umformung abgekommen. Wir nehmen hierzu, wenn nötig, lediglich die Resektion des Os multangulum majus oder/und der Basis des Os metacarpale I vor. Anschließend wird der 1. Strahl durch einen Kirschner-Draht für die Dauer von 2-3 Wochen in Abduktionsstellung fixiert. Nach Aufhebung dieser temporären Arthrodese läßt sich meist eine gute Funktion des Daumenstrahls erzielen (Abb. **145**).

Mittelgelenke

Der Befall der Mittelgelenke (PIP) – die sog. Bouchard-Arthrose – zu einer oft ausgeprägten spindelförmigen Auftreibung in der gesamten Umgebung des Gelenks mit schmerzhafter Bewegungseinschränkung einzelner oder mehrerer Finger ist ebenfalls wahrzunehmen. Bouchard beschrieb die Knoten 1882 u. a. in seiner Monographie

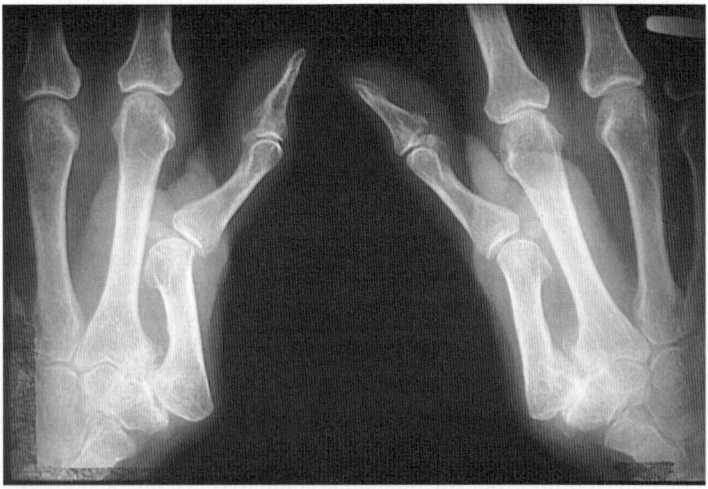

Abb. **144** Extreme Rhizarthrose beidseitig mit ausgeprägter Adduktionskontraktur von Os metacarpale I und hierdurch bedingtem, unphysiologisch nach proximal offenem Funktionswinkel zwischen MC I und II. Kompensatorische Überstreckung in MCP I öffnet wieder die Hand zum Greifen

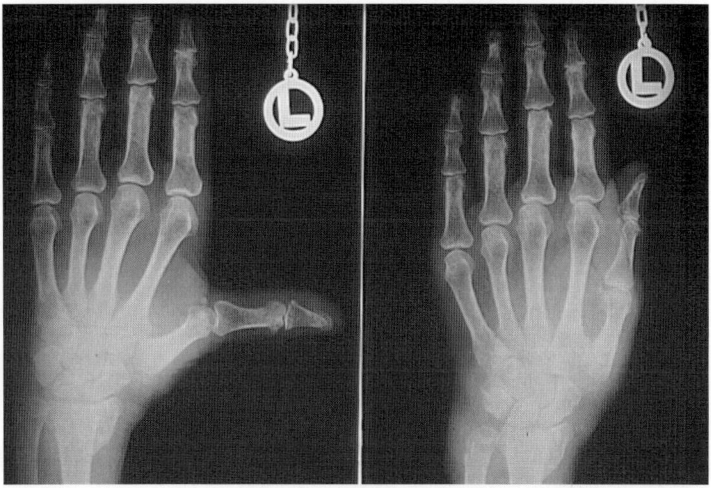

Abb. **145** Nach Resektion des Os multangulum majus Arthroplastik des Karpometakarpalgelenks I und temporäre Arthrodese des 1. Strahls in Abspreizstellung zeigt sich auf Funktionsaufnahmen eine wiedergewonnene Abduktionsmöglichkeit des Daumens mit nach distal nun wieder zu öffnendem (von uns so genanntem) Funktionswinkel, der u. a. Maß für die wiedergewonnene Freiheit der Bewegungsausmaße im CMC I-Bereich ist. Die Überstreckung im MCP I bleibt teilweise erhalten. Die Adduktion des 1. Strahls ist vollständig

„maladies par ralentissement de la nutrition“ mit dem Hinweis, daß sich bei diesen Patienten fast immer Zeichen einer Magendilatation feststellen lassen. Die „conflements articuliers“ würden sich verbessern und leicht rückbilden, wenn die Magenerscheinungen sistieren. Die sekundäre Reizsynovitis der Mittelgelenksarthrose durch Fluktuation und weiche Konsistenz auffällig, kann als aktivierte Arthrose eine Indikation zur Synovektomie sein, die je nach Ausprägung der knöchernen Gelenkveränderungen auch zum Debridement erweitert werden kann. Hierbei lassen sich auch auffällige und gelegentlich ebenfalls durch die Sonographie darstellbare ganglionartige Mukoidzysten entfernen. Ist die spindelartige Auftreibung verhärtet und ohne feststellbare Synovitis, so ist ein Debridement nur selten erfolgreich. Zu diskutieren sind bei fortgeschrittenen Veränderungen gelegentlich der Gelenkersatz durch eine Swanson-Fingergelenkprothese (Abb. **146**), bei Gelenkzerstörung mit ulnarer oder radialer Abweichung des Fingers und Instabilität die Arthrodese in Funktionsstellung von etwa 50 Grad. Die Ergebnisse der operativen Therapie im Bereich der proximalen Interphalangealgelenke sind auch aufgrund der ausgeprägten knöchernen Veränderungen und der postoperativen Verklebung der zu rekonstruierenden Dorsalaponeurose nicht immer optimal. Die vorwiegend im Rahmen der Polyarthrose der Hand auch gelegentlich beobachtete Beteiligung der Fingergrundgelenke (MCP) neben Mittel- und Endgelenken bedarf im allgemeinen keiner operativen Therapie.

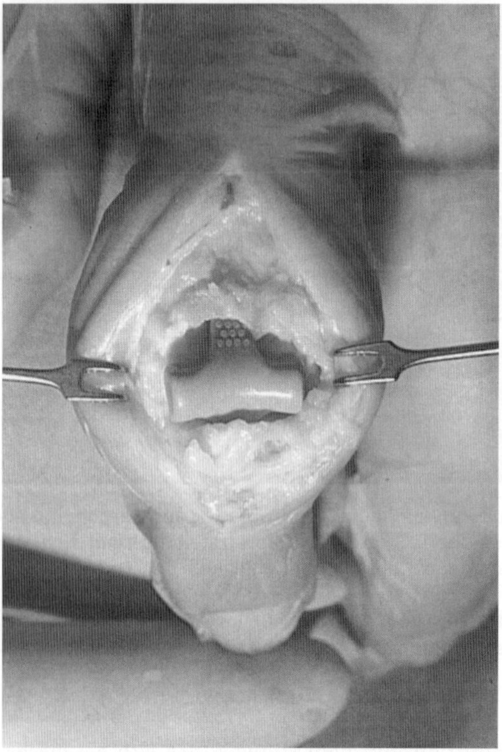

Abb. **146** Mittelgelenkersatz durch Silastic-Prothese nach Swanson

Veränderungen der distalen Interphalangealgelenke

Problematisch sind die häufig auftretenden Veränderungen im Bereich der distalen Interphalangealgelenke. Sie beeinträchtigen oft in unschöner Weise den Aspekt der Hand der älteren Frau. Dies veranlaßt einige, die körperliche Unansehnlichkeit zu überdecken mit einem Überladen der Hand mit wertvollem Schmuck. Sie ahnen nicht, daß gerade durch den skurilen Anblick der Kombination von körperlicher Mißstaltung und überladenem Schmuck der Blick des sonst oberflächlichen Betrachters gefesselt wird, die Gegensätzlichkeiten mit Verwunderung wahrzunehmen. Es bilden sich zunächst die Heberden-Knötchen, die später nicht selten auch mit einer Arthrose aller Endgelenke vergesellschaftet sind. Es bestehen ausgeprägte Höckerbildungen radial und ulnar, Beugefehlstellungen mit aktivem Streckdefizit, gelegentlich kommt es auch bei Insuffizienz des Bandapparats zu einer ulnaren oder radialen Abweichung des Endglieds, was eine Arthrodese in Funktionsstellung nach sich ziehen kann. Von einer operativen Behandlung der Knoten bzw. der Endgelenksarthrose kann im allgemeinen abgeraten werden. Wir führen jedoch diese operative Behandlung – allerdings nur selten und bei ausgewählten Patienten – gelegentlich durch. Im Vordergrund der Operation steht für uns – oft im Gegensatz zur Patientin - eigentlich weniger der kosmetische Effekt, sondern eher die Besserung der Funktionsbeeinträchtigung. Bei Extremveränderungen kann durch die Entfernung der Knötchen, einzelner Ossikel und osteophytärer Ausziehungen im Bereich der distalen Interphalangealgelenke mit 2 parallel verlaufenden Längsinzisionen (Abb. **147**) über dem Dorsalbereich des Gelenks eine Besserung der Funktion, aber auch des Aussehens erzielt werden (Abb. **148**). Vor einer großzügig gehandhabten Indikation zu diesem Eingriff, insbesondere im Entwicklungs- oder Frühstadium, muß gewarnt werden. Der Eingriff bleibt dem erfahrenen Handchirurgen vorbehalten.

Die Arthrose und ihre Folgen – u. a. die Kontraktur, aber auch die Instabilität – werden häufig konservativ behandelt. Heute hingegen besteht die Möglichkeit, durch eine konservative Therapie unterschiedlicher Art, so durch Medikamente, durch physikalische oder vor allem krankengymnastische Maßnahmen die Entwicklung und die Beschwerden der Arthrose und aller Folgen unterschiedlicher Lokalisation günstig zu beeinflussen. Zusätzlich werden nicht selten präarthrotische Deformitäten einer prophylaktischen, ausgeprägte und stark schmerzhafte arthrotische Veränderungen hingegen einer kurativen operativen Behandlung zugeführt, die bei richtiger Indikation für den Betroffenen und seine Behinderung viel Positives bringt.

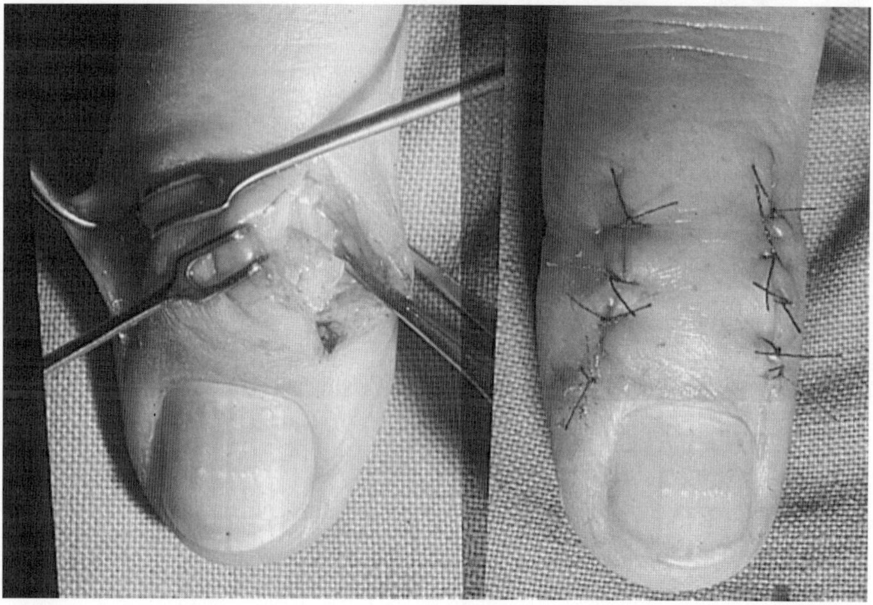

Abb. **147** Entfernung von Knötchen und arthrotischen Ausziehungen eines Fingerendgelenks durch 2 Parallelschnitte dorsolateral

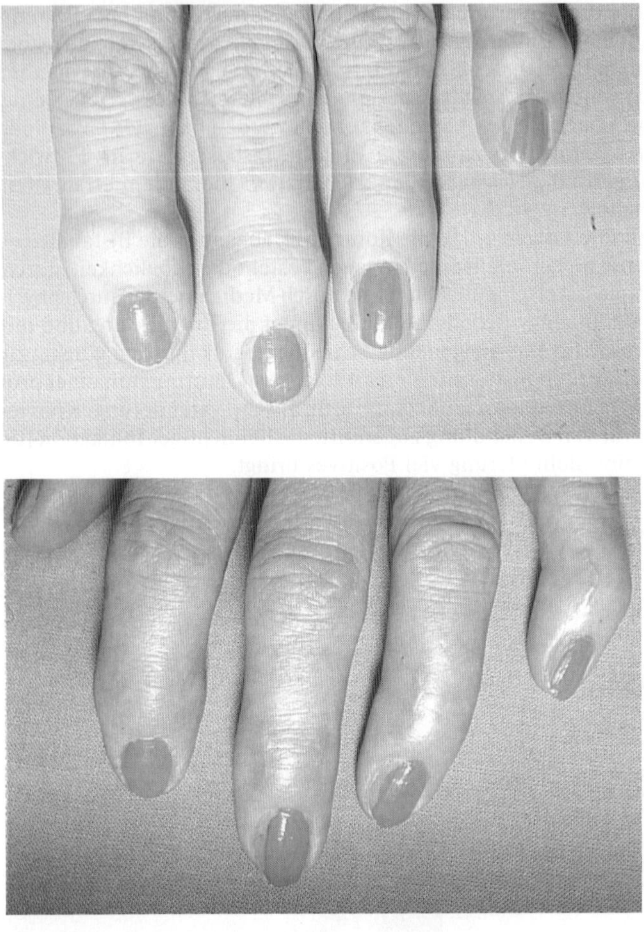

Abb. **148** Funktionell und kosmetisch störende Heberden-Knoten mit Arthrose vor und längere Zeit nach operativer Korrektur

Literatur siehe Seite 281

Arthrose der Hüfte

Möglichkeiten und Grenzen konservativer Maßnahmen

S. Best

Gelegentlich werden konservative Behandlungsverfahren manchen Patienten über Gebühr lange zugemutet, die aufgrund chronischer Ruheschmerzen oder Fehlstellungskontrakturen frühzeitiger hätten operiert werden sollen.

Andererseits wird eine operative Indikation bei Hüftgelenkarthrose meist damit begründet, daß lange erfolglos intensiv konservativ behandelt wurde, ohne geklärt zu haben, ob die eingeleitete konservatie Therapie auch wirklich korrekt durchgeführt wurde.

Für die verschiedenen Koxarthrosestadien gibt es kein allgemeingültiges Behandlungsschema in der konservativen Therapie. Viele Behandlungsformen kommen einzeln oder in Kombination in Frage und müssen ständig kontrolliert werden.

Das Angebot eines stationären Heilverfahrens bietet dabei die Möglichkeit zur zielgerichteten Polypragmasie und zur unabdingbaren Gesundheitsberatung.

Die Therapie muß sich am jeweiligen Krankheitsstadium sowie dem Symptom, aber auch an der individuellen Reagibilität des Patienten auf physikalische Einflußnahme orientieren.

Beim gezielt symptomatischen Vorgehen unterscheidet man die extra- und intraartikulären Symptome. Bei der Aufstellung des Behandlungsplans muß Phase und Grad der pathogenetischen Entwicklung berücksichtigt werden. Man muß sich vergewissern, ob ein aktiver Reizzustand oder eine kompensierte Arthrose vorliegt.

Die erste Aufgabe ist es, den Schmerz je nach seiner Ursache zu bekämpfen. Die weitere Reihenfolge der Therapieansätze staffelt sich nach abfallender Wichtigkeit wie folgt:

- Schmerzdämpfung,
- Entzündungsdämpfung,
- Behandlung der Bewegungseinschränkung,
- Verbesserung des Knorpelstoffwechsels über die Förderung der Mikrozirkulation,
- Stabilisierung der Gelenkführungsorgane,
- Maßnahmen zur Gelenkentlastung,
- Gelenkhygiene im Alltag.

Bei der Behandlungsstrategie werden davon gleichzeitig mehrere Behandlungsziele verfolgt. Verschiedene Verfahren der Bewegungstherapie, Mechanotherapie, Thermotherapie, Hydrotherapie sowie Elektrotherapie sind dabei gegeneinander austauschbar. Die Indikationen richten sich dabei aber mehr nach dem Funktions- und Tastbefund als nach der Röntgendiagnose.

Die physikalische Behandlungskombination sollte so gewählt werden, daß immer aktiv übende Verfahren sowie vorbereitende oder ergänzende passive Maßnahmen und wenn nötig Hilfsmittel zusammenwirken.

Aktiv übende Verfahren sind vorwiegend Aufgabe der Krankengymnastik in Einzel- und Gruppentherapie mit dazu gehörenden gezielten Massagen.

Die passiven Maßnahmen führen der Masseur/die Masseurin und der medizinische Bademeister/die medizinische Bademeisterin in Form von Massagen mit den dazugehörigen Bewegungsübungen durch. Sie applizieren praktisch auch sämtliche anderen physikalisch-therapeutischen Anwendungen einschließlich der Elektrotherapie.

Das Arbeitsgebiet der Ergotherapie ist die Versorgung mit Hilfsmitteln und entsprechendes Funktionstraining für die Aktivitäten des täglichen Lebens in enger Zusammenarbeit mit der technischen Orthopädie.

In der Regel sollten diese 3 Therapiegruppen nicht gegeneinander ausgetauscht, sondern in Kombination angewandt werden. Vielmehr sollte ein Austausch der Anwendungen möglichst innerhalb dieser einzelnen Gruppen stattfinden. So wird auch bei geänderten Therapiekombinationen immer ein aktives, ein passives Verfahren und gegebenenfalls notwendige Hilfsmittel verordnet.

Gegenüber Medikamenten hat die physikalische Therapie den großen Vorteil, daß sie durch tonusmindernde, hyperämisierende und analgesierende Effekte diese nicht nur weitgehend ersetzen kann, sondern ihre Risiken und Nebenwirkungen erheblich seltener sind.

Die physikalische Therapie vollzieht sich fern vom Arzt in den Räumen medizinischer Assistenzberufe. Deshalb muß das Rezept keine Überweisung, sondern eine Therapieanweisung sein und es sollte alle wichtigen individuellen Erfordernisse enthalten.

Dazu sollte man folgendes wissen:
Krankengymnastische Anwendungen dauern im allgemeinen 20 Minuten. Auf neurophysiologischer Grundlage dauern sie 40-50 Minuten. Massagen und die meisten physikalischen Behandlungsmaßnahmen dauern 10-20 Minuten. Die nieder- und mittelfrequente Elektrotherapie dauert 5-10 Minuten. Die Hochfrequenztherapie 5-20 Minuten.

Ambulante Behandlungen sollen in der Regel 2-3mal wöchentlich erfolgen. Nur 1 wöchentliche Behandlung ist nutzlos. Hier wäre die Wirkung der ersten Behandlung bereits abgeklungen, bis die zweite beginnt. Bei ambulanter Kombinationstherapie die meist in verschiedenen Praxen durchgeführt wird, muß Überanstrengung des Patienten vermieden werden.

Verordnet man beispielsweise je 2mal wöchentlich Krankengymnastik mit Kryotherapie und Massagen mit Elektrotherapie, ist auf den überschlagenen Zweierrhythmus zu achten.

Die Zahl der Anwendungen sollte 20 nicht überschreiten. Optimal ist nach längeren Intervallen eine etwa 2mal jährliche Wiederholung.

Die jeweils notwendige Nachruhe sollte besonders bei anstrengenden Anwendungen mindestens das 1- bis 2fache der Behandlungszeit betragen. Leider muß ich betonen, daß diese selten in entspannter Atmosphäre stattfinden kann. Damit ist klar, daß es nicht unbedeutend ist, ob die Behandlung ambulant oder im Rahmen einer stationären Behandlung erfolgt. Es ist schädlich, wenn die ambulante Behandlung nur einen kurzen, zeitlich begrenzten Abschnitt im üblichen Alltagsstreß einnehmen muß. Die Zwangshaltung in einem Autositz nach lockernder Behandlung der Hüftführungsmuskulatur ist kontraproduktiv.

Stationäre Maßnahmen finden deshalb fern von den belastenden Anforderungen des täglichen Lebens statt. Dabei sind sinnvolle Reihenfolgen einzelner Therapieformen und ausreichende Zeitspannen der Nachruhe eher möglich.

Ohne allgemeine Maßnahmen hat die spezielle physikalische Therapie keinen rechten Sinn. Obwohl Übergewicht nicht obligat zur Arthrose führt, ist bei bestehender Coxarthrose dringend Normalgewicht anzustreben. Denn durch Zuggurtungskräfte wirkt sich das Körpergewicht schon beim normalen Gehen um mehr als das 3fache auf das Hüftgelenk aus. Bei Sprüngen ist es sehr schnell das 6fache. Im Alltag müssen daher hüftstauchende Bewegungen mit ungedämpftem Gelenkanschlag vermieden werden. Dasselbe gilt für Laufen mit harten Absätzen auf harten Böden und Dauerbeanspruchungen.

Diese allgemeinen und auch die speziellen technischen Maßnahmen sind deshalb von besonderer Wichtigkeit, da sie eine ganztägige Schonung des Hüftgelenks darstellen.

Im folgenden möchte ich die physikalische Therapie des schmerzhaften Reizzustandes bei der aktivierten Coxarthrose von der beim chronischen Beschwerdebild der kompensierten Arthrose abgrenzen.

Je stärker der schmerzhafte Reizzustand, desto mehr passive Maßnahmen stehen am Beginn der Behandlung. Dabei ist die Gelenkentlastung in Funktionsmittelstellung ohne Rücksicht auf die möglicherweise schon vorhandenen Kontrakturen zunächst das oberste Gebot. Bettruhe wäre das Beste, wird aber meist nicht befolgt.

Deshalb sollte man an 2 Unterarmstützen entlasten. Später folgt der Handstock, der in die kontralaterale Hand gehört.

Aufgabe der Krankengymnastik ist es, schmerzfrei unter Aufhebung der Schwerkraft zu lagern. Dies kann mit Sandsäckchen, im Schlingentisch oder im Bewegungsbad geschehen.

Aus dieser schmerzfreien Lagerung können nun die verschiedensten krankengymnastischen Techniken, vorzugsweise mit Extension in die schmerzfreie Richtung und Schüttelungen ansetzen.

Bei der begleitenden Thermotherapie ist die tiefe Lage des Hüftgelenks im Weichteilmantel ausschlaggebend. Das Hüftgelenk zählt zum Körperkern und ist deshalb mit direkten thermischen Einflüssen nicht zu erreichen. Für das Gelenk selbst ist deshalb im akuten Stadium Wärme nur über die muskelentspannende Wirkung schmerzlindernd.

Die sekundären Myotendinosen und Ligamentosen, die oft bis in das Kniegelenk ausstrahlen, können auch im akuten Reizzustand des Hüftgelenks durch Wärme schmerzlindernd behandelt werden, wobei sich dabei die heiße Rolle besonders bewährt.

Angriffsstrukturen sind dabei die verspannten großen hüftumgreifenden Muskelgruppen, die es zu detonisieren gilt.

Feuchte Wärme wirkt deutlich besser als trockene. Sie steht in Form der heißen Rolle, warmen Umschlägen, Heublumensäckchen und Fango zur Verfügung und muß großflächig angewandt werden.

Die Kryotherapie dagegen wirkt in kleinflächiger Anwendung schmerzlindernd, wobei der Wirkungsmechanismus ein reflektorischer ist. Kälterezeptoren in der Haut sind 8mal so häufig wie Wärmerezeptoren.

Kälte kommt am Gelenk selbst deshalb als Langzeitkryotherapie, z. B. mit Granulateis, und an den Tendinosen als Schmerzpunktbehandlung, z. B. mit dem Eisstift, in Frage.

Wird der schmerzhafte Reizzustand von einer umschriebenen Muskelgruppe unterhalten, muß sich die krankengymnastische Behandlung auf diese konzentrieren. Dazu sind gute funktionsanatomische Kenntnisse des Therapeuten eine Vorbedingung, wovon man sich überzeugen muß. Bewährt haben sich dabei die verschiedenen manuellen Techniken, insbesondere auch die postisometrische Relaxation und die Querfriktionsmassage nach Cyriax.

Auch die Betreuung im Thermalbewegungsbad ist Aufgabe der Krankengymnastik. Dabei ist Schwerelosigkeit, Wasserwiderstand und Wärme vorteilhaft kombiniert. Die anzustrebende Wassertemperatur beträgt 34 °C. Es ist zu beachten, daß bei den Bewegungen die Endausschläge des Hüftgelenks nicht erreicht werden um Kapselreizungen zu vermeiden.

Die Massage widmet sich im akuten Reizzustand der Tonusminderung der gesamten Lenden-Becken-Hüft-Muskulatur. Deshalb dürfen im Akutstadium nur Streichungen, Vibrationen und Schüttelungen angewandt werden.

Bei der Elektrotherapie der akuten Reizzustände verbieten sich die hochfrequenten durchflutenden Wärmebehandlungen. Sinnvoll sind jedoch die verschiedenen technischen Angebote der gleich-, nieder- und mittelfrequenten Ströme. Durch ihre Wirkung wird die Reizschwelle der Nerven erhöht, so daß deren Erregbarkeit sinkt. Die Folge ist eine Dämpfung der schmerzleitenden Fasern. Diese führt wiederum zur muskulären Detonisierung und dadurch schließlich zu einer Verbesserung der Trophik. Unberechenbar ist dabei jedoch die Reaktion der vasomotorischen Nerven.

In den vom Gleichstrom durchströmten Körperbereich tritt nach einer kurzdauernden Vasokonstruktion eine langanhaltende aktive Hyperämie an der Oberfläche und in der Tiefe auf. Deshalb kann die galvanische Gleichstrombehandlung, obwohl ich sie sehr empfehlen möchte, gelegentlich bei stark vegetativ reagierenden Patienten zu einer Schmerzverstärkung führen. Sehr vorteilhaft ist die Kombination des Gleichstroms mit der Schwerelosigkeit des warmen Wassers in Form des hydrogalvanischen Stangerbads.

Bei den niederfrequenten Reizströmen und den mittelfrequenten Interferenzströmen haben sich zur Schmerzbehandlung die Frequenzen um 100 Hz am besten bewährt. Sie heben die Schmerzschwelle um 15-30% an und wirken dadurch analgetisch, hyperämisierend und muskelrelaxierend.

Für die praktische Anwendung heißt dies, daß sich im akuten Schmerzzustand diadynamische Ströme mit der Schaltung DF, Interferenzstrom und Träbert-Ultrareizstrom sehr empfehlen.

Vor der Überleitung zur chronischen Coxarthrose noch 2 Bemerkungen zur Magnet- und Lasertherapie, die ich in keinem Stadium für sinnvoll halte.

Selbstverständlich vollzieht sich im Magnetfeld an der Zelle ein bioelektrischer Vorgang. Magnetfelder sind aber trotz lebhafter Anwendungspraxis weit davon entfernt, als ein gut definiertes und abgeklärtes therapeutisches System bezeichnet zu werden. Es muß betont werden, daß Spulen für niederfrequente Magnetfeldbehandlung außer dem Magnetfeld auch andere Formen physikalischer Energie erzeugen. Dies ist einmal die stets deutliche Stromwärme. Zum anderen werden durch die

Ampere-Abstoßungskräfte zwischen benachbarten Spulenleitern niederfrequente Vibrationen erzeugt. Immerhin haben sich Berichte über schädliche Magnetfeldwirkungen nicht bestätigen lassen.

In der Softlaser-Therapie werden keine lokalen thermischen Effekte erwartet, sondern eine nicht näher beschreibbare direkte Wirkung des Laserlichts auf bestimmte Zellstrukturen, die als Biostimulation bezeichnet werden. Die Softlaser-Therapie läßt sich derzeit aber nicht für die Indikationen aus dem orthopädischen Krankheitsformenkreis wissenschaftlich begründen.

Bei der chronischen Verlaufsform der Koxarthrose, die durch zunehmenden Anlauf- und Ermüdungsschmerz sowie Fehlstellungshinken gekennzeichnet ist, stehen die Hüftführungsorgane im therapeutischen Vordergrund. Es gilt ebenfalls durch sich ergänzende Maßnahmen mit verschiedenen Ansatzpunkten den folgenden Teufelskreis zu durchbrechen:
Gelenkschmerz führt zur Muskeldysfunktion, Kontraktur, Minderdurchblutung und dadurch wieder zur Verschlimmerung des Gelenkschmerzes. Dabei folgt das Hüftgelenk dem Kapselmuster in eine Außenrotations-Beuge-Anspreiz-Kontraktur.

Die sich daraus ergebenden Therapieziele werden wiederum durch kombinierte Anwendungen aller 3 medizinischer Assistenzberufe Krankengymnastik, Massage und Ergotherapie, je nach individuellem Schwerpunkt, erreicht. Dabei ist das Zielorgan vor allem die großvolumige kräftige Hüftführungsmuskulatur mit ihren bindegewebigen Strukturen, den Faszien und Sehnen. Bei der Wertung der erforderlichen Maßnahmen stehen Krankengymnastik und Massage mit ihren vielfältigen Techniken ganz im Vordergrund.

Das Bestreben der Krankengymnastik ist dabei in erster Linie Abbau pathologischer Stereotypien, Funktionserhaltung, Verbesserung der muskulären Führung und Kontrakturverbindung.

Durch den Masseur/die Masseurin sind im chronischen Stadium kräftigere Griffe wie Kneten, Klopfen und Quermassage von nöten. Damit wird die Detonisierung der reaktiv verspannten Muskulatur sowie Durchblutungs- und Stoffwechselförderung erreicht.

Die Ergotherapie konzentriert sich auf gelenkerhaltendes Funktionstraining und Schulung in schonenden Alltagsbewegungen sowie Einweisung in die verordneten Hilfsmittel.

Es ist möglich, mehrere Behandlungskomplexe in einer einzigen Anwendungsform miteinander zu kombinieren. Eine solche Kombinationsform ist das Thermalhallenbewegungsbad, wobei die kontrollierte Bewegung gegen den Wasserwiderstand, die gelenkentlastende Schwerelosigkeit und die detonisierende Wärme miteinander kombiniert sind.

Ein anderes Beispiel ist die Unterwasserdruckstrahlmassage, wobei ebenfalls Wärme und Schwerelosigkeit mit der gezielten muskellockernden Massage des Wasserstrahldrucks kombiniert werden.

Das Stangerbad ist für die chronische Arthrose eine günstige Kombinationsform von Schwerelosigkeit, Wärme und detonisierender analgesierende Gleichstromdurchflutung. In ähnlicher Weise werden begleitende Myotendinosen durch Ultraschall im Wasserbad behandelt.

Aus Skandinavien wurde in den letzten Jahren die medizinische Trainingstherapie eingeführt. Sie ergänzt vorzüglich die Krankengymnastik, nachdem der Patient zunächst durch Einzelbehandlung seine Bewegungsabläufe zu korrigieren gelernt hat.

Obwohl sich die Geräte ähneln, unterscheidet sich die medizinische Trainingstherapie vom Bodybuilding grundlegend dadurch, daß gegen kleine Gewichte isotonisch große Wegstrecken mit häufigen Sequenzen zurückgelegt werden, um dadurch nicht Muskelkraft, sondern vielmehr die neuromuskuläre Koordination, Haltungskorrektur und Ausdauer zu fördern. Bei diesem isotonischen Sequenztraining ist aber ständige Kontrolle und Positionskorrektur durch geschulte Therapeuten unverzichtbar, da sich leicht schädliche Ausweichbewegungen einschleichen können.

Schließlich fanden aus der medizinischen Trainingslehre und dem Weltraumtraining auch die maschinellen isokinetischen Trainingsgeräte Eingang in die Krankengymnastik. Diese Behandlung spielt jedoch beim Hüftgelenk eine entscheidend geringere Rolle als beim Kniegelenk, da die Hüfte als Kugelgelenk in seinen Bewegungen maschinell nicht ausreichend geführt werden kann. Das Hüftgelenk verfügt über 3 Drehachsen. Die Maschine dagegen nur über eine einzige. Ob ein Muskel wie der meist geschwächte M. gluteus seine Kraft voll entfalten kann, hängt wesentlich von der schwierigen Positionierung des Patienten und der Gefahr seiner Ausweichbewegungen ab.

Die Begeisterung, die isokinetische Systeme am Kniegelenk mancherorts entfachen, darf daher nicht darüber hinwegtäuschen, daß sie am Hüftgelenk ihre großen Schwächen haben.

Bewußt werden erst abschließend die ärztlichen Techniken, die Injektionen beschrieben.

Die intramuskuläre Injektion ist bei der Coxarthrose selten sinnvoll. Jedoch bei intestinalen Resorptionsstörungen können nichtsteroidale Antirheumatika intramuskulär schneller ihre Wirkung entfalten. Wichtig ist es, bei dieser Injektionsform aber darauf zu achten, daß man die kontralaterale Seite zur Injektion benutzt, da die Injektion eine Gleichgewichtsstörung in der Hüftführungsmuskulatur verursachen kann.

Für die intraartikuläre Injektion gibt es 2 Zugangswege; einen von ventral, den anderen von lateral. Sicherer ist der ventrale Zugang, den ich insbesondere auch für Punktionen empfehle.

Übrigens sollte man nicht die Häufigkeit gereizter Bursitiden, insbesondere der Bursa iliopectinea und der Bursa trochanterica unterschätzen.

Die Indikation für periartikuläre Infiltrationen und die therapeutische Lokalanästhesie kommt vor allem bei gut abgrenzbaren Myotendinosen zum Zug.

Als Antwort auf den akuten Reizzustand des Hüftgelenks verspannen sich die Hüftführungsmuskeln und reagieren mit Insertionstendopathien und myofaszialen Schmerzarealen. Häufig schmerzhafte Muskeln sind M. gluteus medius, M. piriformis und M. tensor fascie latae. Typische Insertionstendinosen der Hüften liegen am Trochanter major, Tuber ischiadicum, Trochanter minor und am Adduktorenursprung.

Der Effekt der Quaddeltherapie liegt in der Reduzierung des Affektzustroms aus den durch die Primärstörung mitsensibilisierten Nozizzeptoren der Haut. Das Quaddelmuster für die Hüfte kreist um den Trochanter major.

Sinn der N.-obturatorius-Blockade ist die Unterbrechung der Schmerzleitung bei Hüfterkrankungen. Die Linderung des Schmerzzustands dauert oft erheblich über die Wirkungsdauer des Medikaments hinaus an. Hüftgelenksschmerzen werden zu 80% über den N. obturatorius weitergeleitet.

Unter der Vorstellung, daß durch den Schmerzmechanismus eine Sympathikusentzügelung mit Unterdrückung der parasympathischen Fasern erfolgt ist, empfiehlt sich zur Verbesserung der Vaskularisation im chronischen Schmerzzustand, weniger im akuten Reizzustand, die Sympathikusblockade zur Behandlung dieser vegetativen Begleitsymptomatik. Da der sympathische Grenzstrang bei L2/L3 endet, erfolgt die Blockade in dieser Höhe. Die Nadellänge beträgt mindestens 10 cm. Der Einstich erfolgt 3 QF lateral der Medianlinie mit 30 Grad geneigter Nadel.

Bis hierher wurde das Standardrepertoire der konservativen orthopädischen Behandlungsmöglichkeiten bei Koxarthrose beschrieben. Es könnten noch Anmerkungen etwa zur speziellen manuellen Therapie, zur Akupunktur und zur Röntgenbestrahlung gemacht werden. Diese Methoden gehören jedoch nicht zum Standardrepertoire eines Orthopäden und würden hier den gesteckten Rahmen sprengen.

Die Kunst des konservativen Therapeuten liegt aber auch darin, die Grenzen des Sinnvollen zu erkennen. Eine schmerzhafte Koxarthrose in fixierter Fehlstellung ist oft von vornherein eine Indikation zu einem operativen Eingriff. Dies insbesondere dann, wenn auch die hüftfunktionskompensierenden Nachbargelenke, nämlich das Kniegelenk und der lumbosakrale Übergang, bereits schmerzhaft sekundär oder auch primär in den Krankheitskomplex miteinbezogen sind.

Literatur

Beim Verfasser.

Zur operativen Therapie präarthrotischer Deformitäten bei Kindern und Jugendlichen

J. Löhr, J. Eulert und R. Krauspe

Einleitung

Der beste gelenkerhaltende Eingriff in der Behandlung einer Arthrose ist der, der das Entstehen einer Arthrose verhindert.

Wenn man über die operative Behandlung der Koxarthrose sprechen will, muß man auf die Notwendigkeit von operativen Maßnahmen schon bei Kindern und Jugendlichen zur Prophylaxe der Arthrose hinweisen und die möglichen Indikationen darstellen.

Insbesondere von den klassischen orthopädischen Krankheitsbildern - der Hüftdysplasie, dem Morbus Perthes und der Epiphysenlösung - wissen wir, daß sie unter bestimmten Voraussetzungen frühzeitig zu einer Arthrose führen. Im nachfolgenden soll der Spontanverlauf dieser Erkrankungen und die sich daraus ergebenden operativ-therapeutischen Konsequenzen, vor allem ihre Indikation, erläutert werden.

Hüftdysplasie

Für die Diagnose und Beurteilung des Schweregrads einer Hüftdysplasie werden neben klinischen Parametern vor allem Winkelmaße, wie z. B. der AC- und CE-Winkel, auf der Beckenübersichtaufnahme erfaßt.

Auf der Basis einer Langzeitstudie wurden durch die Arbeitsgruppe um Tönnis (Tönnis 1968, Busse u. Mitarb. 1972) Standardwerte erarbeitet. Sie betragen z. B. für den AC-Winkel im Alter von 2 Jahren 19,5 Grad (± 3,8 Grad) und für das Alter von 6 Jahren 15,8 Grad (± 4,0 Grad). Der CE-Winkel soll in den ersten Lebensjahren mindestens 25 Grad betragen und beim älteren Kind 30 Grad. Für den ACM-Winkel wurden Werte von 45 Grad (± 3,2 Grad) als normal erarbeitet.

Mit Hilfe dieser Parameter lassen sich nun in Langzeitbeobachtungen kritische Meßwerte erstellen und der natürliche Verlauf dahingehend voraussehen, wann erstmalig mit dem Auftreten von Schmerzen zu rechnen ist und wann ein erhöhtes Risiko für eine frühzeitige Arthrose vorliegt. So konnte Tönnis (1984) zeigen, daß ein CE-Winkel von unter 10 Grad zu einem Schmerzeintritt bis zum 35. Lebensjahr führt. Lag der CE-Winkel unter 5 Grad, so traten die Beschwerden schon bis zum 20. Lebensjahr auf. Ein ACM-Winkel von unter 55 Grad führte zu Beschwerden vor dem 35. Lebensjahr.

Engelhardt (1984) berichtete in seiner Langzeitstudie ebenfalls über entsprechende Abhängigkeiten. Er konnte bereits beim Kleinkind eine Korrelation zum AC-Winkel dahingehend finden, daß, wenn der AC-Winkel im Alter von 2 Jahren unter 30 Grad beträgt, erstmalige Schmerzen mit etwa 28 Jahren zu erwarten sind. Dasselbe gilt, wenn beim 6jährigen Kind der AC-Winkel unter 25 Grad beträgt.

In Anbetracht dieser Vorgaben stellt sich nun die Frage, welches Operationsverfahren in welchem Alter bei welchem Dysplasiegrad zur Anwendung kommen sollte.

Hier hat der Arbeitskreis „Hüftdysplasie" eine Sammelstatistik vorgelegt (Tönnis 1978), in der die Ergebnisse mehrerer Zentren zusammengefaßt werden konnten. Diese Untersuchungen zeigen, daß die 3 pfannendachverbessernden Eingriffe (Salter-Beckenosteotomie, Azetabuloplastik und Pemberton-Osteotomie) im großen und ganzen zu gleichartigen Resultaten führen (Eulert u. Mitarb. 1985).

Bei jüngeren Kindern kommt es generell zu besseren Ergebnissen als bei älteren Patienten und bei den ganz schweren Dysplasien kann meist durch einen operativen Eingriff die Dysplasie nicht vollständig beseitigt werden. Die Ergebnisse der pfannenverbessernden Eingriffe bleiben, wenn sie gut sind, auch nach der Pubertät im wesentlichen unverändert.

Eine Distorsions-Varisierungs-Osteotomie als alleiniger operativer Eingriff ist nicht geeignet, eine Pfannendysplasie zu beseitigen.

Bei Jugendlichen mit leichteren Dysplasien lassen sich durch die Salter-Beckenosteotomie noch recht gute Ergebnisse erzielen (Salter 1984, Tönnis 1981). Bei stärkeren Dysplasien und jüngeren Erwachsenen zeigen sich dann jedoch erhebliche Korrekturverluste, so daß hier die Dreifachosteotomie der bessere Eingriff ist (CE-Winkel unter 5 Grad) (Korn u. Mitarb. 1993) (Abb. **149** u. **150**).

Die Chiari-Osteotomie halten wir für keine geeignete Therapieform, da hier neben anderen Nachteilen vor allem auch kein hyaliner Pfannenknorpel dem Hüft-

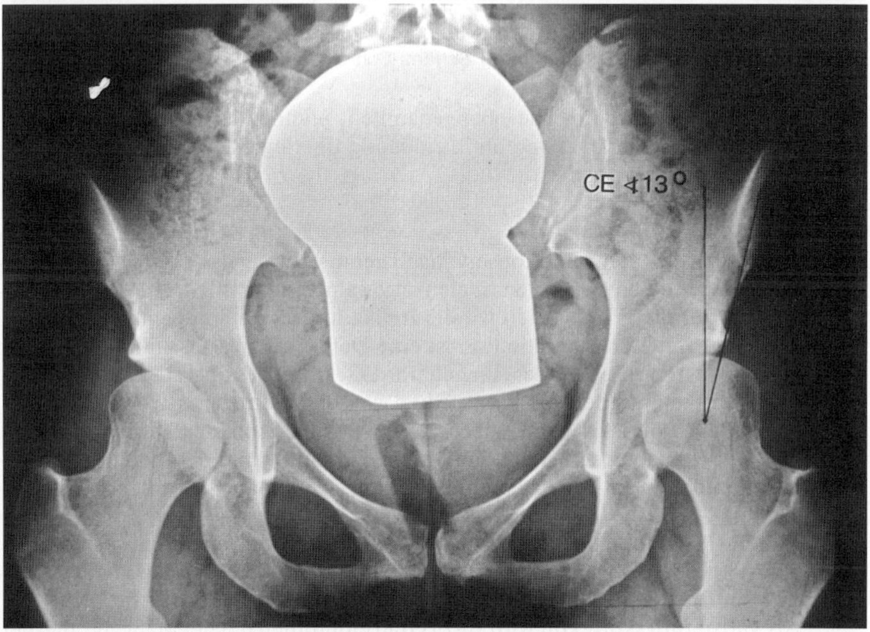

Abb. **149** 26jährige Patientin mit Dysplasiehüfte links, angedeutet rechts und beginnenden Beschwerden im linken Hüftgelenk

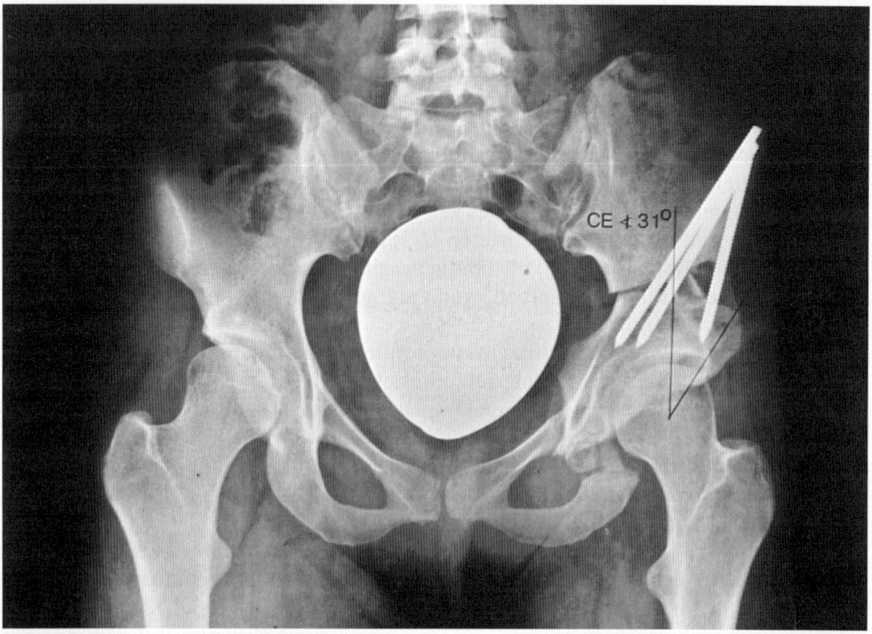

Abb. **150** Status nach operativer Korrektur durch eine Tripleosteotomie, modifiziert nach Tönnis, und transossärer Fixation mit 3 Schanz-Schrauben

kopf gegenübergestellt wird. Die obengenannten, pfannendachverbessernden Eingriffe sind daher der Chiari-Osteotomie eindeutig überlegen.

Morbus Perthes

Beim Morbus Perthes kann eine konservative Therapie immer dann durchgeführt werden, wenn eine gute Zentrierung des Gelenks gewährleistet ist. Tritt jedoch eine Lateralisation des Hüftkopfs auf, sehen wir die Indikation zu einem operativen Eingriff. Folge der unbehandelten Lateralisation ist eine Deformierung des Hüftkopfs, die in der Regel in eine Arthrose mündet (Engelhardt 1988). Ziel des operativen Eingriffs ist es also, den Hüftkopf wieder konzentrisch in das Azetabulum einzustellen, um damit ein kongruentes Widerlager beim Wiederaufbau des Hüftkopfs zu gewährleisten.

Die zur Verfügung stehenden Verfahren sind einmal die derotierende Varisierungsosteotomie des proximalen Femurs und zum zweiten die Salter-Beckenosteotomie.

Roberts (1982) und Wenger u. Mitarb. (1991) halten die Varisierungsosteotomie des proximalen Femurs für dann indiziert, wenn eine größere Beteiligung des Hüftkopfs, wie bei Grad II, III und IV nach Catterall (1971, 1982), vorliegt.

Als Varisierungskorrektur wird 10-25 Grad empfohlen mit der Maßgabe, daß der knöcherne Anteil der Epiphyse vom knöchernen Anteil des Azetabulums überdacht sein muß (Abb. **151-154**).

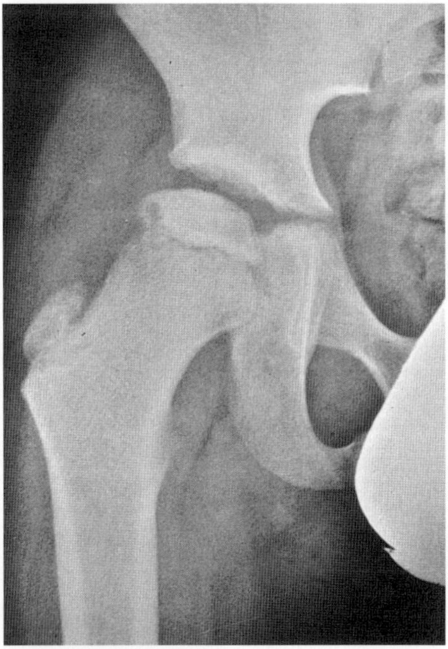

Abb. **151** Rechtes Hüftgelenk eines 8jährigen Jungen mit beginnenden Umbaustörungen der Epiphyse und erster Beteiligung der Metaphyse

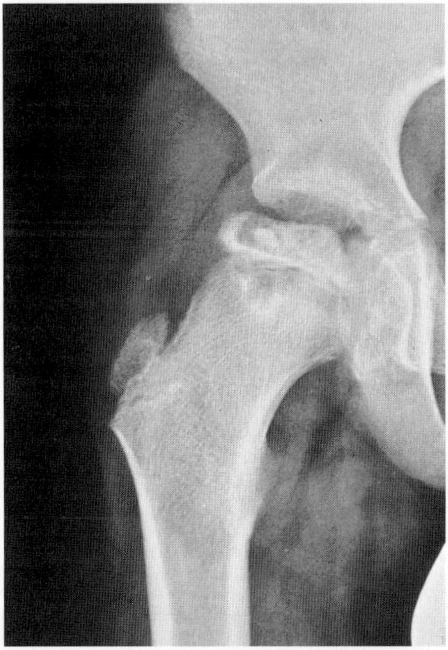

Abb. **152** Verlauf nach 6 Monaten, Lateralisation der Hüfte, breite Beteiligung der Epiphyse, laterale Kalzifikation, Beteiligung der Metaphyse

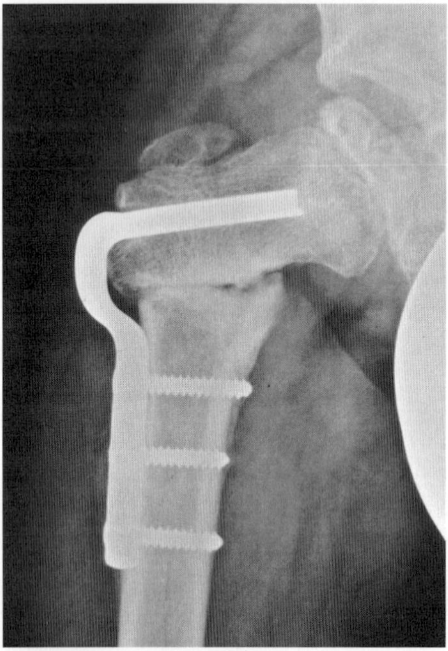

Abb. **153** Status nach varisierender, derotierender Umstellungsosteotomie mit exzellenter Zentrierung des Hüftkopfs im Azetabulum

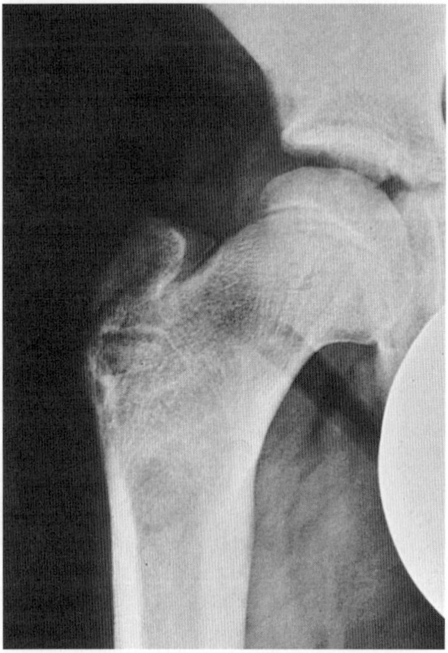

Abb. **154** Vollständige Remodellierung des Hüftkopfs mit Wiederaufrichtung des Schenkelhalses 24 Monate postoperativ und nach Entfernung des Osteosynthesematerials

Durch Detorsion kann die Überdachung des Kopfs noch weiter verbessert werden. Gleiches gilt von der Streckung. Nachteil der Varisierung ist eine mögliche Überkorrektur, bei der aufgrund der Proximalisation des Trochanters ein Trendelenburg-Hinken auftritt. Dies gilt vor allem für das ältere Kind, bei dem das Potential zur Revalgisation begrenzt ist (Stulberg 1981, Engelhardt 1988). In diesen Fällen sollte bei persistierender Varushüfte nach Ausheilung der Hüftkopfnekrose eine Valgisationsosteotomie durchgeführt werden.

Salter schlug die nach ihm benannte Beckenosteotomie (1980, 1984) auch zur Behandlung der Perthes-Erkrankung vor. Seine guten Ergebnisse ließen sich jedoch von anderen Autoren nicht in allen Fällen reproduzieren.

Zusammenfassend halten wir ein operatives Vorgehen immer dann für indiziert, wenn sich der Hüftkopf mit konservativen Methoden nicht mehr im Azetabulum zentrieren läßt. Meist handelt es sich um Kinder über 6 Jahre mit deutlicher Beteiligung von Epiphyse und Metaphyse.

Die dabei auftretende Lateralisation soll durch die Tiefeinstellung des Hüftkopfs in der Pfanne mittels Detorsions-Varisierungs-Osteotomie beseitigt werden, um einen kongruenten Wiederaufbau des Hüftkopfs zu gewährleisten.

Die Beckenosteotomie nach Salter halten wir nur in den Fällen angezeigt, bei denen eine gleichzeitige Dysplasie des Pfannendachs vorliegt.

Epiphyseolysis capitis femoris

Die Diagnose einer Epiphyseolysis capitis femoris bedeutet immer, daß ein operativer Eingriff zur internen Stabilisierung und - wenn notwendig - Reposition erfolgen muß.

Die operativen Eingriffe lassen sich in präventive und therapeutische Verfahren unterteilen.

Bei den präventiven Eingriffen handelt es sich um die Behandlung der klinisch und röntgenologisch noch - scheinbar - gesunden Gegenseite, die jedoch zu einem hohen Prozentsatz (25-50%) mitbeteiligt ist.

Bei den therapeutischen Verfahren ist zwischen den Eingriffen bei der akuten Epiphysenlösung und denen bei der chronischen Form bzw. den Folgezuständen des epiphysären Abrutsches zu unterscheiden.

Bei der akuten Form wird man versuchen, eine vorsichtige und schonende Reposition herbeizuführen, was auch meist auf dem Operationstisch gelingt. Die Epiphyse wird dann in korrigierter Stellung durch Kirschner-Drähte fixiert. Das Gelenk ist zu eröffnen, um den Hämarthros zu entlasten. Bei einem extremen Abrutsch können partielle Resektionen des proximalen Anteils des Schenkelhalses und schonende, direkte Manipulationen der Epiphyse zur Reposition notwendig werden. Auch mit Teilkorrekturen kann man sich zufriedengeben, da eine Arthrose erst nach einem deutlichen Abrutsch (40-50% nach Engelhardt [1984], 60 Grad nach Schulitz [1976]) zu erwarten ist.

Handelt es sich um eine Lentaform und ist eine Reposition nicht möglich, wird bei einem leichteren Abrutsch unter 40 Grad nur eine Spickung vorgenommen, um die abgerutschte Epiphyse in dieser Stellung zu halten und die Epiphysenlösung zur Ausheilung zu bringen. Ist ein stärkerer Abrutsch vorhanden, muß eine intertrochantäre Korrekturosteotomie durchgeführt werden. Bei noch offenen Wachstumsfugen ist diese Korrekturosteotomie mit einer gleichzeitigen Spickung der Wachstumsfuge zu kombinieren. Die Korrekturosteotomie soll vollständig oder partiell die Fehlstellung der Epiphyse beseitigen, was in der Regel einer Flexions-Valgisations- und Außenrotationsosteotomie (Imhäuser 1977) entspricht. Eine Osteotomie des Schenkelhalses halten wir aufgrund der Nekrosegefahr für den Hüftkopf für nicht angezeigt.

Zusammenfassung

In der vorgestellten Übersicht haben wir unseren Schwerpunkt auf die operativen Verfahren gelegt, wie sie für die 3 häufigsten Hüfterkrankungen des Jugend- und Kindesalters auftreten: Hüftdysplasie, Morbus Perthes und Epiphyseolysis capitis femoris. Weitere Indikationen zu einer operativen Korrektur einer Hüftgelenkfehlstellungen ergeben sich zum Beispiel bei einer Coxa vara congenita oder einer Coxa vara als Folge einer Hüftluxation, eines Morbus Perthes, einer Coxitis oder eines Traumas, neben anderen eher seltenen Deformitäten.

Prävention, wie sie vor allem durch die ultrasonographische Screening-Untersuchung bei der Hüftdiagnostik eingeführt wurde, läßt in vielen Fällen ein operatives Vorgehen bei Hüftdysplasien nicht mehr notwendig werden. Beim Morbus Perthes steht in den meisten Fällen die konservative Therapie im Vordergrund. Lediglich bei der Epiphyseolysis capitis femoris ist in manchen Fällen ein rasches operatives Vorgehen zu empfehlen.

Literatur

Busse, W., W. Gasteiger, D. Tönnis: Die Bedeutung der Hüftwerte für die Diagnose und Prognose deformierter Hüftgelenke. Arch. orthop. traum. Surg. 72 (1972) 245-252

Catterall, A.: The natural history of Perthes disease. J. Bone Jt Surg. 53-B (1971) 37-53

Catterall, A., J. Pringle, P. D. Byers, G. E. Fulford, H. B. S. Kemp, C. L. Dolmann, H. M. Bell, B. McKibbin, Z. Ralis, J. Lauritzen, I. V. Ogden: A review of the morphology of Perthes disease. J. Bone Jt Surg. 64-B (1982) 269-275

Engelhardt, P.: Juvenile Hüftkopfauflösung und Coxarthrose; Morphologie und Prognose im Langzeitverlauf 1922-1982. Bücherei des Orthopäden, Band 39. Enke, Stuttgart 1984

Engelhardt, P.: Das Risiko der sekundären Coxarthrose nach Hüftluxation, M. Perthes und Epiphyseolysis capitis femoris. Thieme, Stuttgart 1988

Eulert, J., K. Behrens, L. Buschbaum, M. Immenkamp, L. Jani: Die Entwicklung der dysplastischen Hüftgelenkpfanne nach verschiedenen Beckeneingriffen mit und ohne Femurosteotomie. Die operative Behandlung der Hüftdysplasie. Enke, Stuttgart 1985 (203-224)

Imhäuser, G.: Spätergebnisse der Imhäuser-Osteotomie bei der Epiphysenlösung. Z. Orthop. 115 (1977) 716-725

Korn, S., R. Krauspe: Die Ergebnisse der Beckenosteotomie nach Salter bei Jugendlichen und Erwachsenen. Orthop. Prax. 29 (1993) 122-125

Lloyd-Roberts, G. C.: Editorials and annotations. The management of Perthes disease. J. Bone Jt Surg. 64-B (1982) 1-2

Salter, R. B.: Legg-Perthes disease. The scientific basis for the methods of treatment and their indications. Clin. Orthop. 150 (1980) 8-11

Salter, R. B.: Current concepts review. The present status of surgical treament for Legg-Perthes disease. J. Bone Jt Surg. 64-A (1984) 961-966

Schulitz, K. P., B. Schoning, W. Kull: Hüftgelenkdeformität und Arthrose bei der Epiphyseolysis capitis femoris - Untersuchungen anhand röntgenologischer Parameter. Arch. orthop. Unfall-Chir. 86 (1976) 303 -315

Stulberg, S. D., D. R. Cooperman, R. Wallenstein: The natural history of Legg-Calvé-Perthes disease. J. Bone Jt Surg. 63-A (1981) 1095 - 1108

Tönnis, D.: Eine Abgrenzung normaler und pathologischer Hüftpfannendachwinkel zur Diagnose der Hüftdysplasie. Arch. orthop. traum. Surg. 64 (1968) 197 - 228

Tönnis, D.: Die angeborene Hüftdysplasie und Hüftluxation im Kindes- und Erwachsenenalter. Springer, Berlin 1984

Tönnis, D. et al.: Hüftluxation und Hüftkopfnekrose. Eine Sammelstatistik des Arbeitskreises für Hüftdysplasie. Bücherei des Orthopäden, Band 21. Enke, Stuttgart 1978

Tönnis, D., K. Behrens, F. Tscharani: Eine neue Technik der Dreifachosteotomie zur Schwenkung dysplastischer Hüftpfannen bei Jugendlichen und Erwachsenen. Z. Orthop. 119 (1981) 231 - 330

Wenger, D. R., T. W. Ward, J. A. Hering: Legg-Calvé-Perthes disease. J. Bone Jt Surg. 73-A (1991) 778 - 788

Operative Therapie der Koxarthrose

H. Legal

Ziel jeglicher operativer Arthrosetherapie ist nach Ausschöpfung aller konservativen Behandlungsmaßnahmen eine Verbesserung hinsichtlich des Schmerzes, der Belastungsstabilität und wenn möglich der Beweglichkeit. Eine Heilung im Sinne der „Restitutio ad integrum" ist leider mit keiner der zur Verfügung stehenden Behandlungsmethoden möglich.

Als operative Behandlungsmöglichkeiten der Koxarthrose stehen zur Verfügung:

- die hüftgelenksnahen Osteotomien bei biomechanisch induzierten Arthrosen, z. B. der Hüftdysplasie, dem Zustand nach Morbus Perthes oder nach Epiphysenlösung,
- die Alloarthroplastik unter Verwendung von Knochenzement oder zementfrei,
- die Arthrodese und
- die Synovialektomie.

Die Synovialektomie des Hüftgelenks hat sich bei der Behandlung der Koxarthrose nach Kenntnis des Schrifttums und aus eigener Erfahrung nicht bewährt. Sie ist allenfalls in ausgewählten Fällen indiziert bei chronischer Polyarthritis in der proliferativen Phase, wie dies uns Wessinghage gelehrt hat.

Die Arthrodese des Hüftgelenks führt zur schmerzfreien Belastungsstabilität. Im Zeitalter des Kunstgelenks wurde sie zwar in den Hintergrund gedrängt, hat aber bei ausgewählten Indikationen auch heute noch durchaus ihre Berechtigung; so begegnen wir Patienten, die außerhalb unseres Lebensraums beheimatet sind und bei denen das Versagen eines implantierten Kunstgelenks in ihrem Heimatland größte finanzielle und sozialmedizinische Probleme nach sich ziehen würde. Ich kenne Patienten, die aus diesen Gründen die Arthrodese gewünscht haben.

So ist die Hüftgelenkarthrodese durchaus bei Patienten mit wackelsteifer Hüfte in Erwägung zu ziehen, die sich bereits an den Bewegungsverlust adaptiert haben. Voraussetzung ist allerdings eine einseitige Koxarthrose bei intaktem gleichseitigem Kniegelenk und bei freier Mobilität der Lendenwirbelsäule ohne röntgenologisch nachgewiesene degenerative Veränderungen und ohne Kreuzschmerzanamnese.

Die klassische Indikation zur Hüftgelenkarthrodese unter den genannten Voraussetzungen ist die einseitige posttraumatische und die postinfektiöse Arthrose des jungen Menschen.

Die Indikation zur hüftgelenknahen Osteotomie erfordert die Erfüllung bestimmter Kriterien:

Der Patient muß eine ausreichende Kooperationsbereitschaft zeigen, da eine relativ lange postoperative Entlastungsphase folgt; die biologische Altersgrenze zur Durchführung einer hüftgelenknahen Osteotomie liegt nach allgemeiner Erfahrung bei einem Lebensalter von etwa 55 Jahren, da sich offenbar in höherem Lebensalter die Strukturen der neuen Belastungssituation nicht mehr anpassen können.

Die hüftgelenknahen Osteotomien sind im allgemeinen nur bei leichteren und mittleren Krankheitsgraden indiziert, soweit eine graduelle Einteilung nach gemischt klinisch-radiologischen Kriterien überhaupt möglich ist. So erfordern sie eine ausreichende Gelenkbeweglichkeit, die Gelenkdestruktion darf radiologisch nicht allzu fortgeschritten sein und die Gelenkkongruenz sollte zumindest bei der Varisierungsosteotomie postoperativ verbessert sein, was bekanntlich durch entsprechende präoperative Funktionsaufnahmen eruiert werden kann. Für die Valgisierungsosteotomie fordern wir auf den Funktionsaufnahmen wenn nicht eine Kongruenzverbesserung so doch zumindest eine Vergrößerung der tragenden Gelenkfläche oder ein Aufklaffen des Gelenks mit Abstützung des mediokaudalen Kopfosteophyten in den medialen Pfannenanteilen.

Wir sind uns sicher einig, daß die uns zur Verfügung stehenden bildgebenden Verfahren, etwa die üblichen Funktionsaufnahmen, Antetorsions- und Fauxprofilaufnahme für die Planung einer gelenkerhaltenden Operation an der Hüfte mit Indikationsschwierigkeiten behaftet sein können.

Aus dieser Erkenntnis heraus wurde von Pauwels u. Kummer eine biomechanische Basis zur Durchführung der hüftgelenknahen Osteotomien erarbeitet, ich selbst habe mich an dieser Diskussion ebenfalls beteiligt (Legal 1985).

Die Berücksichtigung dieser biomechanischen Prinzipien erleichtern uns heute die Indikationsstellung, wobei eine Reduzierung der Gelenkbelastung mit Verbesserung der Hebelarmverhältnisse sowie eine biomechanische Änderung der Druckrichtung, z. B. durch eine intertrochantäre Osteotomie und eine Reduzierung des Gelenkdrucks, z. B. durch einen pfannenverbesserten Eingriff mit Vergrößerung der Belastungsfläche zu fordern sind.

Eine Kontraindikation zur hüftgelenknahen Osteotomie stellt neben schlechter Beweglichkeit und Übergewicht die Arthritisarthrose bei chronischer Polyarthritis dar, weil ihr Problem nicht in der pathologischen Biomechanik besteht. Schließlich sehen wir eine Kontraindikation zur hüftgelenknahen Osteotomie dann, wenn eine aufwendige Osteotomie nur einen fraglichen Erfolg nach sich ziehen würde, zumal die Alloarthroplastik zudem dann erschwert wäre.

Das gemeinsame Ziel der intertrochantären Osteotomien ist neben der Beseitigung einer Gelenkinkongruenz aufgrund einer nichtsphärischen Kopf- oder Pfannenform die Veränderung des Muskelhebelarms und damit die Veränderung von Betrag und Richtung der Belastung.

Bei der Rotationsosteotomie wird dieser Effekt durch Beseitigung einer pathologischen Ante- oder Retrotorsion erreicht, wodurch ohne Entnahme etwa eines Varisierungskeils der CCD-Winkel virtuell kleiner, der Muskelhebelarm damit größer und überbelastete ventrale oder dorsale Kopf- bzw. Pfannenanteile entlastet werden. Die Indikation zur Rotationsosteotomie ergibt sich auch bei Hüftgelenken, die zwar noch eine gute Scharnierbeweglichkeit im Sinne der Beugung und Streckung bei guter Beweglichkeit in der Frontalebene aufweisen, jedoch kombiniert mit einer Außenrotationskontraktur bei klinisch und röntgenologisch sonst gut erhaltenem Gelenk. Schon aus Gründen der Fehlbelastung des Kniegelenks im Fall einer Außenrotationskontraktur ist sie gelegentlich ohne sonstige Stellungsänderung des Schenkelhalses erforderlich. In solchen Fällen vergrößern wir sogar die Antetorsion, was sich bei unrundem Kopf günstig auswirkt!

Das gleiche Ziel der Muskelhebelarmvergrößerung und damit der Gelenkentlastung verfolgt die intertrochantäre Varisierungsosteotomie. Sie sollte aber zudem die Kongruenzverbesserung herbeiführen und damit die breitflächige Abstützung.

Bei nichtsphärischem Hüftkopf kann allein durch die Varisierungsosteotomie in ausgewählten Fällen eine Optimierung der Kopfüberdachung erreicht werden.

Bei der valgisierenden Osteotomie im Fall einer Dysplasiecoxarthrose - ebenfalls oft kombiniert mit einer Rotationskorrektur - steht neben der Kongruenzverbesserung, eine Abstützung des sog. Capital drop, also des mediokaudalen Kopfosteophyten in der Pfannentiefe im Vordergrund. Pauwels (1973) sowie Enderle u. Mitarb. (1984) konnten nachweisen, daß durch diese Stellungsänderung des arthrotisch entrundeten Kopfs der Gelenkspalt zum Klaffen kommt und daß sich im so entstandenen Spaltraum Knorpelregenerate ausbreiten können. Zudem wird in vielen Fällen durch diese Abstützung eine Vergrößerung der tragenden Fläche erreicht. Wichtig wäre nur, daß wir bei der Planung der Valgisationsosteotomie präoperativ überprüfen, ob der Patient bei Adduktion genügend beugen kann; durch die Entrundung des Kopfs verlieren viele Patienten an Beugung. Die häufigste Indikation stellt sich uns für die Valgisationsosteotomie jedoch im Fall einer Protrusionskoxarthrose mit Umlenkung der Gelenkkraft vom Pfannengrund in Richtung Pfannendach.

Die Indikation zur Trochanterversetzung ist eindeutig; sie besteht bei hochstehendem Trochanter mit Glutealinsuffizienzhinken und der damit verbundenen gangphasenabhängigen Verkleinerung des CE-Winkels der ohnehin schlecht überdachten dysplastischen Hüfte zur Optimierung der Muskelvorspannung.

Berücksichtigt werden muß hierbei jedoch die Tatsache, daß diese Patienten meist auch einen zu kurzen Schenkelhals aufweisen und eine Verbesserung der geometrischen Verhältnisse eigentlich nur durch eine schenkelhalsverlängernde Osteotomie zu erreichen ist, wie von Wagner (1977), Morscher (1980) und jüngst auch von Lengsfeld u. Griss (1991) beschrieben.

Die pfannenverbessernden Eingriffe, ich nenne nur einige, nämlich Beckenosteotomie nach Salter, sphärische Pfannenosteotomie, Dreifachosteotomie, jüngst von Tönnis im deutschsprachigen Raum wieder aufgegriffen, haben ihre Indikation in der unzureichenden Kopfüberdachung. Die Indikationsgrenze der Beckenosteotomie nach Salter resultiert aus der begrenzten Schwenkmöglichkeit des kaudalen Beckenfragments in der Symphyse. Ich führe sie relativ häufig durch und bin immer wieder erstaunt, zu welch guter Kopfüberdachung es insbesondere bei jungen Frauen kommt. Wir müssen allerdings die durch sie erzeugte Beinverlängerung berücksichtigen und ggf. weichteilentspannende Maßnahmen durchführen aufgrund des erhöhten Drucks auf den Hüftkopf. Die sphärische Pfannenummeißelung nach Wagner ist - wie die Ergebnisse zeigen - nur bei sphärischen Gelenken und geringer Arthrose indiziert. Voraussetzung für ihre Durchführung ist eine genügend große Knorpelfläche und ein ausreichend dicker Pfannenboden.

Zur Durchführung der Tripleosteotomie kann das Gelenk durchaus erheblich dysplastisch deformiert sein; es muß aber kongruent sein, sonst resultiert daraus eine punktförmige Belastung, die dem eigentlichen Prinzip dieser Methode, nämlich der Tragflächenvergrößerung, widerspricht.

Die Beckenosteotomie nach Chiari bleibt dysplastischen Gelenken vorbehalten mit bereits fortgeschrittener Arthrose. Neben der Verbesserung der Kopfüberdachung erreicht man eine Verkürzung des Lastarms, allerdings um den Preis einer leichten

Zunahme der Steilstellung der originären überknorpelten Pfannenfläche. Die Indikation stellen wir bei einem Wiberg-Winkel von unter 5 Grad, bei subluxierter Coxa valga sowie bei Deformitäten des koxalen Femurendes, wie z. B. der Coxa magna nach Morbus Perthes. Eine sehr häufige Indikation zur Operation nach Chiari sehen wir auch bei der Dysplasiecoxarthrose mit Coxa plana, wo wir durch eine Valgisationsosteotomie diejenige Gelenkfläche des Kopfs mit größerem Radius nach kranial einschwenken und darüber die Beckenosteotomie legen; aus diesem Vorgehen resultiert eine große Abstützung des Kopfs durch das nun vergrößerte Pfannendach.

Selbstverständlich können je nach Deformität des Hüftgelenks die aufgeführten Verfahren kombiniert werden. Allen intertrochantären wie den Beckenosteotomien gemeinsam ist der schmerzlindernde wohl durch verbesserte Gelenkernährung bedingte unspezifische Osteotomieeffekt („biologischer Reizeffekt"), der wohl auch durch die Verschiebeosteotomie nach Mc Murray erreicht wird. Eines noch: Bei Beugekontrakturen sollten wir gleichzeitig eine antekurvierende Osteotomie (dorsal basierter Keil) oder zumindest eine ventrale Kapsulotomie vornehmen.

Der alloarthroplastische Hüftgelenkersatz ist die Methode der Wahl bei der fortgeschrittenen Koxarthrose jeder Genese. Sie sollte nach Möglichkeit aufgrund der noch immer unsicheren Prognose in ein möglichst hohes Lebensalter verlagert werden. Dennoch sehen wir uns, insbesondere beim Rheumapatienten im 3. oder 4. Lebensdezenium, gelegentlich gezwungen diese endgültige Lösung zu schaffen. In der Auffassung, ob zementiert oder zementfrei implantiert werden soll und in welchem Lebensalter, gehen die Meinungen wohl sehr auseinander. Die Indikation zur zementierten Totalendoprothese sehen wir an unserer Klinik nur noch beim Greis, um ihm unmittelbar postoperativ eine volle Belastung der Extremität zu ermöglichen. In allen übrigen Fällen der fortgeschrittenen Koxarthrose, auch beim rüstigen älteren Menschen, sehe ich die Indikation zur zementfreien Totalendoprothese, wobei ich nach wie vor für eine postoperative Teilentlastung des operierten Gelenks für 12 Wochen plädiere. Die Ergebnisse bestätigen uns in diesem Vorgehen. Auch in einer Zeit der ungebrochenen Endoprotheseneuphorie stellt der alloarthroplastische Hüftgelenksersatz immer noch die letzte Alternative dar: zuvor sollten alle konservativen und gelenkerhaltenden Behandlungsmaßnahmen ausgeschöpft sein.

Als Indikator hilft die Verkürzung der Gehstrecke, das Schmerzbild sowie die Einschränkung der Beweglichkeit mit Kontrakturbildung und daraus resultierender Fehlbelastung der Wirbelsäule und des gleichseitigen Kniegelenks.

Mir persönlich hilft bei der Indikationsstellung die Frage nach der Benutzung eines Gehstocks sowie nach der Einnahme von Analgetika und Antiphlogistika. Bei der Operationsplanung müssen wir berücksichtigen, daß sehr stark ausgewalzte, flache Pfannen bei der Kunstpfannenimplantation einen Aufbau der knöchernen Pfanne z. B. mittels Kopfreimplantation erfordern.

Sehen wir einmal von der Alloarthroplastik als endgültige Lösung des Koxarthroseproblems ab, so besteht kein Zweifel, daß die intertrochantären Osteotomien zugunsten der pfannenverbessernden Eingriffe an Zahl abgenommen haben. Hier liegt - so glaube ich - der eigentliche Streitpunkt. Daß die Beckenosteotomien bei Einhaltung ihrer Indikationsgrenzen gute Ergebnisse zeigen, liegt auf der Hand, nur ist der Aufwand größer. Die intertrochantären Osteotomien können aber bei nicht allzu schlechten Pfannen gute Ergebnisse liefern. Bei strenger Indikationsstellung ergeben sich auch nach 10- bis 15jähriger Beobachtung durchaus gute Resultate, obwohl die radiologischen Veränderungen zunehmen und die Beweglichkeit allmählich doch schlechter wird. Die gelenkerhaltende Operation ist auch im Zeitalter der Endoprothetik weder Vergangenheit, noch kann sie ein kausales Therapieprinzip darstellen. Ihr Ziel ist die Arthroseprogredienz in Grenzen zu halten, um die Totalendoprothese hinauszuzögern.

Literatur

Chiari, K.: Ergebnisse mit der Beckenosteotomie als Pfannendachplastik. Z. Orthop. 87 (1955) 12

Enderle, A., W. Schultz, H. G. Willert: Das Regenerationsverhalten der arthrotischen Hüfte. In Bauer, R., F. Kerschbaumer: Die Koxarthrose. Medizinisch Literarische Verlagsges.. Uelzen 1984

Kummer, B.: Biomechanik der normalen und kranken Hüfte. In Draenert, K., A. Rütt: Histo-Morphologie des Bewegungsapparates, 1. Grundlagen zur Morphologie und Funktion der Hüfte. Art und Sience, München 1981 (S. 99)

Legal, H.: Osteotomien an der Dysplasiehüfte des Erwachsenen - Planung unter Berücksichtigung einer differenzierten biomechanischen Berechnung. Z. Orthop. 123 (1985) 465

Lengsfeld, M., P. Griss: Die schenkelhalsverlängernde Osteotomie bei schwerer Hüftdysplasie des jugendlichen und jungen Erwachsenen. Praktische Orthopädie, Band 22. 1991 (S. 311), Stork, Bruchsal

Mc Murray, T. P.: Osteoarthritis of the hipjoint. J. Bone Jt Surg. 21 (1939) 1

Morscher, E.: Intertrochanteric osteotomy in osteoarthritis of the hip. In Proceedings of the Eight Open Scientific Meeting of the Hip Society. Mosby, St. Louis 1980 (p. 24)

Pauwels, F.: Atlas zur Biomechanik der gesunden und kranken Hüfte. Prinzipien, Technik, Resultate einer kausalen Therapie. Springer, Berlin 1973

Salter, R. B.: Innominante Osteotomy in the treatment of con genital subluxation and dislocation of the hip. J. Bone Jt Surg. 43 (1961) 518

Tönnis, D., K. Behrens, F. Tscharani: Eine neue Technik der Dreifachosteotomie zur Schwenkung dysplastischer Hüftpfannen bei Jugendlichen und Erwachsenen. Z. Orthop. 119 (1981) 253

Wagner, H.: Erfahrungen mit der Pfannenosteotomie bei der Korrektur der dysplastischen Hüftgelenkpfanne. Orthopädie 2 (1973) 253

Wagner, H.: Prinzipien der Korrekturosteotomie am Bein. Orthopädie 6 (1977) 145

Wessinghage, D.: Makropathologische Veränderungen bei chronischer Polyarthritis - Grundlagen einer neuen Phaseneinteilung des Krankheitsverlaufes. Z. Orthop. 124 (1986) 437

Möglichkeiten und Grenzen konservativer Maßnahmen in der Behandlung der Kniegelenkarthrose

B. Barz

Die Möglichkeiten der konservativen Therapie der Gonarthrose wurde in den vorangegangenen Beiträgen schon sehr umfassend dargestellt, so daß ich zunächst einmal die wichtigsten Punkte zusammenfassen und in wesentlichen Teilen ergänzen möchte.

Es kann nicht oft genug wiederholt werden, daß das Arthrosegeschehen eine komplexe Erkrankung des Arthrons „Knie" ist und sich nicht in der röntgenologischen Diagnose des Knorpelverschleißes erschöpft.

Auf Achsfehlstellungen und muskuläre Dysbalancen wurde bereits hingewiesen. Die Homoiostase des Gelenkmilieus in ihrer Wechselwirkung zwischen Gelenkkapsel, Synovia und der Knorpel-Knocheneinheit ist von entscheidender Bedeutung für die Integrität und Funktionstüchtigkeit des Gelenks.

Die Arthrose ist das Ergebnis eines multifaktoriellen Organversagens.

In meinem Beitrag zu den Grenzen der konservativen Therapie möchte ich mich im wesentlichen auf die Therapie des Arthroseschmerzes konzentrieren und damit zunächst auf die Analyse des Schmerzgeschehens.

Die am häufigsten geklagten Beschwerden werden bei der aktivierten Arthrose durch die sekundäre Synovialitis hervorgerufen. Die zugrunde liegenden Ursachen sind sehr komplex. Im Mittelpunkt des Interesses stehen die knorpeleigenen, streßinduzierten Interleukine. Diese aktivieren eine Reihe von Proteinasen, die ihrerseits die Grundsubstanz zerstören und über die Zyklogenasereaktion Prostaglandine und Leukotriene freisetzen. Die freigesetzten kollagenen Faserfragmente unterliegen dem mechanischen Abrieb und werden von den makrophagenähnlichen synovialen Deckzellen phagozytiert.

Makrophagenaktivierung ist somit das Stichwort für den Startmechanismus der aktivierten Arthrose.

Gleichzeitig aktivieren kollagene Faserfragmente T- und B-Lymphozyten und sind als Neoantigene Starter der immunvermittelten Entzündung.

Das Schmerzgeschehen korrelliert mit der Entzündungsaktivität in der Gelenkkapsel. Nur hier finden sich die schmerzvermittelnden Rezeptoren, deren Afferenzen ohne Unterbrechung zum Hinterhornkomplex ziehen und dort vernetzen. Auf der spinalen Ebene kommt es somit zu einer muskulären Reaktion, mit Einfluß auf die Gelenkfunktion, auf der kortikalen Ebene zum Schmerzerleben als emotionale Reaktion.

Die Grenzen der konservativen Behandlung liegen in der Reaktion der Entzündung. Ständiger Detritusabrieb mit unterhaltener sekundärer Synovialitis zwingen nach mehrfachen Punktionen zur arthroskopischen Abklärung und Intervention, wobei schon der alleinige Spüleffekt eine therapeutische Bereicherung darstellt.

Werden Schmerz und Abrieb durch Druckbelastung bei Achsfehlstellungen unterhalten, hier am Beispiel der Varusgonarthrose, so steht das laterale Zuggurtungsprinzip im Mittelpunkt der therapeutischen Überlegungen. Die intensive krankengymnastische Übungsbehandlung mit Kräftigung des M. tensor fasciae latae und des M. gluteus maximus im Tractus ileo-tibialis ist das Therapieziel. Es darf aber auch nicht übersehen werden, daß es häufig infolge der lateralen Insuffizienz zu Tonuserhöhungen in der ebenfalls 2gelenkigen ischiokruralen Muskelgruppe kommt. Es ist daher wichtig, daß die Krankengymnastik Dehnungsübungen dieser Muskelgruppen mit in das Programm aufnimmt. Die muskulären Dysbalancen zwischen M. vastus medialis und lateralis wurden bereits erwähnt und seien nur noch einmal wiederholt für das Verstehen der lateralen Hyperpression im femopatellaren Lager.

Diese krankengymnastische Behandlung, kombiniert mit den in den vorangegangenen Beiträgen schon angesprochenen Schuhzurichtungen, ist das therapeutische Mittel der Wahl.

Die Grenzen der konservativen Behandlung sind erreicht, wenn der Schmerz als Einlauf- und Belastungsschmerz trotz aller beschriebener Maßnahmen persistiert. Hier sind je nach Alter des Patienten und des arthroskopischen Befunds operative Maßnahmen notwendig.

Ein völlig eigenständiges Krankheitsbild stellt die Chondropathie des femoropatellaren Lagers dar. Standen in der Vergangenheit mehr biomechanische Vorstellungen der unterschiedlichen Druckbelastung zur formalen und kausalen Pathogenese im Vordergrund, insbesondere in der operativen Therapie, so beherrschen zur Zeit mehr funktionsdynamische Überlegungen die Diskussion.

Gehen wir wieder von der Schmerzanalyse aus, so sind peripatellare Beschwerden leicht nachvollziehbar. Über die Entstehung des patellaren Schmerzes jedoch gibt es nur Theorien.

Die guten Erfahrungen der Therapie der Chondropathia patellae des Jugendlichen mit krankengymnastischer Übungsbehandlung läßt muskeldynamische Dysbalancen sehr wahrscheinlich werden. Bei genauer Untersuchung findet man regelmäßig die Symptomentrias einer verstärkten Lendenlordose, einer Hüftbeugekontraktur und eines patellaren Anpreßschmerzes. Da der hyaline Knorpel selbst jedoch keine Schmerzrezeptoren enthält, muß die Schmerzvermittlung aus der subchondralen Zone erfolgen. Hier gibt es zur Zeit experiementelle Hinweise auf intraossale Druckerhöhungen durch Vaskularisationsstörungen im subchondralen Knochensystem.

Da auch unsere arthroskopischen Untersuchungen beim patellaren Schmerz des Jugendlichen in der Vergangenheit häufig normale Knorpelbefunde aufwiesen, sind wir dazu übergegangen, zunächst die intensive krankengymnastische Übungsbehandlung in den Vordergrund zu stellen, da sich operative Konsequenzen in keinem Fall ergaben.

Wir können davon ausgehen, daß es die „Chondropathie" der Patella als eigenständiges Krankheitsbild des Jugendlichen nicht gibt.

Hier gibt es also keine Grenzen der konservativen Therapie oder anders gesagt, keine Indikation zu einer operativen Behandlung.

Erst bei Übergängen zur Chondromalacia patellae sind weitere Überlegungen anzustellen. Die Therapieresistenz des patellaren Schmerzes bei älteren Jugendlichen und des jugendlichen Erwachsenen zwingt zur arthroskopischen Abklärung, wer jedoch einmal den Shaver an der medialen Facette angesetzt hat weiß, wieviel Knorpel verloren geht, wieviel irreparable Schäden gesetzt werden.

Man sollte sich nicht scheuen, einem Jugendlichen zu mißtrauen, wenn er behauptet, daß trotz der verordneten Gymnastik die Schmerzen persitieren. In den meisten Fällen ist es eine Frage der Selbstdisziplin, der Arbeitsdisziplin des jugendlichen Erwachsenen, die über Erfolg und Mißerfolg der Behandlung entscheidet.

Das soziale Umfeld, der Beruf oder die letzte Tätigkeit sollte immer mit im Auge behalten werden, denn nach einem operativen Eingriff gibt es immer einen Grund über verminderte Belastbarkeit zu klagen, ja sich die Minderung der Erwerbsfähigkeit bescheinigen zu lassen.

Beim jugendlichen Erwachsenen ist also die operative Behandlung der Chondromalazie das allerletzte Mittel der Wahl.

Die Therapie der Femoropatellarthrose setzt wiederum die Schmerzanalyse voraus. Die Behandlung der durch Knorpelabrieb induzierte Synovialitis hatten wir angesprochen. Wie verhält es sich aber bei dem nicht durch Belastung und Abrieb bedingten Ruheschmerz?

Dem Problem der oben angesprochenen intraossalen Druckerhöhungen sind wir bereits 1988 mit Untersuchungen zu Mikrozirkulationsstörungen im Unterschenkelbereich mit Hilfe der Licht-Reflektions-Rheographie (LRR) nachgegangen.

Bei Leitvenen- und Krosseinsuffizienzen kommt es zu einem venösen Rückstau über die Boyd- und Cokkett Krossen in den kapselnahen Raum und damit über die Kapselgefäße und die metapphysären Venen bis in die Marksinus.

Die Erhöhung des venösen Drucks läßt den a. v. Gradienten sinken, und es kommt zu Permeabilitätsstörungen im sinusoid-vaskulären Bett mit all ihren Folgen sowohl für die Zirkulation im spongiösen Knochen als auch im synovialen Millieu.

Intraossär wird aufgrund des fehlenden Schwellraums das sinusoid-vaskuläre Bett verlegt, die Sauerstoffversorgung sistiert und der Druck steigt an.

Dieser Druckanstieg ist für die Spontan- und Ruheschmerzen im Kniegelenk, besonders im Bereich des medialen Kompartiments und im femoropatellaren Lager, verantwortlich.

Die Grenzen der konservativen Therapie werden weiter gesteckt unter konsequenter Entstauung der Beine bei einer Leitveneninsuffizienz mit Hilfe einer Kompression bis über die Leistenbeuge hinaus.

Die subtile Untersuchung muß klären, ob der Schmerz am Gelenkspalt oder in der darunter liegenden Krosse zu lokalisieren ist. Der Patellaanpreß- und „Verschiebeschmerz", sowie das Zohlen-Zeichen sind fast obligat. Ein Behandlungsversuch mit einem über das Kniegelenk reichenden Zinkleimkompressionsverband klärt häufig verblüffend die Zusammenhänge.

Der Hinweis, daß eine intraartikuläre Therapie für diese Kniegelenkschmerzen wenig sinnvoll ist, erübrigt sich eigentlich nach dem Gesagten.

Auch bei starken degenerativen Veränderungen muß ein Gelenk bewegt und beübt werden, da die Insuffizienz der lateralen Zuggurtung und die Tonusvermehrung der medialen Ischiokruralen besonders die Varusgonarthrose fördert.

Verhindert das schmerzhafte Reiben im femoropatellaren Lager die notwendige Übungsbehandlung, ist hier ein vorzeitiges operatives Eingreifen zur Verbesserung der Gleitfunktion angezeigt. Ein lateraler Release in der Technik nach Viernstein, kombiniert mit einer extraartrikulären Patellaanbohrung zur intraossalen Druckentlastung können die krankengymnastische Therapie sehr erleichtern.

Verhindert beispielsweise ein degenerativ verändertes Meniskushinterhorn die schmerzfreie volle Streckung des Kniegelenks, so ist es schon aus funktionsdynamischen Gründen wichtig, die arthroskopische Entfernung anzuraten, denn nur in der Schlußrotation ist das Kniegelenk stabil und das femoropatellare Lager entlastet.

Ganz anders zu beurteilen sind degenerative Veränderungen als Folgen posttraumatischer Achsfehlstellungen und Bandläsionen. Hier ist eine rasche Wiederherstellung der Kapsel-Band-Strukturen und der physiologischen Achse anzustreben, jegliches Zuwarten fügt dem Gelenk einen irreparablen Schaden zu.

Wir müssen uns immer wieder darüber im Klaren sein, daß ersten sichtbaren Veränderungen im Röntgenbild immer schwere Knorpelschäden zugrunde liegen. Denn die Arthrose beginnt mit der ersten Entkopplung der Hyaluronsäure vom Coreprotein des Aggrekans, und dieser Zustand ist weder röntgenologisch darstellbar noch arthroskopisch sichtbar.

Indikation und Wertigkeit operativer Maßnahmen bei der Behandlung arthrotischer Deformierungen des Kniegelenks

J. Eichler

Einleitung

Wenn man die arthrotischen Veränderungen im Achsenskelett unberücksichtigt läßt und lediglich die Extremitätengelenke betrachtet, ist das Kniegelenk in über 50 % der Fälle betroffen. Auch in der Arthrosestatistik von Mohing mit über 28000 Patienten steht die Kniearthrose in der Häufigkeit an erster Stelle.

Wir beobachten häufiger Arthrosen, die in ihrer Entstehung durch die *Lebensgewohnheiten* der Patienten stark beeinflußt sind. So haben übergewichtige Menschen sehr häufig schwere arthrotische Deformierungen in Knie- oder Hüftgelenken. Auch zu starke sportliche Beanspruchung kann zur Entstehung einer Kniearthrose führen. Beispiele hierfür sind die degenerativen Veränderungn in den Kniegelenken bei Berufsfußballern. Auch Freizeit-, Sport- oder Hobbyunfälle sorgen für Traumafolgen an den Gelenken, z. B. Meniskusrupturen, die später wieder zu arthrotischen Deformierungen führen können.

Die Häufigkeit der Arthroseursachen verteilt sich in unserem Krankengut wie folgt:

Ursachen der Kniearthrosen (Mehrfach-Nennungen möglich)	
Übergewicht	60 %
Erhebliche Überbelastung (Sport, Bodybuilding)	50 %
Fehlstellung der Gelenkabschnitte	40 %
Unfallfolgen	30 %
Angeborene Schwäche der Gelenke	25 %
Stoffwechselerkrankungen, chronische Polyarthritis	10 %
Sonstige	5 %

In den letzten 10 Jahren hat sich die Therapie der degenerativen Kniegelenkerkrankung auch durch eine Verbesserung unserer diagnostischen Möglichkeiten geändert.

Die *Arthrographie* des Kniegelenks wird heute immer weniger angewandt. Mit der *Sonographie* können relativ einfach Meniskusrisse und Kreuzbandläsionen nachgewiesen werden (Grifka u. Richter 1992). Entscheidend haben jedoch die Fortschritte der *Arthroskopie* die Kniechirurgie in den letzten Jahren beeinflußt. Eine Kniespiegelung kann auch ambulant ausgeführt werden. Viele Patienten entschließen sich deshalb eher zu einer Arthroskopie. Eine Zunahme der ambulanten Knieoperationen um den Faktor 10 (nach Mitteilung der PKV) hätte allerdings niemand erwartet.

Aber auch die *Computertomographie* stellt eine Erweiterung in der Diagnostik von Kniebinnenläsionen dar. Konermann u. Mitarb. (1991) haben 17 Sportler vor der Arthroskopie computertomographisch untersucht und eine weitgehende Übereinstimmung der tomographischen mit den intraoperativen Befunden gefunden. Die Autoren empfehlen besonders, bei Spitzensportlern nicht sofort zu arthroskopieren, sondern an das Computertomogramm zu denken. Zu einem ähnlichen Ergebnis kamen Frenzel u. Mitarb., die von einer Treffsicherheit der Computertomographie bei Kniegelenkverletzungen von 98 % berichten.

Jerosch u. Mitarb. (1989) haben in einer prospektiven Studie bei 107 Patienten mit Knietrauma die Befunde zunächst mittels *Kernspintomographie* und anschließend arthroskopisch überprüft. Neben der guten Differenzierbarkeit anatomischer Strukturen zeigte sich eine hohe Zuverlässigkeit bei Meniskusläsionen von 92 % und bei Kreuzbandverletzungen von 93 %. Partielle Rupturen der Kreuzbänder und kleinere Knorpelschichtdefekte kamen oft nicht zur Darstellung. Die Kernspintomographie ist heute noch sehr teuer. Durch Verbesserung der Apparate (eventuell auch Verkleinerung für die Extremitäten) wird sich in Zukunft die präoperative Diagnostik noch mehr verbessern lassen. Die Häufigkeit kniechirurgischer Eingriffe wird in Zukunft also eher zunehmen!

Aus dem Formenkreis der präarthrotischen Deformitäten des Kniegelenks soll das seltene Krankheitsbild der *Chondromatose* des Kniegelenks beschrieben werden. Bei einem Schrotbeutelknie besteht die Therapie in einer Synovialektomie und in einer gründlichen Entfernung aller freien Gelenkkörper.

Die Behandlung der *Osteochondrosis dissecans* ist wesentlich differenzierter. Bei röntgenologisch noch unscharf begrenzten Demarkierungen am Oberschenkelkondylus von Jugendlichen ist zunächst die konservative Therapie geboten. Reduktion der Belastung und Beobachtung in 6wöchentlichen Abständen sind indiziert. Schreitet die Demarkierung fort, so sind operative Maßnahmen angezeigt (Abb. **155 a** u. **b**).

Ist das Dissekat noch nicht ausgestoßen, so kann der Herd von einem extraartikulären Zugang her angebohrt und eventuell mit Spongiosa unterfüttert werden.

Bei Teillösung des Dissekates ist eine gelenkseitige Anfrischung und Anbohrung des Dissekatbetts mit Sponigosaunterfütterung des Dissekats und Refixation durch kleine kortikale Späne, Kirschner-Drähte, Zugschrauben oder Fibrinkleber indiziert. Wir selbst verwenden Kunststoffnägel, die sich nach einigen Monaten wieder auflösen. Entscheidend ist ferner auch die Tatsache, ob der Knorpeldefekt im belasteten oder unbelasteten Gelenkknorpel entstanden ist. In unbelasteten Zonen, also in der Fossa intercondylaris, werden nur Beck-Bohrungen des Dissekatbetts durchgeführt.

Ist das Dissekat gelöst, so ist bei kleineren Defekten die Entfernung des Dissekats und die Anbohrung des Dissekatbetts der bessere Weg als der Versuch der Reimplantation oder Knorpel-Knochen-Transplantation. Große Defekte zwingen allerdings zur Reimplantation. Wir haben hier oftmals enorme Schwierigkeiten bei der Gewinnung eines Transplantats aus den hinteren Gelenkanteilen.

Die *Chondropathia patellae* beschäftigt uns in der Praxis relativ häufig. Die Erkrankung nimmt zu. Eine altersmäßige Häufung besteht besonders im Pupertätsalter bis zum 25. Lebensjahr und dann wieder im vierten Dezennium.

Obwohl als Ursache der Chondropathia patellae eine Reihe von Faktoren biomechanischer, traumatischer und krankhafter Art eine Rolle spielen, wie z. B. die allge-

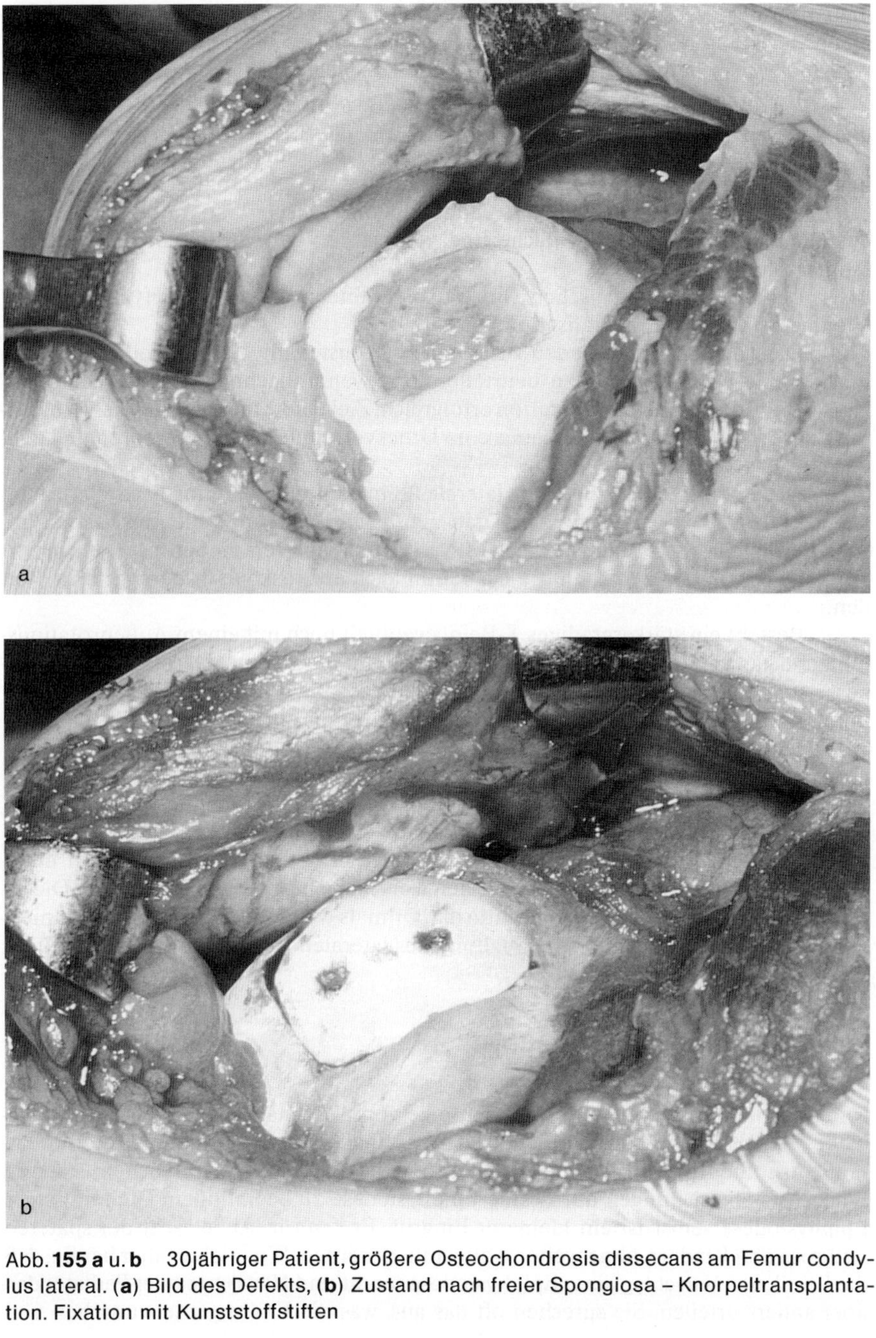

Abb. **155 a** u. **b** 30jähriger Patient, größere Osteochondrosis dissecans am Femur condylus lateral. (**a**) Bild des Defekts, (**b**) Zustand nach freier Spongiosa – Knorpeltransplantation. Fixation mit Kunststoffstiften meine Bindegewebsschwäche, ist die Hauptursache letzlich ein Mißverhältnis zwischen Belastung und Belastbarkeit der femoropatellaren Gelenkflächen. *Psychologische Ursachen* scheinen zusätzlich eine Rolle zu spielen.

Überhöhte Belastungen können den gesunden Patellaknorpel ebenso schädigen wie physiogische Belastungen, wenn die mechanische Belastbarkeit des Patellaknorpels durch Dysplasie der Patella herabgesetzt ist. Biomechanische Ursachen, traumatische Knorpel-Knochen-Läsionen, Durchblutungsminderung, Erkrankungen des rheumatischen Formenkreises oder andere Stoffwechselerkrankungen führen zu einer Malazie der Patellarückfläche und verursachen den chronischen Belastungsschmerz an der Patella.

Bei der röntgenologischen Untersuchung finden wir oft eine Hypoplasie des Gleitlagers oder eine Lateralisation der Patella.

Die Therapie ist auf jeden Fall zunächst konservativ. Eine operative Behandlung ist mit Zurückhaltung zu beurteilen. Nur wenn augenfällige biomechanische Ursachen vorliegen, ist die Operation erfolgreich. Ziel einer Operation ist die Verbesserung der Druckverteilung und damit eine Druckverminderung im Femoropatellargelenk.

Der einfachste Eingriff ist die laterale Retinakulumeinkerbung nach Viernstein. Die laterale Zügelung wird in ihrer Kraft deutlich reduziert und die muskuläre Führung der Patella wird zugunsten des M. vastus medialis verschoben.

Selbstverständlich kann die Operation auch arthroskopisch durchgeführt werden.

Besteht ein stärkergradiges X-Bein, eventuell noch mit einem Außenrotationsfehler, so kann eine zusätzliche Varisierung, verbunden mit einer Derotation, eine Verbesserung der Patellapositionierung im Gleitlager bewirken. Dies geschieht auch durch die Medialversetzung der Tuberositas tibiae mit der Methode nach Blauth.

Die Operation nach Bandi ist im allgemeinen umstritten (Hene) und wird in vielen Kliniken nicht mehr angewandt. Wir führen den Eingriff sehr selten heute noch durch und haben Gutes von dieser Operation gesehen. Die Operation ist allerdings nicht leicht durchführbar, und man hat nur dann einen Gewinn, wenn die Tuberositas tibiae um mindestens 1,5 cm ventralisiert wurde. Das einfache Einschieben eines schmalen Knochenspans ist nicht mit den Vorschlägen von Bandi vereinbar. Dieser Eingriff stellt allerdings die Ultima ratio dar. Oftmals wurde bei den in Frage kommenden Patienten schon vorher eine Spaltung des lateralen Retinakulums durchgeführt.

Achsenabweichungen der Kniegelenke

Kniearthrosen entstehen sehr häufig infolge von Achsenabweichungen der Kniegelenke. Bestehen schon im Wachstumsalter deutlich erkennbare X- oder O-Beindeformitäten, sollten wir auf jeden Fall schon bei den Jugendlichen versuchen, stärkere Beinachsenabweichungen durch eine Epiphysiodese zu beeinflußen. Die temporäre Epiphysiodese selbst ist ein kleinerer Eingriff. Er kann in Anbetracht der späteren Arthrose den Kindern ohne weiteres zugemutet werden. Wir erleben aber häufig, daß die Klinik den Vorschlag einer Epiphysiodese macht und Hausärzte oder Pädiater darüber anders urteilen. Sie sprechen oft das aus, was die Eltern gerne wünschen und damit ist die Sache vom Tisch. Über die spätere nach 20-30 Jahren auftretende Arthrose wird dann nicht mehr diskutiert. So unterbleibt oft im Adoleszentenalter der notwendige kleinere Korrektureingriff.

Die Achsenabweichungen des Kniegelenks möchten wir am Beispiel des Genu valgum besprechen. Veränderungen und Therapie des Genu varum sind nicht wesentlich anders.

Genu valgum

Bei der Entstehung eines X-Beins gibt es zahlreiche konstitutionelle, symptomatische und traumatische Ursachen. Wir kennen außerdem das kompensatorische Genu valgum, das allmählich bei einer Adduktionskontraktur der Hüftgelenke entsteht.

Bei der Valgusstellung des Kniegelenks liegt eine einseitige Belastung der äußeren Kniegelenkabschnitte vor und die Patienten haben meist im Alter zwischen 40 und 50 Jahren ihre ersten Beschwerden am äußeren Gelenkspalt, die besonders bei Belastung auftreten.

Die Indikation der *kniegelenknahen Umstellungsosteotomie* bei O- oder X-Bein ist für die niedergelassenen Kollegen auch ausgesprochen wichtig. Wir sollten nämlich die Operation weitaus häufiger durchführen, als wir das heute tun, denn wir können mit einer Umstellungsoperation die Versorgung mit einer Knieendoprothese oft um 10 Jahre und mehr hinausschieben. Bei Achsenabweichungen von 15 Grad im O-Sinne

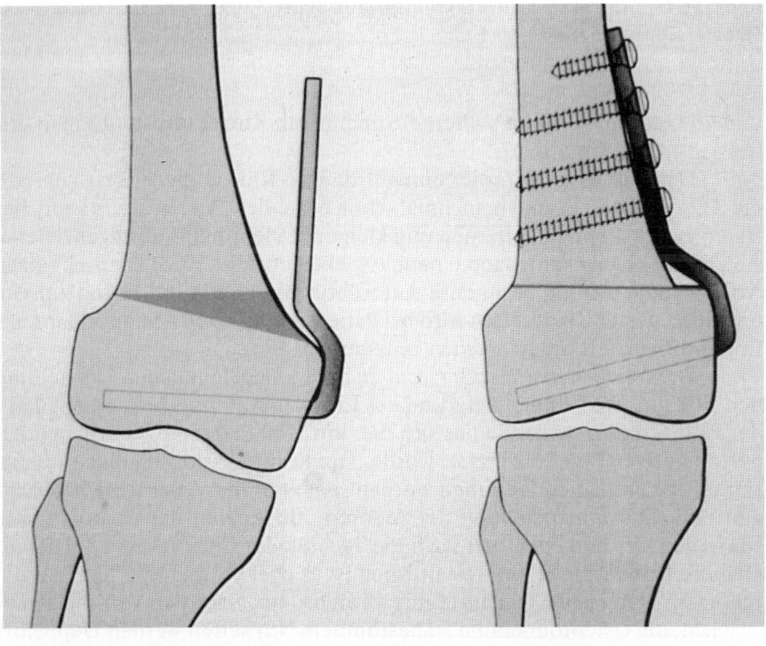

Abb. **156 a** Suprakondyläre Osteotomien. Korrektur eines X-Beines

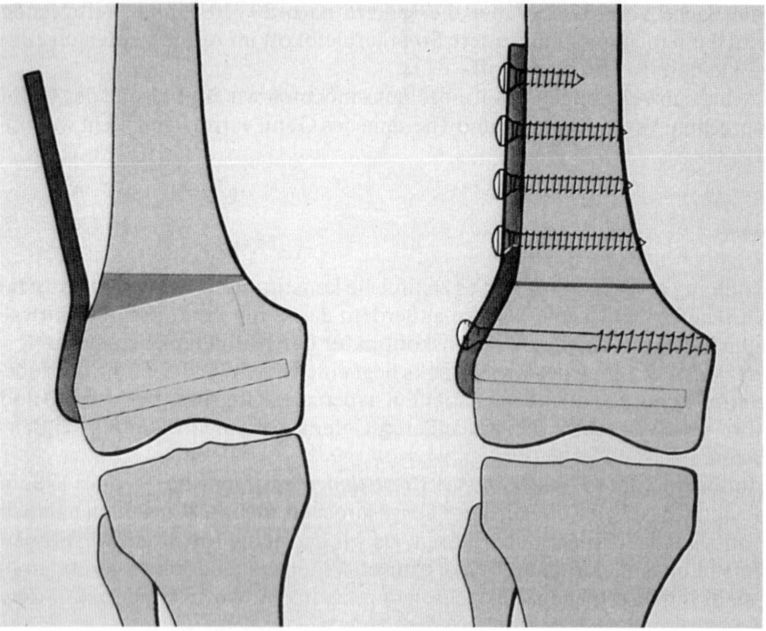

Abb. **156 b** Korrektur eines O-Beines (aus Jäger, M., C. J. Wirth: Praxis der Orthopädie. Thieme, Stuttgart 1986)

und 20 Grad im X-Sinne sollten die operativen Korrekturosteotomien durchgeführt werden (Abb. **156 a** u. **b**).

Dabei ist es nicht immer sinnvoll, daß das Knie vorher arthroskopiert wird, denn die Knorpelschäden sind manchmal schon erheblich. Andererseits kann man Knorpelfasern arthroskopisch entfernen und kleinere Osteophyten abtragen. Hier werden uns z. Z. mit der Laserarthroskopie neue Aspekte eröffnet. Nach der mehr diagnostischen Arthroskopie werden besondere Anforderungen an die Indikation zur Umstellungsoperation gestellt. Nur selten wird bei Patienten zwischen 40 und 50 Jahren schon eine Endoprothese diskutiert werden müssen.

Die *Nachuntersuchungsergebnisse* nach kniegelenknahen Umstellungsoperationen sind gut. Wir können aufgrund des Literaturstudiums behaupten, daß in 75 - 80 % der Fälle – und zwar handelt es sich hier um 1400 Patienten – ein sehr gutes bis gutes postoperatives Ergebnis erzielt wurde. Die Komplikationshäufigkeit betrug nur 3 %. Intraartikuläre Knieinfektionen wurden sogar nur in 1 % der Fälle beobachtet. Tab. **17** gibt eine Zusammenstellung der Autoren, die Anzahl der nachuntersuchten Fälle sowie den Ort und eventuell auch die Technik der Osteotomie an. Hier gibt es viele kleinere Unterschiede, im wesentlichen ist es aber so, daß sehr häufig die Achsenkorrektur am Unterschenkel ausgeführt werden kann. Nach den Vorschlägen von Oest ist es leicht, die Osteotomiehöhe zu bestimmen. Nur selten werden Doppelosteotomien am Unter- und Oberschenkel erforderlich.

Tabelle **17** Kniegelenknahe Umstellungsosteotomie

Autor u. Mitarb.	Aus	Anzahl Patienten	Ort der Osteotomie	Jahre postoperativ	Technik
Giebel	Hannover	76	Tibia	2,5	Giebel
Griss	Marburg	115	Tibia	5	Wagner/Coventry
Kleinert	Zürich	71	Tibia	13	AO
Morscher	Basel	783	Tibia	12	AO
Wagner	Nürnberg	155	Tibia	13	Wagner
Hepp	Kiel	205	Femur u. Tibia	5	Coventry
Summe		1405			

Wir kennen heute zahlreiche Umstellungsoperationen am Ober- und Unterschenkel mit verschiedenen Techniken (Abb. **157 a** u. **b**).

Die *Indikationsstellungen* dazu sind natürlich nicht einfach zu stellen und fordern einige operative Erfahrung. Es gehört zunächst eine einwandfreie Röntgenaufnahme des Beines im Stehen dazu. Die Kiegelenkachse muß in die Röntgenaufnahme eingezeichnet werden, erst dann kann bestimmt werden, ob die Korrektur am Unter- oder am Oberschenkel oder an beiden Skelettabschnitten vorgenommen werden muß. Wir korrigieren in 85 % der Fälle am Unterschenkel, in 13 % der Fälle am Oberschenkel und nur in 2 % der Fälle ist die Korrektur am Unter- und Oberschenkel erforderlich. Ich möchte noch einmal betonen, daß wir mit den kniegelenknahen Osteotomien die endoprothetische Versorgung um Jahre hinausschieben können.

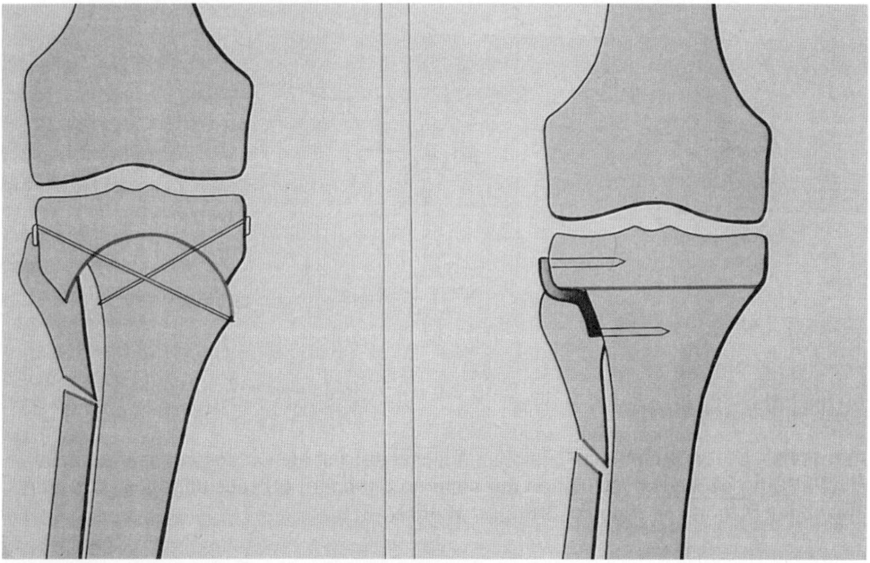

Abb. **157 a** Für verschiedene Techniken Fixationsmöglichkeiten der valgisierenden Tibiaosteotomie. Bogenosteotomie proximal der Tuberositas und Osteotomie nach Coventry

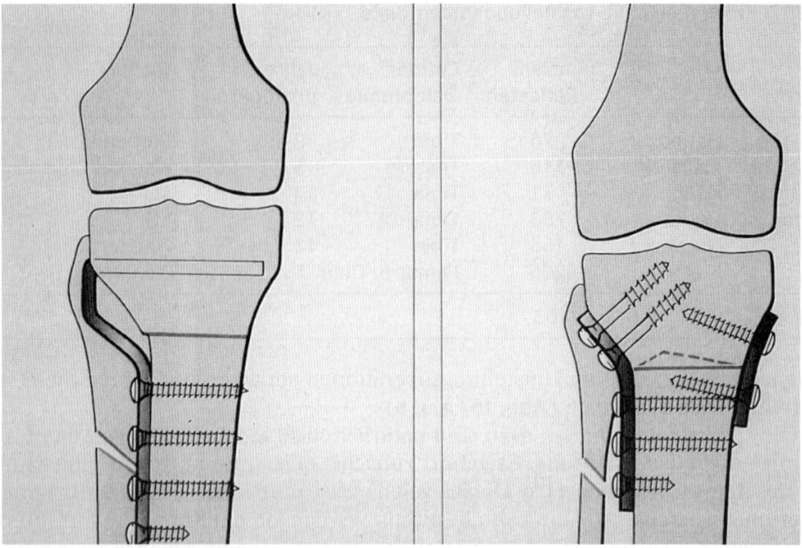

b

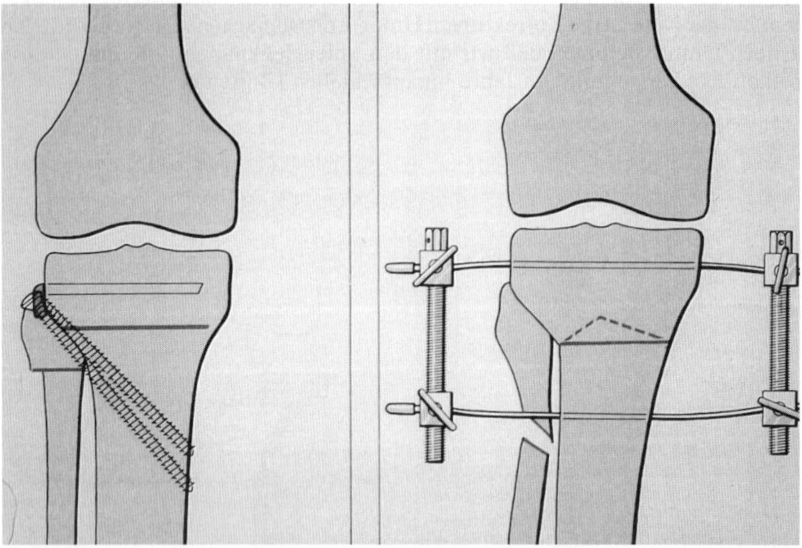

c

Abb. **157 b – c** Verschiedene Fixationsmöglichkeiten mit AO-Osteosynthese, (**b**), Fixation mittels Platte nach Giebel, Fixation mit äußeren Spannern (**c**) (aus Jäger, M., C. J. Wirth: Praxis der Orthopädie. Thieme, Stuttgart 1986)

Knieendoprothesen

Die Anzahl der Knieendoprothesenmodelle hat sich in den letzten Jahren deutlich erhöht. Es gibt über 400 verschiedene Modelle und jedes hat unterschiedliche Varianten. Die Operationen nehmen an Häufigkeit zu und erreichen fast 30 % der Anzahl von Hüftendoprothesen.

Die *unikondylären* Gelenke, die wir Anfang der 70er Jahre mit Erfolg eingesetzt haben, konnten die in sie gesetzten Erwartungen nur zum Teil erfüllen. Es ist ganz klar, wenn auf der einen Seite des Gelenks ein mechanisches Schlittengelenk bewegt wird und auf der anderen Seite des Kniegelenks der normale Knorpel vorliegt, dann entsteht auf jeden Fall eine Inkongruenz im Dreh-Gleit-Mechanismus, die nach meiner Ansicht zu einem schnellen Fortschreiten der Arthrose der kontralateralen Seite beiträgt. Ein Knieschlittengelenk kann auch die retropatellare Arthrose nicht beeinflussen. Wir setzen deshalb Knieschlittenendoprothesen heute seltener ein.

Die gleichzeitige Implantation von 2 Schlittenendoprothesen ist mit erheblichen Risiken verbunden. Es gelingt fast nie, diese Gelenke genau in allen 3 Ebenen parallel und achsengerecht zu positionieren.

Die *bikondylären* Prothesen sind heute eher die Knieendoprothesen der Wahl, es sei denn, die arthrotischen Veränderungen sind noch nicht zu stark und es liegen noch keine Defektbildungen am medialen oder lateralen Schienbeinkopf vor.

Mit den verschiedenen bikondylären Systemen haben wir heute im allgemeinen gute Erfahrungen. Die *zementfreien Versionen* haben am Kniegelenk nicht ganz das gehalten, was sie ursprünglich versprochen haben. Die anatomisch geformten bikondylären Knieendoprothesen, bei denen die Bänder möglichst erhalten bleiben und die einen physiologischen Bewegungsablauf mit Schlußrotation des Gelenks gewährleisten, sind heute die Knieendoprothesen der Wahl. Umfangreiche Untersuchungen von Weber u. Hackenbroch haben dies an über 3000 Patienten auch deutlich gezeigt (Abb. **158**).

Bei schwersten Kniearthrosen kann man natürlich keine Wunder erwarten und keine vollkommen neue Gelenkfunktion erhoffen. In diesen Fällen müssen Scharniergelenke stabilster Art implantiert werden, die intramedullär verankert sind. Bei diesen hochgradigen Achsenabweichungen hat sich für uns das Modell nach Blauth seit Jahren bewährt (Abb. **159**).

Die *Wechseloperationen* bei Knieendoprothesen nehmen in den letzten Jahren allmählich zu. Die Eingriffe sind am Kniegelenk wesentlich komplizierter als an der Hüfte. Das Implantatlager im Schienbeinkopf bereitet dabei die meisten Schwierigkeiten. Viele Hersteller gehen heute dazu über, die Tibiaplateaus wieder mit einem kräftigen Stiel zu versehen, um die Auflagefläche zu vergrößern und damit den Halt im Schienbeinkopf zu verbessern.

Die *Mitarbeit* der *Patienten* ist oftmals nach Kniegelenkoperationen nicht optimal. Sie reduzieren ihr Übergewicht nicht oder belasten das Bein wieder beruflich. Hier ist die Mitarbeit der niedergelassenen Orthopäden außerordentlich wichtig. Wir haben unsererseits aber auch die Indikation revidiert. Bei einem Übergewicht von 50 % führen wir heute selbst bei stärksten arthrotischen Veränderungen der Kniegelenke keine Knieendoprothesenoperation mehr durch – es sei denn, die Patienten sprechen nach drastischer Gewichtsabnahme bei uns wieder vor.

Bei kompletter Zerstörung des Gelenks, bei Versagen der Knieendoprothese kann nur noch die Arthrodese des Gelenks erfolgen. Eine Versteifung des Kniegelenks ist noch zu tolerieren, wenn Sprunggelenk und Hüftgelenk gut beweglich sind. Ein versteiftes Knie bedeutet aber für den Patienten eine erhebliche Einbuße an Lebensfreude. Wir Orthopäden sollten deshalb versuchen, eine Abrollvorrichtung am Schuh anzubringen und den Patienten mit weiteren Hilfsmitteln zu versorgen, die den Alltag etwas erleichtern.

Eine schwere doppelseitige Kniearthrose stellt eine erhebliche Beeinträchtigung des Patienten dar. Noch schlimmer ist der Verlust an Lebensfreude, wenn Komplikationen mit Endoprothesen an beiden Kniegelenken auftreten, wie wir das hin und wieder beobachten. Der Schwerpunkt unserer Behandlung sollte in der *Prophylaxe* liegen. Bereits im Jugendalter sollten pathologische Beinachsenabweichungen durch eine Epiphysiodese korrigiert werden. Die *Hauptoperation* zur Beseitigung der Kniearthrose ist heute noch nicht die Endoprothese sondern die kniegelenknahe Umstellungsosteotomie. Durch eine gesunde Lebensweise können die Patienten auch mit zum Erfolg einer operativen Maßnahme beitragen.

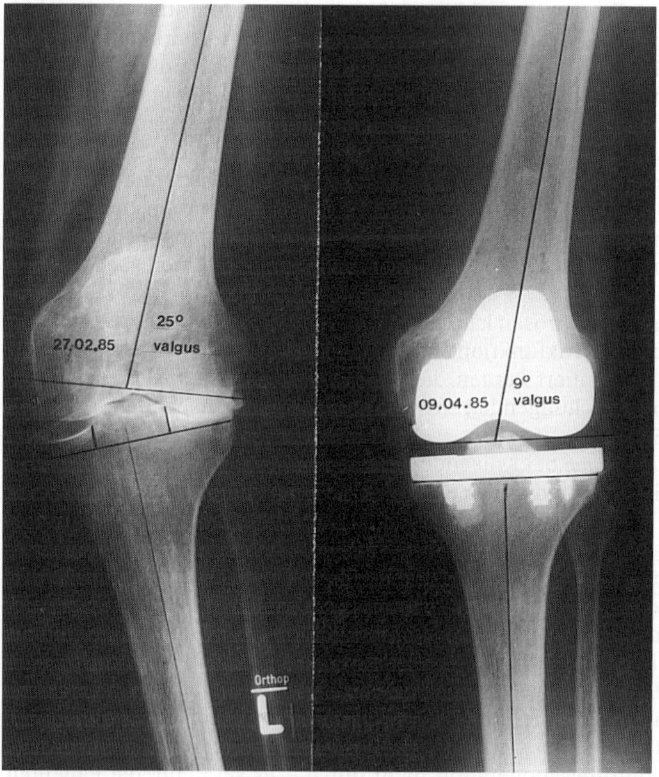

Abb. **158** Behandlung einer 25-Grad-Valgusgonarthrose mit einer bikondylären Endoprothese

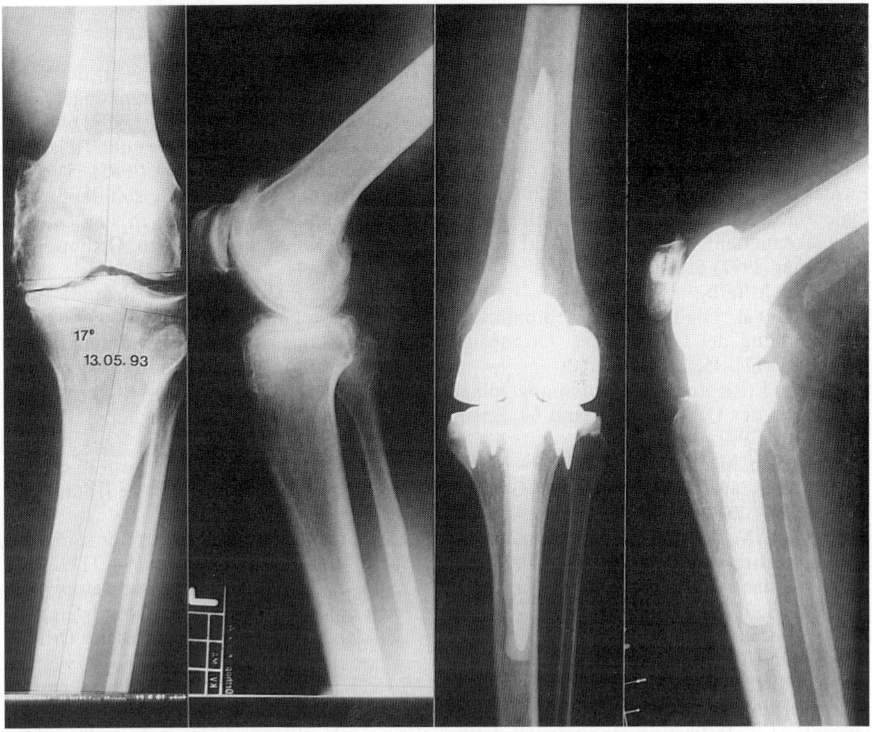

a b c d

Abb. **159 a – d** Varusgonarthrose von 17 Grad. Gleichzeitig Kreuz- und Seitenbandlockerung (**a** u. **b**). Nach Implantation einer Blauth-Endoprothese gute Scharnierbeweglichkeit des linken Kniegelenks (**c** u. **d**)

Literatur

Blauth, W., M. Mann: Medialversetzung der Tuberositas tibiae und gleichzeitige Vorverlagerung. Z. Orthop. 115 (1977) 252 - 255
Dettmer, N. et al: Die Kniegelenkarthrose. Luitpold-Werk, München
Eichler, J.: 6-Jahresergebnisse von 300 Kniegleitflächen-Ersatzoperationen mit dem ungekoppelten ES-Gelenk, MOT 2/92, Gentner (1992) Stuttgart 98 - 102
Frenzel u. Mitarb.:
Giebel, G. et al.: Die Tibiakopfosteotomie zur Behandlung der Gonarthrose. Orthopäde 14 (1985) 144 - 153
Grifka, J., J. Richter: Meniskussonographie. Bücherei des Orthopäden, Band 60. Enke, Stuttgart (1992)
Hackenbroch, M. H.: Operative Maßnahmen bei Achsendeformitäten der Beine. Orthop. Prax. (1991) 644 - 651
Hepp, W. R., M. Schmidt: Behandlung der Varusgonarthrose mit einer modifizierten Technik nach COVENTRY. Z. Orthop. 122 (1984) 171 - 177
Heppt, P. et al.: Prognostisch entscheidende Indikationskriterien der valgisierender Tibiakopfosteotomien – eine statistische Analyse. Orthop. Prax. (1991) 515 - 519
Jenny, K. et al.: Indikation, Operationstechnik und Resultate der transcondylären Tibiaosteotomie bei Gonarthrose. Orthopäde 14 (1985) 161 - 171
Jerosch, J. et al.: Der Aussagewert der Kernspintomographie bei Erkrankungen des Kniegelenks. Z. Orthop. 127 (1989) 661 - 667
Kleinert, B. et al.: Ergebnisse der Tibiakopf-Osteotomie. Orthopäde 14 (1985) 154 - 160
Konermann, W. et al.: Was leistet die Emissionscomputertomographie in der Diagnostik von Kniebinnenläsionen? Orthop. Prax. (1991) 41 - 44
Pfeiffer, M., P. Griss: Die valgisierende Tibiakopfumstellungsosteotomie – Ergebnisse einer vergleichenden Nachuntersuchung zur interligamentären Tibiakopfosteotomie nach Coventry und infratuberositären Schrägosteotomie nach Wagner. Z. Orthop. 128 (1990)
Scudert, G. R. et al.: Survivorship of cemented knee replacements. J. Bone J. Surg. 71-B (1989) 798 - 803
Stern, S. H., J. N. Insall: Posterior stabilized prosthesis. J. Bone J. Surg. 74-A (1992)
Trepte, C. T., W. Puhl: Kniewechseloperationen unter Verwendung totalkondylärer ungekoppelter Knieendoprothesen. Orthop. Prax. (1991) 249 - 252
Vince, K. G. et al.: The total condylar prosthesis. J. Bone J. Surg. 71-B (1989)
Wagner H. et al.: Indikation, Technik und Ergebnisse der supra- und infracondylären Osteotomie bei der Kniegelenkarthrose. Orthopäde 14: (1985) 172 - 192
Weber, U., M. H. Hackenbroch: Endoprothetik am Kniegelenk. Thieme, Stuttgart 1985

Fuß

Möglichkeiten und Grenzen konservativer Maßnahmen

J. Eltze

Einleitung

Der Thematik ist vorauszusetzen, daß grundsätzlich *jede Erkrankung der Fußgelenke* durch konservative Therapie und Einsatz von Hilfsmitteln zu beherrschen ist.

Es gibt eher Grenzen bei der operativen Behandlung durch Begleiterkrankungen im Alter. In diesen Fällen muß der Einsatz konservativer Möglichkeiten die *Mobilität* wiederherstellen oder erhalten.

Richtig ist allerdings, die Überlegung – und so ist die Thematik auch zu erfassen – in welchen Fällen sollte vom konservativ behandelnden Orthopäden eine *operative Behandlung* in die Therapieüberlegung einbezogen werden zur *Vermeidung der Arthroseentwicklung* oder Optimierung des Behandlungsergebnisses oder um eine wesentliche Reduzierung des Belastungsschmerzes zu erzielen. Die *allgemeinen Therapiekonzepte* konservativer Möglichkeiten sind ausführlich dargelegt worden.

Der Fuß weist eine Vielzahl von Gelenken auf, die unter der höchsten Gewichtsbelastung und Anpassung funktioneller Bewegungsmuster arbeiten. Die Leistungsfähigkeit, Widerstandsfähigkeit und Belastungstoleranz der gelenk- und bewegungsbeteiligten Gewebe - Gelenkknorpel, Kapsel-Band-Apparat, Sehnen, Sehnenlager und Muskulatur – ist beim Fuß höher als bei anderen Bewegungsorganen. So sind die gewohnten Zeichen einer *Arthrose* im Fußbereich häufig diskreter und daher schwieriger zu erkennen, zumal in Frühstadien mit geringer funktioneller Behinderung aber dennoch wechselnd hoher *Belastungsschmerzhaftigkeit.* Rückfuß und Fußwurzel haben enge anatomische Verbindung.

Funktionell ist der Rückfuß mit 40% der Gesamtbelastungszeit im Abrollvorgang eingebunden, 60% der Belastungszeit entfällt auf den Vorfuß. Die *vorderen Fußwurzelgelenke* sind durch den verlängerten Hebel zum Drehpunkt oberes Sprunggelenk im Abrollvorgang stärker belastet – *Talo-Navikulargelenk, Navikulo-Kuneiformegelenk* und *Lisfranc-Reihe* (Abb. **160**). Der Auftrittsspitzenstoß muß durch das Talo-Kalcanealgelenk zusätzlich abgefangen werden (Abb. **161**). Es wundert, daß in diesen Bereichen so wenig Arthrosen nachweisbar sind und relativ wenig Beschwerden auch beim Altersfuß geklagt werden.

In Lehrbüchern ist die Gewichtigkeit der in der Praxis zur Behandlungen kommenden Fußerkrankungen nicht der Häufigkeit entsprechend behandelt. An erster Stelle stehen Metatarsalgien, an zweiter Stelle Fersenperiostosen und Ansatztendinosen.

Arthrosen des Fußes betreffen an erster Stelle das obere Sprunggelenk und an zweiter Stelle etwa gleichhäufig das Großzehengrundgelenk (Abb. **162**). Arthrosen der Grundgelenke 2 bis 5 treten nur in Verbindung mit Polyarthritis, Psoriasis und als Folge der Metatarsalköpfchennekrose 2 und 3 auf.

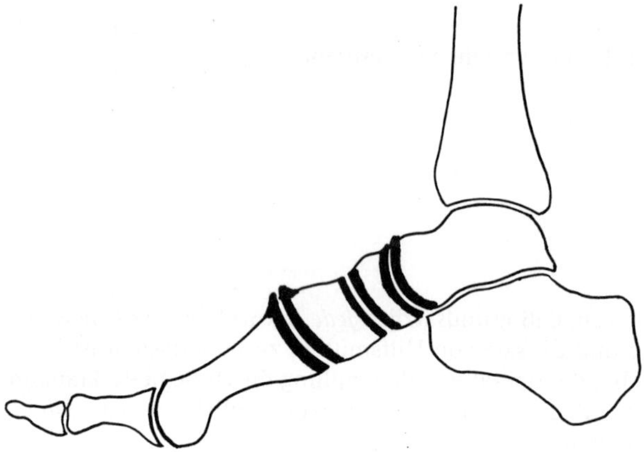

Abb. **160** Vordere Fußwurzelgelenke

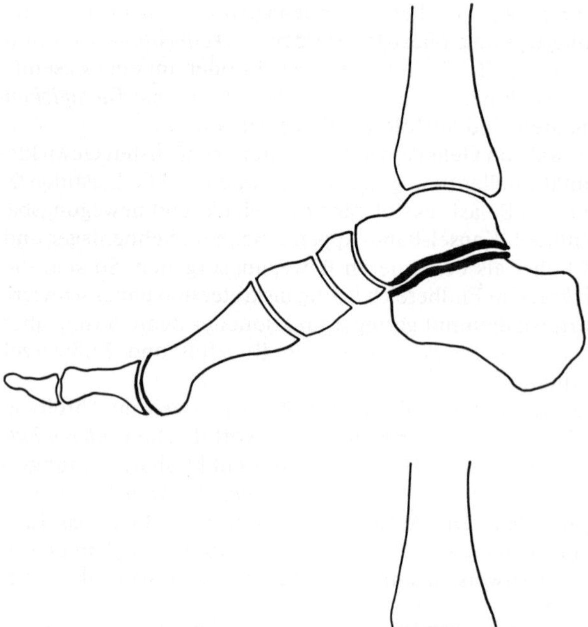

Abb. **161** Talo-Kalkanealgelenk

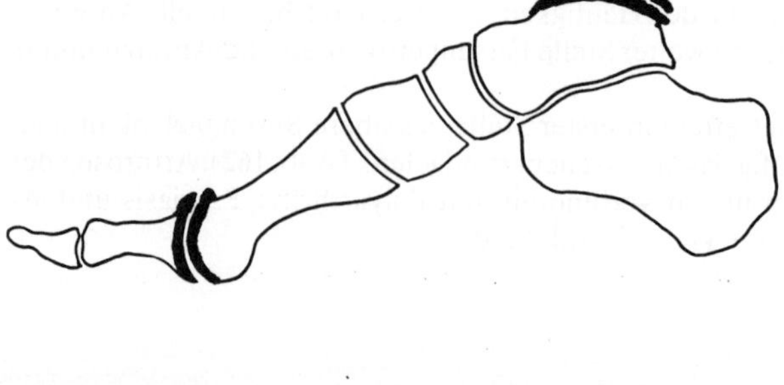

Abb. **162** Großzehengrundgelenk

Bei älteren Patienten über 70 Jahren ist die röntgenologische Erkennbarkeit der Fußwurzelarthrose obligat in Form der suchondralen Verdichtungszonen und Gelenkspaltverschmälerung (Abb. **163**). Die Frühsymptomatik der Arthrose im oberen Sprunggelenk, unteren Sprunggelenk, Chopart- und Lisfranc-Gelenk ist der *Ruhe-Belastungs-Schmerz* besonders nach Nachtruhe typisch.

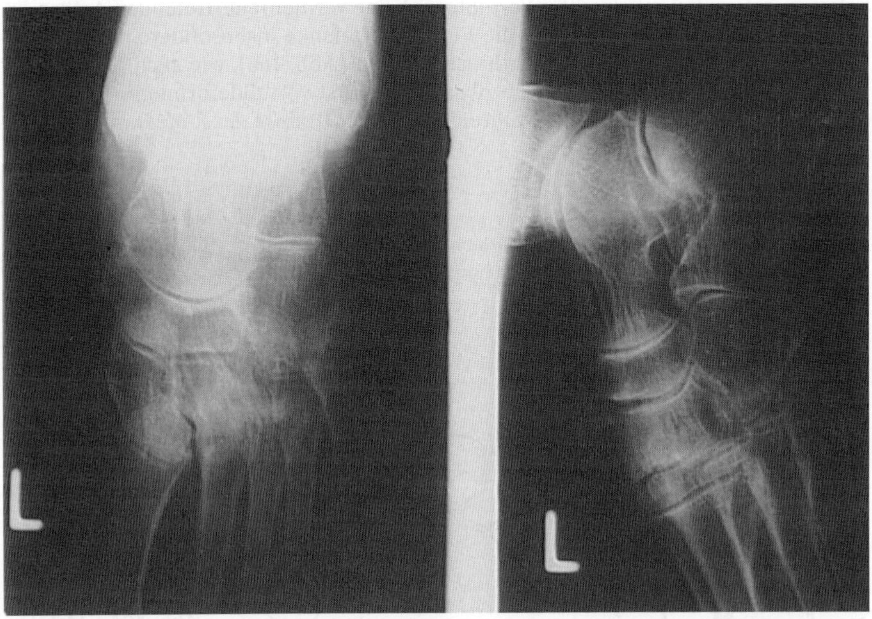

Abb. **163** Röntgenologisch erkennbare Fußwurzelarthrose bei älteren Patienten

Die Patienten geben an, daß sie sich morgendlich und nach längerer Entlastung mit einigen Schritten einlaufen müssen. Betroffen sind bereits viele über 60jährige. Die klinische Untersuchung über Tag ergibt in der Regel keine sicheren auffälligen Befunde, das Röntgenbild ist in vielen Frühfällen noch nicht sehr arthroseaussagekräftig.

Angeborene Fußdeformitäten wie Schaukelfuß, Knickplattfuß, Knickfuß, Pes adductus, Hohlfuß führen nach der Praxiserfahrung nicht unbedingt zur vorzeitigen Arthrosebildung, wobei offenbar die berufliche und freizeitliche Belastung eine Mitrolle spielen.

Im Vorfußbereich spielt funtionell das erste Metatarsalgelenk die Hauptrolle, jedoch in Abhängigkeit zum Fußtyp (Abb. **164**). Ist Metatarsale I wesentlich kürzer als II und III verlagert sich die Abrollung und die Abstoßbelastung der Gehphase auf Metatarsale II und III (Abb. **165**). Trotz dieser Verlagerung sind echte Arthrosen in diesen Gelenken im Gegensatz zum Metatarsalgelenk I extrem selten, es sei denn Metatarsale II oder III sind durch eine Köhler-Erkrankung II oder III deformiert. Das heißt, eine vorschädigungsbedingte präarthrotische Deformität muß schon die Leistungsfähigkeit der durch die Körpervorschubphase stark belasteten Gelenke einschränken, um eine vorzeitige Arthrose zu entwickeln. Metatarsale I ist das am stärksten belastete kleine Gelenk überhaupt. Die Laufbilduntersuchungen zeigen zumindest gleiche Abstoßbelastungswerte wie die stoßfangende Belastungsspitze des Sprunggelenks beim Auftritt.

Selbst *Tänzerinnen,* die in der Position „halbe Spitze" des Metagelenks I extrem belasten, zeigen bei regelrechter Vorfußform keine vermehrt auftretenden Arthrosen in diesem Gelenk. Hingegen sind die Fußwurzelgelenke insbesondere das Lisfranc-Gelenk deutlich von vorzeitiger Arthrose befallen (Abb. **166**), wie auch Trägerinnen von absatzhohen Schuhen mit 9 cm Absatzhöhe. Erst vorfußdeformierende Komponenten und Primärerkrankungen führen zur Folge: *Arthrose des I. Metatarsalgelenks.*

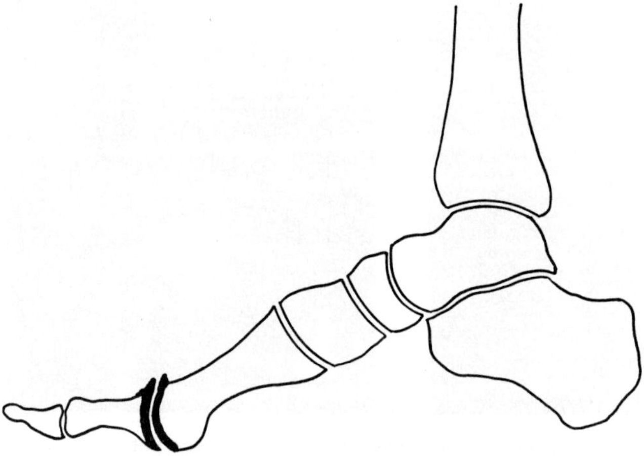

Abb. **164** Metatarsale I

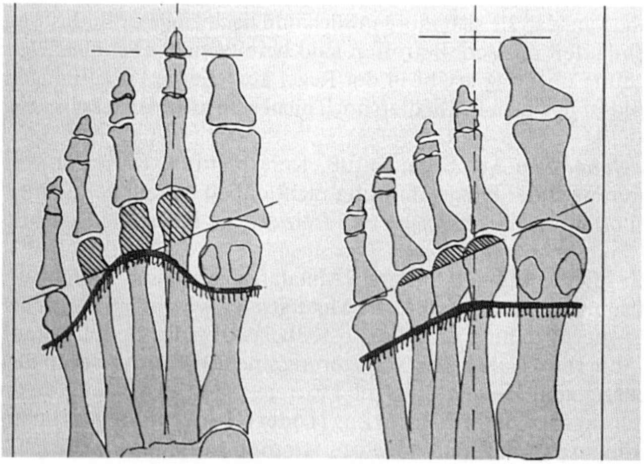

Abb. **165** Metatarsal-Typen

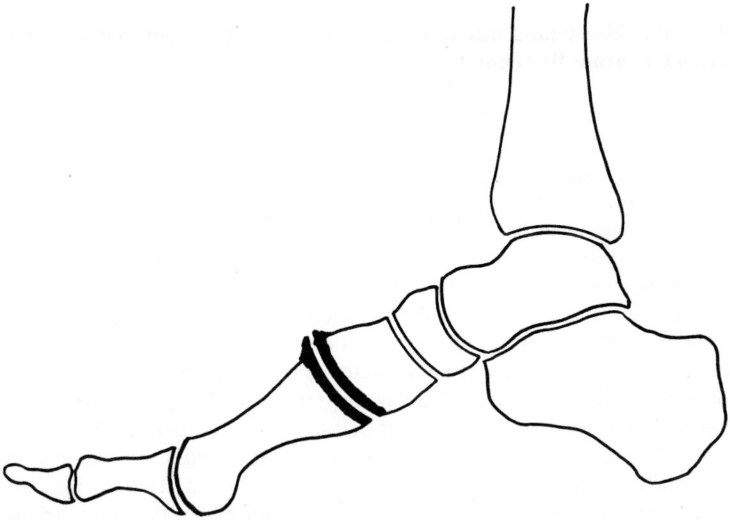

Abb. **166** Lisfranc-Gelenk

Hierzu gehören
- Spreizfuß mit schuhbedingter Valgisierung der 1. Zehe,
- Pes adductus: schuhbedingter Druck auf Metatarsale I,
- Ballenhohlfuß
- Mikrotraumatisierung 1. Zehe bei zehenraumengen Schuhen: Wanderschuhe, Sportschuhe (sohlendickenabhängig), Fußballschuhe,
- Stoffwechselerkrankungen, Podagra, Diabetes, rheumatische Erkrankungen
- unfallbedingte Achsen- und Gelenkdeformitäten, Kapselbandschäden, Muskeldysbalancen mit Instabilität, Dystrophien, Morbus Sudeck.

Wie weit die *Arthrose des Fußes* durch konservative Maßnahmen zu einer beschwerdefreien oder -armen Geh- und Stehbelastung gebracht werden können, hängt von mehreren Faktoren ab:

- berufliche und freizeitige Steh- und Geh- bzw. Laufbelastung,
- körperlicher Allgemeinzustand des Patienten und die lokalen Voraussetzungen der Haut und Weichteile,
- Schweregrad der Arthrose und ihre Lokalisation,
- Korrigierbarkeit der präarthrotischen Deformität.

Da die arthrosebefallenen Knochen-Knorpel-Abschnitte keine schmerzsensorischen Verbindungen aufweisen, gilt es die aktivierte Kapselreizung zu behandeln, die das Schmerzbewußtsein auslöst.

- Reduzierung der Gelenkbelastung durch Verminderung der Bewegungsausschläge auf schmerzfreie- oder arme Bewegungsanteile,
- antiphlogistische Medikation,
- chondroprotektive Medikation,
- durchblutungsfördernde Maßnahmen.

Reduzierung der Gelenkbelastung durch Verminderung der Bewegungsausschläge auf schmerzfreie oder -arme Bewegungsanteile

Dies ist der Bereich der *orthopädischen Einlagen-* und *Schuhzurichtungstechnik, Aufbauschuh* und *Maßschuhversorgung.*

Ist der Fuß in seiner Skelettformgebung nicht verändert und sind die Weichteile nicht in einer Weise volumenvermehrt, daß Konfektions- oder Aufbauschuh mit erhöhtem Innenvolumen getragen werden können, so lassen sich sowohl im plantaren *Bettungsbereich Entlastungsstützen* an geeigneten, tragfähigen Fußabschnitten, als auch in Sohlen und Absatzbereich Maßnahmen zur verbesserten *Abrollung* und *Stoßdämpfung* anbringen. Die bettenden und stützenden Maßnahmen im plantaren Bereich müssen statisch und funktionell derart lokalisiert werden, daß nach Möglichkeit die für die Druckaufnahme anatomisch-funktionell geeigneten Fußsohlenabschnitte belastet werden. Ungünstig ist es, Hautzonen in die Belastung einzubeziehen, die hierzu nicht von der Gewebsstruktur her geeignet sind. Nicht belastbare Hautzonen reagieren mit hartnäckiger und schmerzhafter *Schwielenbildung* (Abb. **167**), oder tiefergelegene Gewebe in Form von Tendinosen und Periostosen. Um die technischen Möglichkeiten mit den funktionellen Bedingungen abzustimmen, ist eine optimale Zusammenarbeit zwischen Orthopäden und Orthopädie-Schuhmachermeister angezeigt. *Schematische Arbeit* führt nicht zu optimalen Ergebnissen. Daher ist auch eine Überprüfung der technischen Ausführung durch den Arzt für Orthopädie unbedingte Voraussetzung für ein gutes funktionelles Ergebnis. Der Schuh muß *geeignet sein,* den Fuß gut umfassen, die physiologische Fußform berücksichtigen und ausreichende Stabilität aufweisen. Die Möglichkeiten sind in den Arbeiten von *Grifka „Orthopädische Einlagenversorgung"* und *Eltze „Orthopädische Schuhzurichtung"* dargelegt worden.

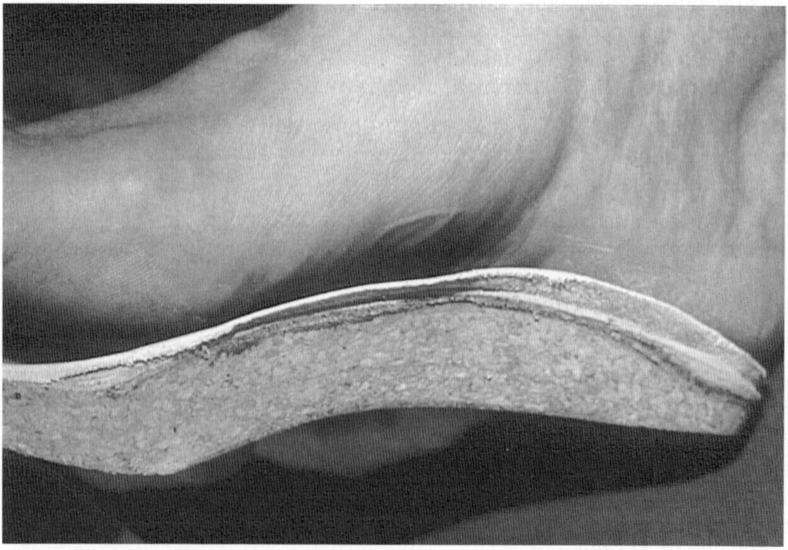

Abb. **167** Schwielenbildung nicht belastbarer Hautzonen

Bestehen erhebliche Fußdeformitäten, die eine konfektionierte Schuhversorgung nicht realisieren lassen, so muß eine *orthopädische Maßschuhversorgung* mit dem Orthopädie-Schuhmachermeister besprochen und verordnet worden. Auch dabei kommt es sehr darauf an, den deformierten Fuß so abzufangen, daß die für Belastung vorgesehenen Fußabschnitte möglichst in der Belastung verbleiben und belastungsungeeignete Zonen des lateralen Fußrands und medialen Fußgewölbes nicht oder nur so wenig wie möglich der Belastung ausgesetzt werden. Bei der Anfertigung des Formabdrucks – der in schwierigen Fällen vom Orthopäden selbst angefertigt werden sollte – sind die problematischen Hautzonen besonders zu kennzeichnen und aus der Belastung herauszunehmen (Abb. **168**). Sind diese Kriterien nicht erfüllbar, so muß die operative Korrektur zur Rückführung in die physiologischen Belastungszonen beraten werden. Der erfahrene Operateur wird die schuhtechnischen Versorgungsmöglichkeiten in der Operationsplanung einbeziehen müssen. Das gilt auch für die Schnittführung des Operationszugangs. Die physiologischen Belastungszonen oder nach der Korrektur erforderlich werdende Belastungszonen müssen *narbenfrei* sein, um nicht von vornherein ungünstige Versorgungsvoraussetzungen zu schaffen.

Antiphlogistische Medikation

Der akut schmerzhafte Fuß, der differentialdiagnostisch eindeutig einer *aktivierten Arthrose* der Fußglenke zuzuordnen ist, kann antiphlogistisch durch orale Medikationen der NSAR aber auch bei Beherrschung der Technik lokal mit Corticosteroiden

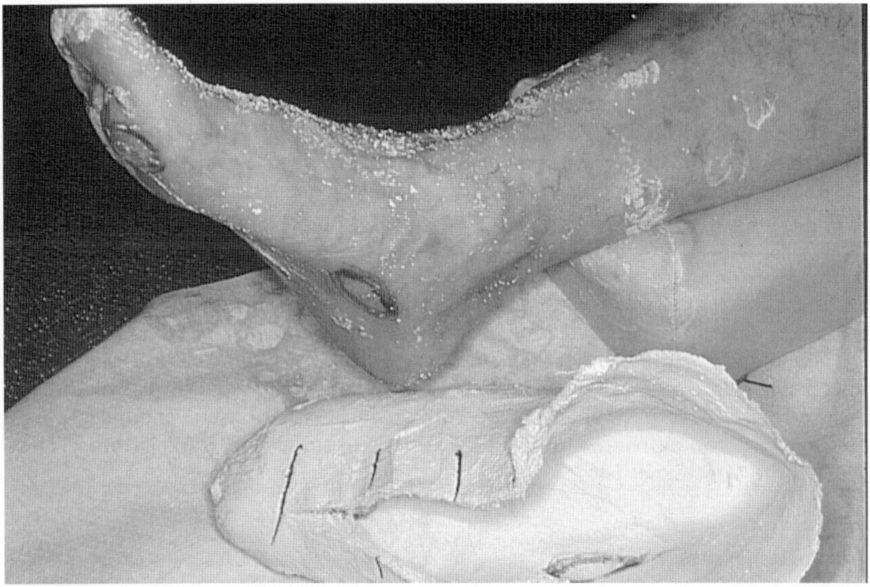

Abb. **168** Kennzeichnung der problematischen Hautzonen bei der Anfertigung eines Formabdrucks

intraartikulär instilliert behandelt werden. Für das obere Sprunggelenk kommt sicher auch die *Hyaluronsäure* in Frage, obwohl ich es bisher nicht angewendet habe.

Chondroprotektive Medikation

Hyaluronsäure wirkt zum einen antiphlogistisch und zum anderen chonroprotektiv. Letzeres, da es eine echte Substitution einer mangelnden Substanz darstellt. Für die kleinen Gelenke wird es allerdings schwierig zu injizieren – Erfahrungen insbesondere des I. Metatarsalgelenks liegen bisher nicht vor, Injektionen sind aber in die Überlegungen einzubeziehen. Ich halte es nur für eine Dosierungsfrage und sicher mitentscheidend – für eine Kostenfrage.

Die orale Medikation der Chondroprotektiva Oxacepol (AHP 200) und D-Glucosaminsulfat (DONA 200) ist umstritten, obwohl ich aufgrund der antiphlogistischen Wirkung das Präparat AHP 200 schmerzlindernd einsetze und wegen der Nebenwirkungsärme auf große Complaince der Patienten rechnen kann.

Übrigens habe ich oftmals berichtet bekommen, daß die Gaben von AHP 200 wegen Polyarthrose Heberden und Bouchard auf Ruhe-Belastungs-Schmerzen besonders morgendlich günstig beeinflußt haben. Weitere Möglichkeiten sind in der Behandlung besonders des oberen Sprunggelenks mit Ney-Chondrin/Arthros und Zeel-Traumeel-Procain-Injektionen intra und periartikulär gegeben. Wenn auch umstritten, habe ich in 22 Jahren Praxiserfahrung eine Vielzahl zufriedener Patienten gesehen und möchte auf diese Behandlungsformen nicht verzichten.

Durchblutungsfördernde Maßnahmen

Ist der körperliche Allgemeinzustand durch interne Erkrankungen oder Alter so ungünstig, daß operative Maßnahmen nicht in Frage kommen, müssen *orthopädieschuhtechnische Maßnahmen* in jedem Fall *Mobilität des Patienten* erhalten suchen. Darüber hinaus müssen durch Verbesserung der Gewebeernährung durchblutungsfördernde und stauungsmindernde *physikalische* und medikamentöse Maßnahmen die Leistungsfähigkeit des Fußes verbessern oder mindestens erhalten. Dazu gehören tägliche *Fußbäder* mit *durchblutungsfördernden Zusätzen* nach Zustand der Haut und sehr wichtig *Bürstenmassage* als taktiler Reiz der Hautreflexzonen. Dazu *Bewegungsübungen,* ableitende *Massagen, elektrogalvanische Bäder, Iontophoresen* und lokale *Reizstromanwendungen* mit subtiler Elektrodenlokalisation bei guten anatomischen Kenntnissen der arthrotischen Gelenke. Auch hierbei sind schematische Anwendungen nicht erfolgreich. In geeigneten Fällen können auch Vibrationsanwendungen durchblutungsfördernd aktivieren, obwohl bei fortgeschrittener Fußwurzelarthrose diese Maßnahme ungeeignet ist.

Zusammenfassung

Zusammenfassend möchte ich betonen, daß die kombinierten Behandlungsmaßnahmen *schuhtechnischer, physikalischer* und *medikamentöser* Art der Fußarthrose Grenzen kaum erkennen lassen, die operativen Indikationen von präarthrotischen Deformitäten sowohl der Fußwurzel, als auch besonders des Großzehengrundgelenks aber *frühzeitig* gestellt werden sollten.

Funktionsmindernde Operationen zur Schmerzausschaltung haben häufig zur Folge, daß sie – wie die konservative Behandlung auch – schuhtechnische Maßnahmen erforderlich halten oder zumindesten das Tragen nicht modischen Schuhwerks verlangen.

Aufgabe der *konservativen Fußorthopädie* ist es, den am meisten und unter den ungünstigsten Bedingungen arbeitenden Teil der Bewegungsorgane – mit aber der geringsten Pflegebeachtung – über das ganze Leben funktions- und belastungsfähig zu erhalten.

Indikation und Wertigkeit operativer Maßnahmen der Arthrose an Fußgelenken

R. Ferdini

Im wesentlichen möchte ich hier dem Thema entsprechend biomechanisch bedingte und erklärbare Arthrosen und deren operative Behandlung am Fuß beschreiben. Jedoch spielen auch posttraumatische Arthrosen eine nicht unbedeutende Rolle.

Keine so ausgesprochene Rarität ist die als präarthrotische Deformität zu deutende mangelnde Reposition der tibiofibularen Syndesmose nach oberer Sprunggelenksfraktur. Inkongruenz führt hier zur Erstarrung dieses Gelenkanteils und zur konsekutiven Arthrose im oberen Sprunggelenk. So sollten nach dem Schema nach Weber eingeteilte obere Sprunggelenkfrakturen „B" und „C" mit möglicher oder obligatorischer Luxation der tibiofibularen Syndesmose operativ behandelt werden.

Als Dokumentation der exakten Reposition dient der von Weber im Röntgenbild sich darstellende beschriebene „Weber-Bogen". Dieses ist ein kontinuierlicher Übergang einer radiologisch sichtbaren Linie von der Fibula über die Syndesmose auf die Tibia.

Bei eingetretener Erstarrungsarthrose durch Inkongruenz im tibiofibularen Gelenk läßt sich durch eine offene Korrekturosteotomie mit Osteosynthese auch noch in Spätstadien, d. h. im Stadium der radiologisch sichtbaren Arthrose, eine Besserung der Beschwerden erreichen.

Ventrale Osteophyten an Tibiakante und Talus – oft als „Fußballspielerarthrose" bezeichnet – sind im Grunde keine eigentliche Arthrose sondern die Folge eines Impingements mit traumatisierender Wirkung durch Sportarten mit häufigem Tempo- und Richtungswechsel sowie enormer Beschleunigung und damit Überschreitung physiologisch einwirkender Kräfte. Das Prädilektionsalter beginnt schon ab 20 - 25 Jahren. Insbesondere sind auch Leistungstennisspieler davon betroffen.

Eine dankbare Beseitigung des schmerzhaften Impingements ist die als wiederherstellende Therapie zu betrachtende Cheilektomie von einem Längsschnitt im Bett der Sehne des M. extensor hallucis oder bei geringerer Ausprägung sehr gut durch videoarthroskopische Abrasion durchführbar. Eine Teilbelastung mit Unterarmgehstützen für 2 - 3 Wochen ist sinnvoll. Die volle sportliche Wiederherstellung ist im allgemeinen garantiert.

Das im Vergleich zum Kniegelenk zu benennende Medial-tali-shelf-Syndrom beruht auf einer Plicabildung unterhalb der Syndesmose und einem Impingement im knorpeligen Anteil der lateralen Talusrolle und damit Arthrose verursachender Auswirkung. Die Beschwerdesymptomatik ist ähnlich wie beim Medial-shelf-Syndrom des Kniegelenks. Uncharakteristische Schmerzen und Schnapphänomene zunächst bei starker Belastung und später auch bei Normalbelastung im oberen Sprunggelenkbereich sind typisch. Eine diagnostische Lokalanästhesie hilft hier die Diagnose sichern. Therapeutisch kommt eine arthroskopische Abtragung dieser Plica in Frage.

Eine spontan entstandene Arthrose des oberen Sprunggelenks ist selten. Sie ist lateral bei vorhandenen Valgusfehlstellungen im unteren hinteren Sprunggelenk zu erwarten. Bei Vorliegen einer genuinen Arthrose des oberen Sprunggelenks liegt vermutlich eine Dysplasie des Talus im Sinne eines angeborenen Kugeltalus vor. Das Hauptareal der oberen Sprunggelenkarthrosen stellen posttraumatische konsekutive Arthrosen dar.

Die operativen Therapiemöglichkeiten der Arthrose des oberen Sprunggelenks sind einzuteilen in Arthroplastiken und Arthrodesen.

Die Arthroplastiken im Sinne von Resektionsinterpositionsarthroplastiken werden unter Verwendung von Korium oder Lyodura ausgeführt. Sie garantieren neben einer nicht immer sicher zu erreichenden Schmerzfreiheit zumindest einen Teilerhalt der Funktion.

Die Koriumplastik von Koneczny hat selbst in den Händen des Autors nur bescheidene Ergebnisse erbracht ebenso wie die auch von uns teilweise versuchte Resektionsinterpositionsarthroplastik mit Lyodura in der Behandlung von Rheumatikern. Bei multiarthrotischen Rheumatikern ist mit einer RIAP zumindest mit einer ca. 50 %igen Zufriedenheit der Patienten zu rechnen.

Die Alloarthroplastiken werden zementiert und zementfrei vom Handel angeboten. Auch sie haben ihre Indikation ebenfalls vorwiegend im rheumatischen Formenkreis der Arthrose, insbesondere bei Patienten, die durch Befall der oberen Extremitäten nicht in der Lage sind, das Sprunggelenk längere Zeit mit Unterarmgehstützen zu entlasten. Die Alloarthroplastik ist besonders zementiert verankert sofort belastbar. In der Regel sind die damit versorgten Patienten auch schon allein bei Eintreten der Schmerzfreiheit und postoperativ in vernünftiger Position eingesteiftem Gelenk subjektiv sehr zufrieden. Lockerungen treten bei zementierten Endoprothesen allerdings oft schon nach 5 Jahren auf.

Bei den posttraumatischen Arthrosen oder bei Arthrosen jüngerer Leute im oberen Sprunggelenk bieten sich die Arthrodesen als hervorragend geeignete Wiederherstellungsmethode an. Bedingung ist hierbei jedoch in der Regel ein intaktes Chopart-Gelenk, da hier kompensatorisch die Funktion des oberen Sprunggelenks teilweise übernommen wird.

Bei den Arthrodesen des oberen Sprunggelenks ist durch die geringe operative Traumatisierung des Patienten die Schraubenkompressionsarthrodese zu nennen, für die Wagner eine subtile Operationsbeschreibung veröffentlicht hat. Die Patienten sind nach Wundheilung mit einem Gehgips und Stockstützen bei annähernd voller Belastung gehfähig, wenn die hintere Kapsel im Sinne einer Zuggurtungswirkung funktioniert. Wagner selbst toleriert gelegentlich auch eine Teilbelastung ohne Gips mit Unterarmgehstützen.

Der Fixateur externe nach den Richtlinien der AO angewendet erlaubt eine Versetzung des Fußes nach dorsal, so daß mit einer Verkürzung des langen Vorfußhebels eine bessere Abwinkelung und damit Gehfähigkeit erreicht wird. In der Regel erfolgt je nach Knochenqualität eine gipsfreie Nachbehandlung und Belastung mit Zehenkontakt. Nicht nur eine Spezialität von Mittelmeier ist die Winkelplattenosteosynthese des oberen Sprunggelenks. Es ist jedoch eine etwas aufwendigere Methode gegenüber den erstgenannten ohne gute Möglichkeit interoperativer Korrekturen. Sie kann sehr gut auch mit der von der AO angegebenen Rechtwinkelschulterplatte durchgeführt werden. Auch hier sichert eine Gehgipsbehandlung das Ergebnis.

Eine Sonderposition nimmt die Drehbolzungsarthrodese – auch Würfelarthrodese nach Roeren genannt – ein. Ob viereckig oder rund, es wird gelenkanteilig osteotomiert und der Block um 180 Grad gedreht, so daß die Gelenkfläche senkrecht steht und das Sprunggelenk mit spongiösem Knochen verriegelt ist. Zur Durchführung eignet sich das Instrumentarium für die Knorpeltransplantation nach Wagner oder das sicherlich manchmal noch vorhandene Cloward-Instrumentarium. Man erspart die Anfrischung der Gelenkflächen, was insbesondere bei Pseudarthrosenoperationen nützlich ist. Auch hier wäre eine Kompression durch Fixateur externe sinnvoll.

Isolierte Arthrosen des subtalaren Sprunggelenkkompartiments treten so gut wie nie auf. Subtalare Arthrodesen werden fast immer kombiniert mit einer Arthrodese im Chopart-Gelenk, wobei nach Imhäuser die Arthrodese des Talonavikulargelenks sinnvollerweise ausreicht. Eine Arthrodese im Chopart-Gelenk allein verriegelt jedoch gleichzeitig das subtalare Gelenk, so daß dasselbe auch bei degenerativen Veränderungen nicht operativ extra angegangen werden muß. Am häufigsten ergibt sich noch die Notwendigkeit einer isolierten Arthrodese am subtalaren Gelenk – welche man sinnvollerweise mit Zugschrauben von distal oder kranial durchführen sollte – nach Kalkaneusgelenkfrakturen. Auch hier empfiehlt sich jedoch die Mitnahme des Chopart-Gelenks bzw. des Talonavikulargelenks, um die Containment-Arthrose der Fußwurzel zu vermeiden.

Aus den USA kommt eine interessante Methode, die ich hier kurz erwähnen möchte, da sie etwas Neues bietet. Es wird der Sinus tarsi mit einer subperiostalen Lamelle aufgeklappt, nach innen hochgeschlagen, der Hohlraum mit autologer Spongiosa versorgt und durch eine Verriegelungsstellschraube verschlossen. Eine Auffrischung der Gelenkflächen unterbleibt. Diese Arthrodese soll nach Angaben des Autors nach 6wöchiger Gehgipsbehandlung fest sein. Sie bietet den Vorteil des kleinen Eingriffs.

Bei degenerativen Knicksenkfußarthrosen ist nach Imhäuser in der Regel die Arthrodese im Chopart-Gelenk ausreichend, da mechanisch gesehen auch das subtalare Gelenk mit verriegelt wird. Jedoch muß zur Stellungskorrektur des Rückfußes oft eine Keilosteotomie vorgenommen werden, so daß eine Triplearthrodese notwendig wird. Auch die Chopart-Gelenkarthrodese sollte als Schraubenkompressionsarthrodese ausgeführt werden, da sie gegenüber der meist noch gebräuchlichen Knochenklammerarthrodese den Vorteil der kürzeren Gipsbehandlungszeit bietet. Konkurrierend zur Schraubenarthrodese bietet der Markt Knochenklammern aus Memory-Metall, welche ebenfalls einen gewissen komprimierenden Effekt aufweisen.

In der Chopart-Gelenklinie – dem vorderen unteren Sprunggelenk – ist das Talonavikulargelenk besonders bei Fußdeformitäten Anlaß einer oft sehr schmerzhaften Belastungsarthrose. Beschwerden treten meist schon vor den radiologisch nachweisbaren Gelenkveränderungen durch eine Synovitis chondrodetritica auf.

Diagnostisch hilft hier neben der Szintigraphie die diagnostische Lokalanästhesie unter Bildwandlerkontrolle weiter.

Imhäuser bezeichnet dieses Gelenk als „Schlüsselgelenk" des Fußes. Die operative Versteifung desselben mit einer Schraubenarthrodese ist dabei eine sinnvolle Behandlungsmethode. Auch die mechanisch einzubringenden Staplelizer-Metallklammern aus Titan bieten, obwohl sie keinen eigentlichen Kompressionsmechanismus enthalten, insofern eine alternative Möglichkeit, da diese Titanklammern nicht mehr entfernt zu werden brauchen. Die Nachbehandlung im Gips ist jedoch imperativ.

Die Keilbeingelenklinie ist in der Regel posttraumatisch geschädigt oder konsekutiv nach Versteifung im Chopart-Gelenk degenerativ verändert. Auch hier empfiehlt sich eine stabile Schraubenkompressionsarthrodese.

Der sog. dorsale „Fußrückenhöcker" kann Ausdruck degenerativer Exophytenbildung im Tarsometatarsale-I-Gelenk sein oder er besteht angeboren als Prominenz und hier meist im I. Keilbeingelenk.

Die Schmerzhaftigkeit entsteht durch Schuhdruck, besonders durch den anatomischen Verlauf eines kleinen Hautnervenasts bedingt. Die Operation sollte subtil erfolgen. Nicht nur reine Abtragung – es gibt hier gern Redzidive – sondern eine Ausmuldung, wie sie uns Lange damals immer ans Herz legte, ist erforderlich.

Biomechanisch und funktionell sowie als Rückschluß auf die Embryogenese empfiehlt sich die Einteilung des Fußes in einen „Calcaneusfuß" und in einen „Talusfuß". Diese Längseinteilung erleichtert das Verständnis von biomechanisch bedingten Arthrosen in diesen einzelnen Gelenkabschnitten. Der „Talusfuß" besteht demnach aus Talus, Navikulare, Kuneiformia und Fußstrahlen I-III und deren gesamten Gelenkmechanik.

Der „Calcaneusfuß" besteht aus dem Kalkaneus, dem Kuboid und den Fußstrahlen IV und V und deren anteiligen Gelenken. Diese Einteilung veranlaßte auch Kummer in seinem Vortrag über die „Biomechanik des Fußes" in der embryonalen Entwicklung den Tarsus in einer Ebene liegend zu bezeichnen. Die Anordnung verbleibt im Bereich der Metatarsalia auch weiterhin bestehen. Die ursprünglich plane plantare Ebene, in der alle Skelettelemenete des Fußes angeordnet waren, sind am Ende der Entwicklung nun in einer schraubenähnlichen Windung verdreht. Diese Tatsache erklärt 2 typische, wenig bekannte und wenig diagnostizierte Krankheitsbilder arthrotischer Veränderungen in den Kuneiformia-Metatarsale-I-III-Gelenken und beim sog. „Calcaneusfuß", eine Arthrose zwischen dem Kuboid und den Metatarsalia IV und V. Diese Arthrosen beruhen offenbar auf einer genuin angelegten Hypermobilität bzw. unterschiedlichen Mobilität oder auch eines unvollständigen Containment (des öfteren ist ein Ehlers-Danlos-Syndrom vergesellschaftet) in diesen beteiligten Gelenken. Die betroffenen Patienten durchleben oft eine lange Leidenszeit, da man auf den Nativröntgenaufnahmen in den ersten Jahren meist keinerlei Hinweise für einen Verschleißvorgang finden kann. Nur die subtile klinische Untersuchung sowie eine diagnostische Lokalanästhesie und der szintigraphische Nachweis vermehrter Nukleidanreicherung führen zur Diagnose. Die Magnetresonanztomographie gibt frühzeitig typische Hinweise. Auch diese Gelenke werden nach Entknorpelung und Anfrischung der subchondralen Sklerose arthrodesiert und am besten mit Titanklammern unter Zuhilfenahme des Staplelizers fixiert. Jedoch sind auch Schraubenarthrodesen möglich.

Eine Sesamoidarthrose, wie sie isoliert am fibularen Sesambein selten vorkommt, stellt oft auch den Zustand nach einer spontanen Osteonekrose dar. Die Therapie besteht in einer Resektion des Sesambeins und Vereinigung des dabei abzulösenden M. flexor hallucis brevis mit dem M. flexor hallucis longus. Der Zugang wird von dorsal und plantar beschrieben. Der plantare U-förmige Lappenschnitt ist aufgrund der besseren Exposition auf jeden Fall vorzuziehen.

Die häufige Arthrose von Metatarsophalangealgelenken findet sich bei zweit- bis drittgradiger Hammerzehenfehlstellung der Zehengrundgelenke nach neuer Nomenklatur („Deutsche Gesellschaft für orthopädische Chirurgie des Fußes"). Eine weitere häufige Form der Arthrose eines MTP-Gelenks stellt der Folgezustand nach einer Osteonekrose des Metatarsalköpfchens im Sinne des Krankheitsbilds eines „Köhler II" dar.

Bei der schmerzhaften Zehengrundgelenksarthrose der Kleinzehen – auch als Endstadium der „Metatarsalgie“ zu benennen – bieten sich vielseitige Operationsmethoden an.

Maßgebend für die Wahl des Eingriffs an der MTP-Gelenklinie ist die Wahrung oder die Wiederherstellung eines Metatarsalindex plus/minus. Insofern ist in der Regel die Resektion eines Mittelfußköpfchens als obsolet zu betrachten. Bei uns hat sich eine Resektionsinterpositionsarthroplastik bewährt, die den Gocht-Effekt der Verpflanzung der Beugesehne auf den Grundgliedstumpf indirekt beinhaltet. Wir durchtrennen nach Release des Gelenks mit Ablösung aller Bänder und Kapselanteile die beiden Strecksehnen 2-3 cm proximal des Gelenks, resezieren sparsam die Grundgliedbasis, bringen unter Schutz von Hohmann-Hebeln die Trochlea des Metatarsalköpfchens zur Darstellung und meißeln dieselbe flach ab, da hiermit die größtenteils verbundene Metatarsalgie grundlegend behandelt wird. Synovektomie in jedem Fall. Sodann werden, und das ist entscheidend, die Strecksehnen mit der tiefen Beugesehne unter Spannung vernäht, so daß eine Tenodese mit einer Kraftübertragung der langen Beugesehne auf die verbliebene Grundgliedbasis resultiert. Nach Verschluß der Kapsel im Sinne einer „Cerclage fibreux“ kommt es zu einer orthograden Position der Zehe mit der Möglichkeit der aktiven Beugung und einer kollektiven Mitbeweglichkeit bei der Streckung der gesamten kleinen Zehen. Die oft noch konsekutiv vorhandene Hammmerzehenkontraktur 2. Grades im PIP-Gelenk wird manuell redressiert. Eine Kirschner-Draht-Fixation ist nicht erforderlich.

Arthrosen in den peripheren kleinen Zehengelenken kommen selten vor. Die Therapie entspricht der Hammerzehenoperation an den PIP- und DIP-Gelenken. Bei uns wird auch hier wieder die Resektionsinterpositionsarthroplastik angewendet. Nach Längsspaltung der Strecksehne sparsamste Resektion des Grundgliedköpfchens im Sinne der traditionellen Hohmann-Operation. Sodann jedoch subtile Präparation der langen Beugesehne und Vernähen der Strecksehne mit der langen Beugesehne mit einem Interpositons- und Tenodeseeffekt. Das Zehengelenk steift dadurch nicht ein. Es wird durch die Kraftumleitung der Beugesehnen und durch eine „Cerclage-fibreux“-ähnliche Kapselraffung ohne Kirschner-Draht in Position gehalten. Es empfiehlt sich bei allen diesen Resektionsinterpositionsarthroplastiken, auch an den noch zu besprechenden der Großzehe, die sofortige Anwendung krankengymnastischer Mobilisationstechniken und Vollbelastung ab dem 1. Tage.

Arthrodesen im Interphalangealgelenk der Großzehe sind sehr selten im Rahmen der Polyarthrosen notwendig. Die hier durchzuführende Schraubenarthrodese in bekannter retrograder Technik nach Entknorpelung des Gelenks ist dagegen häufiger bei Korrekturosteotomien erforderlich.

Das letzte nunmehr zu besprechende Gelenk ist das Großzehengrundgelenk. Es ist nicht nur ein biomechanisch sondern auch ein kosmetisch exponiertes Gelenk. Es übernimmt ca. 30 % der Belastung beim Abrollvorgang und verhindert dabei mit, daß der Gang nicht tatsächlich nur ein verhindertes Fallen darstellt. Dieses Gelenk verdient das Nachdenken über die Festlegung der Differentialoperationsindikation.

In der Auflistung (Tab. **18** und **19**) mit einer groben Trennung der Indikation in Zusammenhang mit einem und ohne einem mobilen Interphalangealgelenk ist bei der Großzehengrundgelenksarthrose, dem sog. Hallux limitus bzw. rigidus, ein differenziertes therapeutisches Vorgehen angezeigt. Bei allen Überlegungen muß auch hier wieder der Metatarsalindex und der Digitalindex in die Operationsplanung eingeschlossen werden.

Tabelle **18** Hallux limitus/rigidus ohne Hypermobilität im IP-Gelenk

- Cheilektomie, Synovektomie
- Grundgliedextensionsosteotomie (Kessel/Bonney)
- RIAP mit 1/5-Resektion des Grundglieds und Kapsel- oder Durainterposition
- Endoprothesen

Tabelle **19** Hallux limitus/rigidus mit Hypermobilität im IP-Gelenk

- Cheilektomie, Synovektomie
- Cheilektomie, Duraüberzugsinterposition von MT-Köpfchen und Sesambeinen
- Arthrodese Großzehengrundgelenk

Die einfachste und schonendste Methode der Behandlung eines besonders im Anfangsstadium sich befindlichen Hallux limitus ist eine ausgedehnte Cheilektomie und Synovektomie mit subtiler Operationstechnik besonders dann, wenn den Patienten nur die vorhandenen Exophyten durch Schuhdruck belästigen und er beim Barfußgehen ansonsten schmerzfrei ist.

Die Cheilektomie mit Lyse des Sesamoidgelenkkomplexes (ohne jedoch die Gelenkumschlagsfalte mit der gefäßführenden Struktur zu verletzen) kann kombiniert werden mit einer Entfernung restlicher Knorpelanteile von Grundgliedbasis und Köpfchen und sparsamster Resektion von 1 - 2 mm Knochenanteil, um einen gedoppelten Überzug von lyophilisierter Dura vom Metatarsalköpfchen bis über die Sesamoidglenke zu interponieren. Hierbei bleiben die so wichtigen kurzen Beugesehnen erhalten. Diese Operation ist nur erfolgversprechend bei sofortiger postoperativer krankengymnastisch assistierter aktiver und passiver Mobilisationstechnik, die patientenseits noch wochenlang selbsttätig durchgeführt werden sollte.

Die Kombination von Cheilektomie mit der Grundgliedextensionsosteotomie nach Kessel u. Bonney ist auch noch bei fortgeschrittenen degenerativen Deformitäten mit gutem Erfolg anwendbar. Die dafür vorzunehmende Keilentnahme aus dem Grundglied wird im Sinne einer Zuggurtungsosteosynthese bei erhaltener plantarer Knochenlamelle mit einem resorbierbaren Faden vollbelastungsstabil fixiert. Man verlagert hierbei meist einen Großteil der Plantarflexion in eine vermehrte und für den Abrollvorgang wichtige Dorsalextensionsmöglichkeit. Es ist dies eine funktionell und kosmetisch sehr befriedigende Methode.

Die Resektionsinterpositionsarthroplastik im Sinne der in Deutschland so sehr beliebten Vorgängermethode von Keller u. Brandes, jedoch hier bei uns nur mit einer 1/5-Resektion der Grundgliedbasis und einer Interposition entweder des Kapsel-Band-Bursa-Apparats oder eines 4- bis 6fach gefaltenen Patches aus lyophilisierter Dura durchgeführt, hat sich ebenfalls bewährt. Jedoch hängt auch hier der Erfolg von der postoperativ sofort einsetzenden krankengymnastischen Mobilisation ab. Eine Kirschner-Draht-Fixation oder Extension der Zehe ist dem Erfolg abträglich. Vollbelastung nach Wundheilung. Um die bei der Resektion der Grundgliedbasis fest inserierten kurzen Beugesehnen mit dem dadurch bedingten nach dorsal Gleiten der Sesambeine zu vermeiden, nähen wir nach einem Vorschlag von R. Viladot die kurzen Beugesehnen auf die lange Beugesehne.

Die Arthrodese des Großzehengrundgelenks bei Großzehengrundgelenkarthrose ist eine gute Methode nur bei einem ausgeprägten Index minus und dann noch besonders, wenn ein Overload-Syndrom mit Metatarsalgie am 2. Strahl vorliegt. Eine weitere Grundbedingung ist eine vorhandene Dorsalextensionsmöglichkeit im IP-Gelenk.

Alle endoprothetischen Varianten zum Ersatz eines degenerativ veränderten Großzehengrundgelenks haben sich letztendlich im Langzeittest nicht bewährt. Trotzdem gibt es immer wieder neue Versuche bis hin zu bioresorbablen Interponaten. Leider haben die guten Anfangsergebnisse der Siliconinterposition nach Swanson ebenso enttäuscht wie zementierte Endoprothesen. Durch die Anwendung der vorher geschilderten Weichteiltechniken scheint mir z. Z. auch kein dringender Bedarf nach einer endoprothetischen Versorgung weder aus biomechanischen noch aus kosmetischen Gründen zwingend vorzuliegen. Maßgebend für jegliche wiederherstellende Operation am Großzehengrundgelenk ist die Möglichkeit des kraftvollen Einsatzes der Großzehe beim Abrollvorgang des Fußes. Das Respektieren eines weitgehenden Plus-/Minusindexes verhütet konsekutive Überlastungssyndrome (in der Regel Metatarsalgien).

Literatur beim Verfasser

Nachtrag des Artikels Spezielle Therapie arthrotischer Gelenke: Ellenbogen und Hand von Seite 228

Literatur

Bouchard, Ch.: Maladies par ralentissement de la nutrition. Savy, Paris 1882

Froment, J.: Prehension and the sign of the thumb in paralysis of the ulnar nerve. Bull. Hosp. Jt. Dis. 33 (1972) 193

Gschwend, N.: Die operative Behandlung der chronischen Polyarthritis. Thieme, Stuttgart 1977, 2. Aufl.

Hagena, F.-W.: Der Einfluß der „dorsal wrist stabilization" auf den Carpus. Z. Rheumatol. 47 (1988) 256

Hass, J.: Die Mobilisierung ankylotischer Ellenbogen- und Kniegelenke mittels Arthroplastik. Langenbecks Arch. klin. Chir. 160 (1930) 693

Heberden, W.: Commentarii de morborum historia et curatione. Varrentrapp et Wenner, Frankfurt/M. 1804

Kißlinger, E., G. Waertel, D. Wessinghage, F. Kemper: Experiences with arthrodesis and silastic alloarthroplasty by Swanson of the wrist in inflammatory joint diseases; in: Simmen, B. R., F.-W. Hagena (Hrsg.): The wrist in rheumatoid arthritis. Rheumatology 17 (1992) 167

Mannerfelt, L.: Handgelenksarthrodese. Orthopäde 2 (1973) 31

Mannerfelt, L., M. Malmsten: Arthrodesis of the wrist in rheumatoid arthritis. Scand. J. Plast. Reconstr. Surg. 5 (1971) 124

Meuli, H. Ch.: Alloarthroplastik des Handgelenks. Z. Orthop. 113 (1975) 476

Mumenthaler, M.: Die Ulnarisparesen. Thieme, Stuttgart 1961

Mumenthaler, M.: Über Lähmungen peripherer Nerven im Extremitätenbereich. Dtsch. med. Wschr. 87 (1962) 1887

Mumenthaler, M., H. Schliack: Läsionen peripherer Nerven. Thieme, Stuttgart 1977, 3. Aufl.

Otte, P.: Die Pathophysiologie der aktivierten Arthrose und die Angriffspunkte der medikamentösen Therapie. Orthop. Praxis 9 (1970) 207

Shapiro, J. S.: The use of power staple fixation in the surgical management of the rheumatoid hand and wrist; in: Hagena, F.-W. (Hrsg.): Rheumatoid arthritis surgery of the complex hand and foot. Karger, Basel 1987

Swanson, A. B.: Flexible implant arthroplasty for arthritic disabilities of the radiocarpal joint. Orthop. Clin. North. Am. 4 (1973) 383

Swanson, A. B.: Flexible implant resection arthroplasty in the hand and extremities. Mosby, St. Louis 1973

Swanson, A. B.: Silicone rubber implants for replacement of arthritic or destroyed joints in the hand. Surg. Clin. N. Amer. 48 (1968) 1113

Swanson, A. B., G. de Groot-Swanson, B. K. Maupin: Flexible implant arthroplasty of the radiocarpal joint. Clin. Orthop. Rel. Res. 187 (1984) 94

Waertel, G., D. Wessinghage, J. Zacher: Differentialindikation, OP-Technik und Nachbehandlungskonzept der Ellbogengelenkeingriffe beim Polyarthritiker; in: Wessinghage, D., J. Zacher, G. Weseloh: Das rheumatische Ellbogengelenk, Bd. 37: Aktuelle Probleme in Chirurgie und Orthopädie; Huber, Stuttgart 1989

Wessinghage, D.: Periphere Nervenkompressionssyndrome; in: Mathies, H.: Handbuch der inneren Medizin, Bd. VI/2 C: Rheumatologie C; Springer, Berlin 1983

Wessinghage, D.: Operative Therapie der Arthrosen und ihre Indikationsstellung; in: Brackertz, D. (Hrsg.): colloquia rheumatologica, Banaschewski, München 1984

Wessinghage, D., K. Miehlke: Die chronische Polyarthritis. Veränderungen - operative und konservative Therapie. Ergeb. Inn. Med. Kinderheilkd. 36 (1974) 97

Wetzel, R., D. Wessinghage, J. Zacher: Handgelenksarthrodese bei chronisch-entzündlichen Gelenkerkrankungen. Akt. Rheumatol. 10 (1985) 93

NOTIZEN

NOTIZEN

NOTIZEN